现代护理学研究与护理进展

主编 刘 聪 龚鸽鸽 吴晓彤 荆妍妍
娄雪芳 王叶娜 王 莹 刘丽新

黑龙江科学技术出版社
HEILONGJIANG SCIENCE AND TECHNOLOGY PRESS

图书在版编目(CIP)数据

现代护理学研究与护理进展 / 刘聪等主编. -- 哈尔滨：黑龙江科学技术出版社，2024.7. -- ISBN 978-7-5719-2485-0

Ⅰ. R47

中国国家版本馆CIP数据核字第202429YD87号

现代护理学研究与护理进展

XIANDAI HULIXUE YANJIU YU HULI JINZHAN

主　　编　刘聪　龚鸽鸽　吴晓彤　荆妍妍　娄雪芳　王叶娜　王莹　刘丽新

责任编辑　曹以利

封面设计　宗　宁

出　　版　黑龙江科学技术出版社

地址：哈尔滨市南岗区公安街70-2号　邮编：150007

电话：（0451）53642106　传真：（0451）53642143

网址：www.lkcbs.cn

发　　行　全国新华书店

印　　刷　黑龙江龙江传媒有限责任公司

开　　本　787 mm×1092 mm　1/16

印　　张　18.5

字　　数　511千字

版　　次　2024年7月第1版

印　　次　2024年7月第1次印刷

书　　号　ISBN 978-7-5719-2485-0

定　　价　238.00元

主　编

刘　聪　龚鸽鸽　吴晓彤　荆妍妍

娄雪芳　王叶娜　王　莹　刘丽新

副主编

钱秋萍　王　飞　李金华　王　琴

虞　彬　胡余玲　李　萍　赵利利

编　委（按姓氏笔画排序）

王　飞（山东省第二人民医院）

王　莹（沂源县人民医院）

王　琴（黔西市人民医院）

王叶娜（诸城市龙城中医医院）

刘　聪（博兴县中医医院）

刘丽新（乐陵市人民医院）

李　萍（四川省宜宾市第一人民医院）

李金华（东营市利津县北宋镇卫生院）

吴晓彤（无棣县佘家镇中心卫生院）

赵利利（滕州市中心人民医院）

荆妍妍（临邑县人民医院）

胡余玲（四川省宜宾市第二人民医院）

娄雪芳（济南市济阳区太平街道社区卫生服务中心）

钱秋萍（常州市中医医院）

龚鸽鸽（枣庄市立医院）

虞　彬（新疆医科大学第一附属医院）

前言

FOREWORD

护理工作是卫生事业的重要组成部分，与人民群众的健康利益和生命安全密切相关，贯穿于人的生老病死全过程，在满足群众身体、心理、社会的整体需求方面发挥着重要作用。近年来，医学事业不断发展，医药卫生体制不断深化，为调动广大护士积极性，解决长期以来影响护理事业健康发展的体制和机制性问题提供了新机遇。同时，随着生活水平的提高，人民群众对健康产生了更高需求。在此情形下，为进一步加快护理事业发展，满足人民群众健康需求，提高医院医疗服务水平，我们特邀请多位护理学方面的专家编写了《现代护理学研究与护理进展》一书。

本书以循证护理为基础，结合国内外最新的科学研究成果，讲解了临床护理技术及临床各科室疾病的护理内容。本书涵盖心内科、呼吸内科、消化内科等科室的常见病，重点对护理评估、常见护理问题、护理措施、护理评价和健康指导进行阐述。此外，还简要介绍了疾病的病因、临床表现、辅助检查及治疗原则。本书以临床实用为目的，紧扣护理学最新发展动向，充分汲取了护理学的最新研究成果，且涵盖知识点全面，重点突出，具有实用性、科学性、新颖性、强指导性的特点。希望可以为广大护理工作者和护理教学工作者提供重要参考。

尽管在本书编撰过程中，编者做出了巨大努力，对稿件进行了多次认真的修改，尽可能把护理学的进展呈现给读者。但由于编写经验不足，加之编写时间有限，书中难免会存在不足之处，敬请广大读者提出宝贵的修改建议，以期再版时修正完善。

《现代护理学研究与护理进展》编委会

2024 年 4 月

目 录
CONTENTS

第一章 临床护理技术

第一节 肌内注射

肌内注射法是将一定量药液注入肌肉组织内的方法。自肌内注射的药物可通过毛细血管壁到达血液内，吸收较完全而生效迅速。

一、目的

(1)不宜或不能做静脉注射，要求比皮下注射更迅速发生疗效时采用。

(2)用于注射刺激性较强或药量较大的药物。

二、准备

(一)操作者准备

穿戴整齐，修剪指甲，洗手，戴帽子、口罩。

(二)用物准备

皮肤消毒液、无菌棉签、2 mL 或 5 mL 注射器、按医嘱准备的药物、弯盘、医嘱本、手消毒液等。

(三)患者准备

了解注射的目的、方法及注意事项，能主动配合。

(四)环境准备

清洁、安静、光线适宜或有足够的照明。

三、操作程序

(1)查对，并向患者解释操作的目的和过程。

(2)协助患者取合适的体位，确定注射部位。如选用臀大肌内注射射，用“十字法”或“连线法”定位。①“十字法”：从臀裂顶点向左或向右划一水平线，再从髂嵴最高点做一垂直线，将一侧臀部分为四个象限，外上象限避开内角为注射部位；②“连线法”：髂前上棘与尾骨连线的外上1/3处为注射部位。

(3)取出无菌棉签,蘸取消毒液。

(4)常规分别消毒安瓿和注射部位皮肤。

(5)用无菌纱布包住安瓿的瓶颈及以上部分,折断安瓿。

(6)检查注射器包装,取出注射器,吸取药液,排尽空气,二次查对。

(7)左手的拇指和示指绷紧皮肤,右手持注射器并固定针栓,针头与皮肤垂直,用手臂带动腕部的力量,快速刺入肌肉(切勿将针头全部刺入),左手放松绷紧的皮肤,抽动活塞观察无回血后,固定针栓并缓慢推注药物。

(8)注射完毕,用无菌棉签轻压进针处,快速拔出针头,按压片刻。

(9)再次核对,观察患者有无不良反应。

(10)整理床单位,协助患者躺卧舒适。

(11)清理用物,洗手,记录。

四、注意事项

(1)严格执行查对制度和无菌操作原则。

(2)两种药物同时注射时,应注意配伍禁忌。

(3)对 2 岁以下婴幼儿不宜选用臀大肌肌内注射,因其臀大肌尚未发育好,注射时有损伤坐骨神经的危险,最好选择臀中肌和臀小肌肌内注射。

(4)对需长期注射者,应交替更换注射部位,并选用细长针头,以避免或减少硬结的发生。

(5)注意职业防护,用后的针头及时放入锐器盒。

(荆妍妍)

第二节 皮 下 注 射

皮下注射法是将少量药液或生物制剂注入皮下组织的方法。常用的部位有上臂三角肌下缘、前臂外侧、腹部、后背和大腿外侧方。

一、目的

(1)注入小剂量药物,用于不宜口服给药而需在一定时间内发生药效时。

(2)局部麻醉用药。

(3)预防接种。

二、准备

(一)操作者准备

穿戴整齐,修剪指甲,洗手,戴帽子、口罩。

(二)用物准备

皮肤消毒液、无菌棉签、2 mL 注射器、按医嘱准备药液、医嘱本、弯盘、手消毒液等。

(三)患者准备

了解注射的目的、方法及注意事项,能主动配合。

(四)环境准备

清洁、安静、光线适宜或有足够的照明。

三、操作程序

(1)查对无误后,解释操作的目的和过程,选择注射部位。

(2)将安瓿尖端的药液弹至体部。

(3)按无菌操作法取出棉签,蘸取消毒液,常规消毒安瓿。

(4)常规消毒注射部位皮肤,待干。

(5)用无菌纱布包住安瓿瓶颈及以上部分,折断安瓿。

(6)检查注射器,取出并接好针头。

(7)抽吸药液,排尽空气,二次查对。

(8)左手绷紧注射部位皮肤,右手持注射器,示指固定针栓,使针头与皮肤呈 30°～40°,迅速将针梗 1/2～2/3 刺入皮下。

(9)固定针栓,左手抽吸活塞,如无回血即可缓慢推药。

(10)注射完毕,用棉签轻压在针刺处,迅速拔针,再次查对。

(11)处理用物,洗手、记录。

四、注意事项

(1)严格执行查对制度和无菌操作原则。

(2)对皮肤有刺激的药物一般不做皮下注射。

(3)对过度消瘦者,可捏起局部组织,适当减少穿刺角度。

(4)进针角度不宜超过 45°,以免刺入肌层。

(5)注意职业防护,用后的针头及时放入锐器盒。

(王　莹)

第三节　皮 内 注 射

皮内注射法是将少量药液注入表皮和真皮之间的方法。

一、目的

(1)药物的皮肤敏感试验。

(2)预防接种。

(3)局部麻醉的起始步骤。

二、准备

(一)操作者准备

穿戴整齐,修剪指甲,洗手,戴口罩。

(二)用物准备

消毒溶液、无菌棉签、1 mL 注射器、弯盘、注射用药液(过敏试验时需备急救药物和注射器)、医嘱本等。

(三)患者准备

了解注射的目的、方法及注意事项。

(四)环境准备

清洁、安静、光线适宜或有足够的照明。

三、操作程序

(1)严格执行查对制度和无菌操作原则,按医嘱抽吸药液。

(2)备齐用物,携至患者床旁,仔细查对患者的姓名、床号、药名、浓度、剂量、方法、时间并解释。如做药物过敏试验,应先询问患者有无过敏史。

(3)选择注射部位,药物过敏试验一般为前臂掌侧下段。

(4)用 75%乙醇常规消毒皮肤,待干。

(5)二次查对,排尽注射器内空气。

(6)针尖斜面向上与皮肤呈 5°刺入皮内,推注药液 0.1 mL,局部隆起呈皮丘,皮丘变白并显露毛孔,随即拔出针头。再次查对。

(7)若为药物过敏试验,应告知患者勿离开病室(或注射室),若有不适应立即告知医师。在 20 分钟后观察试验结果。

(8)帮助患者取舒适体位,清理用物。

(9)洗手,记录。

四、注意事项

(1)严格执行查对制度和无菌操作原则。

(2)药物过敏试验前,应询问患者的用药史、过敏史及家族史,如患者对需要注射的药物有过敏史,应及时与医师联系,更换其他药物。

(3)药物过敏试验消毒皮肤时忌用碘伏,以免影响对局部反应的观察。

(4)在药物过敏试验前,皮试液应现配现用,剂量准确,同时应备好急救药品,以防发生意外。

(5)进针角度为针尖斜面全部进入皮内为宜,进针角度过大易将药液注入皮下,影响结果的观察和判断。

(6)药物过敏试验结果为阳性,应告知医师、患者和家属,并记录在病历上。

(刘丽新)

第四节　静脉输液

一、准备

(一)仪表

着装整洁，佩戴胸牌，洗手，戴口罩。

(二)用物

注射盘内放干棉球缸、一次性输液器、网套、止血带、橡皮小枕及一次性垫巾、弯盘、0.75%碘伏、棉签、胶布、启盖器、药液瓶外贴输液标签(上写患者姓名、床号、输液药品、剂量、用法、日期、时间、输液架)。

二、操作步骤

(1)根据医嘱备齐用物，携至床旁查对床号、姓名、剂量、用法、时间、药液瓶和面貌，并摇动药瓶对光检查。

(2)做好解释工作，询问大小便，备胶布。

(3)开启铝盖中心部分(如备物时加完药可省去)套网套，消毒瓶塞中心及瓶颈，挂于输液架上，检查输液器并打开，插入瓶塞至针头根部。

(4)排气，排液 3～5 mL 至弯盘内。

(5)选择血管、置小枕及垫巾，扎止血带、消毒皮肤，待干。

(6)再次查对床号、姓名、剂量、用法、时间、药液瓶。

(7)再次检查空气是否排尽，夹紧，穿刺时左手绷紧皮肤并用拇指固定静脉，见回血，松止血带及螺旋夹。

(8)胶布固定，干棉球遮盖针眼，调节滴速，开始 15 分钟应慢，无异常可调节至正常速度。

(9)交代注意事项，整理床及用物。

(10)爱护体贴患者，协助卧舒适体位。

(11)洗手、消毒用物。

三、临床应用

(一)静脉输液注意事项

(1)严格执行无菌操作和查对制度。

(2)根据病情需要，有计划地安排轮流顺序，如需加入药物，应合理安排，以尽快达到输液目的，注意配伍禁忌。

(3)需长期输液者，要注意保护和合理使用静脉，一般从远端小静脉开始。

(4)输液前应排尽输液管及针头内空气，药液滴尽前要按需及时更换溶液瓶或拔针，严防造成空气栓塞。

(5)输液过程中应加强巡视，耐心听取患者的主诉，严密观察注射部位皮肤有无肿胀，针头有无脱出，阻塞或移位，针头和输液器衔接是否紧密，输液管有无扭曲受压，输液滴速是否适宜及输液瓶内溶液量等，及时记录在输液卡或护理记录单上。

(6)需 24 小时连续输液者，应每天更换输液器。

(7)颈外静脉穿刺置管，如硅胶管内有回血，须及时用稀释肝素溶液冲注，以免硅胶管被血块堵塞；如遇输液不畅，须注意是否存在硅胶管弯曲或滑出血管外等情况。

(二)常见输液反应及防治

1.发热反应

(1)减慢滴注速度或停止输液，及时与医师联系。

(2)对症处理，寒战时适当增加盖被或用热水袋保暖，高热时给予物理降温。

(3)按医嘱给抗过敏药物或激素治疗。

(4)保留余液和输液器，必要时送检验室做细菌培养。

(5)严格检查药液质量、输液用具的包装及灭菌有效期等，防止致热物质进入体内。

2.循环负荷过重(肺水肿)

(1)立即停止输液，及时与医师联系，积极配合抢救，安慰患者，使患者有安全感和信任感。

(2)为患者安置端坐位，使其两腿下垂，以减少静脉回流，减轻心脏负担。

(3)加压给氧，可使肺泡内压力升高，减少肺泡内毛细血管渗出液的产生，同时给予 20%～30%乙醇湿化吸氧。因乙醇能降低肺泡内泡沫的表面张力，使泡沫破裂消散，从而改善肺部气体交换，迅速缓解缺氧症状。

(4)按医嘱给用镇静剂、扩血管药物和强心剂如洋地黄等。

(5)必要时进行四肢轮流结扎，即用止血带或血压计袖带做适当加压，以阻断静脉血流，但动脉血流仍通畅。每隔 5～10 分钟轮流放松一侧肢体的止血带，可有效地减少静脉回心血量，待症状缓解后，逐步解除止血带。

(6)严格控制输液滴速和输液量，对心、肺疾病患者及老年人、儿童尤应慎重。

3.静脉炎

(1)严格执行无菌操作，对血管壁有刺激性的药物应充分稀释后应用，并防止药物溢出血管外。同时，要有计划地更换注射部位，以保护静脉。

(2)患肢抬高并制动，局部用 95%乙醇或 50%硫酸镁行热湿敷。

(3)理疗。

(4)如合并感染，根据医嘱给予抗生素治疗。

4.空气栓塞

(1)立即停止输液，及时通知医师，积极配合抢救，安慰患者，以减轻恐惧感。

(2)立即为患者置左侧卧位(可使肺的位置低于右心室，气泡侧向上漂移到右心室，避开肺动脉口)和头低足高位(在吸气时可增加胸腔内压力，以减少空气进入静脉。由于心脏搏动将空气混成泡沫，分次小量进入肺动脉内)。

(3)氧气吸入。

(4)输液前排尽输液管内空气，输液过程中密切观察，加压输液或输血时应专人守护，以防止空气栓塞发生。

(王　飞)

第五节 心电监护

心电监护是通过显示屏连续动态观察心电图、血压、血氧饱和度的一种无创监测方法。

一、目的

(1)持续心率、血压、血氧饱和度动态监测,及时发现病情变化,指导临床治疗、护理及抢救工作。

(2)正确及时识别心律失常。

(3)观察心脏起搏器功能。

二、准备

(一)操作者准备

穿戴整齐,洗手。

(二)用物准备

心电监护仪、电极片、75%乙醇、棉签、医嘱本、笔、纸、垃圾桶。

(三)患者准备

采取舒适的体位,皮肤清洁,必要时剃去局部的毛发。

(四)环境准备

清洁、安静、光线适宜。

三、操作程序

(1)备齐用物,携至患者床旁,仔细查对患者的姓名、住院号,解释安置心电监护的目的,消除患者顾虑,取得合作。

(2)协助患者取舒适的体位,以平卧位或半卧位为宜。

(3)将监护仪放置床旁连接电源,打开电源开关检查备用。

(4)暴露患者胸部,正确定位。右上(RA)为胸骨右缘锁骨中线第一肋间;左上(LA)为胸骨左缘锁骨中线第一肋间;右下(RL)为右锁骨中线剑突水平处;左下(LL)为左锁骨中线剑突水平处;胸导联(V)为胸骨左缘第四肋间。放置电极片处皮肤用75%乙醇涂擦,保证电极片与皮肤接触良好。

(5)二次查对,将电极片连接至监护仪导联线上,按照监护仪标识贴于患者胸部正确位置。

(6)正确安置血压袖带。

(7)正确安置血氧饱和度指套(避免与血压袖带同一肢体)。

(8)选择波形显示较清晰的导联,根据患者病情,设定各项参数报警界限,打开报警系统。

(9)帮助患者取舒适体位,整理床单位,冬天注意保暖。

(10)解释注意事项,处理用物。

(11)洗手,再次查对后签字,并记录心电监护的各项数据。

四、注意事项

(1)严格执行查对制度，做好解释工作，消除患者紧张、恐惧的心理。

(2)嘱患者卧床休息，不要下床活动，更换体位时，妥善保护各连接导线。

(3)放置电极片时，应避开伤口、瘢痕、中心静脉导管、起搏器及电除颤时电极板的放置部位。告知患者不能自行移动或取下电极片，若电极片周围皮肤有瘙痒不适，应及时告知护士；注意定期更换电极片的粘贴位置。

(4)密切观察心电图波形，及时处理干扰和电极片脱落；观察心率、心律变化，如需详细了解心电图变化，需做常规导联心电图。

(5)成人、儿童、新生儿的血压袖带是有差异的，应给患者使用尺寸适当的袖带，袖带宽度为成人上臂周长的40%，婴儿的50%；袖带长度要保证充气部分绕肢体50%～80%，一般长度为宽度的2倍。

(6)血压袖带不宜安置在静脉输液或留置导管的肢体。袖带应安置在患者肘关节上1～2 cm处，松紧程度应以能够插入1指为宜，保证记号Φ正好位于肱动脉搏动之上；测量肢体的肱动脉应与心脏(右心房)保持水平并外展45°。

(7)血压测量时患者应避免移动，偏瘫患者应选择健侧上臂测量。

(8)注意更换血氧饱和度传感器的位置，以避免皮肤受损或血液循环受影响。休克、体温过低、低血压或使用血管收缩药物、贫血、偏瘫、指甲过长、周围环境光照太强、电磁干扰及涂抹指甲油等对血氧饱和度监测有影响。

(9)停止心电监护时，先关机，断开电源，再撤除导联线及电极片、血压袖带、氧饱和度指套等；观察贴电极片处皮肤有无皮疹、水疱等现象。

(钱秋萍)

第六节　氧　疗　法

一、目的

提高动脉血氧分压和动脉血氧饱和度，增加动脉血氧含量，纠正各种因素导致的缺氧状态，促进组织的新陈代谢，维持机体正常生命活动。

根据呼吸衰竭的类型及缺氧的严重程度，选择给氧方法和吸入氧分数。Ⅰ型呼吸衰竭：PaO_2 在6.7～8.0 kPa，$PaCO_2$<6.7 kPa，应给予中流量(2～4 L/min)吸氧，吸入氧浓度>35%。Ⅱ型呼吸衰竭：PaO_2 在5.3～6.7 kPa，$PaCO_2$ 正常，间断给予高流量(4～6 L/min)高浓度(>50%)，若 PaO_2>9.3 kPa，应逐渐降低吸氧浓度，防止长期吸入高浓度氧引起中毒。

供氧装置分氧气筒和管道氧气装置两种。

给氧方法分鼻导管给氧、氧气面罩给氧及高压给氧。

氧气面罩给氧适于长期使用氧气，患者严重缺氧、神志不清，病情较重者，氧气面罩吸入氧分数最高可达90%，但由于气流及无法及时喝水，常会造成口腔干燥、沟通及谈话受限。而鼻导管给氧则没有这些问题。鼻导管给氧方法又分单侧鼻导管给氧法和双侧鼻导管给氧法。

吸氧方式的选择：严重缺氧但无二氧化碳潴留者，宜采用面罩吸氧（吸入氧分数最高可达90%）；缺氧伴有二氧化碳潴留者可用双侧鼻导管吸氧方法。

二、准备

（一）用物准备

1.治疗盘外

氧气装置一套包括氧气筒（管道氧气装置无）、氧气流量表装置、扳手、用氧记录单、笔、安全别针。

2.治疗盘内

橡胶管、湿化瓶、无菌容器内盛一次性双侧鼻导管或一次性吸氧面罩、消毒玻璃接管、无菌持物镊、无菌纱布缸、治疗碗内盛蒸馏水、弯盘、棉签、胶布、松节油。

3.氧气筒

氧气筒顶部有一总开关，控制氧气的进出。氧气筒颈部的侧面，有一气门与氧气表相连，是氧气自氧气瓶中输出的途径。

4.氧气流量表装置

由压力表、减压阀、安全阀、流量表和湿化瓶组成。压力表测量氧气筒内的压力。减压阀是一种自动弹簧装置，将氧气筒流出的氧压力减至 2～3 kg/cm^2（0.2～0.3 MPa），使流量平稳安全。当氧流量过大、压力过高时，安全阀内部活塞自行上推，过多的氧气由四周小孔流出，确保安全。流量表是测量每分钟氧气的流量，流量表内有浮标上端平面所指的刻度，可知氧气每分钟的流出量。湿化瓶内盛 1/3～1/2 蒸馏水或 20%～30%乙醇（急性肺水肿患者吸氧时用，可降低肺泡内泡沫的表面张力，使泡沫破裂，扩大气体和肺泡壁接触面积使气体易于弥散，改善气体交换功能），通气管浸入水中，湿化瓶出口与鼻导管或面罩相连，湿化氧气。

5.装表

把氧气放在氧气架上，打开总开关放出少量氧气，快速关上总开关，此为吹尘（为防止氧气瓶上灰尘吹入氧气表内）。然后将氧气表向后稍微倾斜置于气阀上，用手初步旋紧固定然后再用扳手旋紧螺帽，使氧气表立于氧气筒旁，按湿化瓶，打开氧气检查氧气装置是否漏气，氧气输出是否通畅后，关闭流量表开关，推至病床旁备用。

（二）患者、护理人员及环境准备

患者了解吸氧目的、方法、注意事项及配合要点。取舒适体位，调整情绪。护理人员应衣帽整齐，修剪指甲，洗手，戴帽子、口罩。环境安静，整洁、光线、温度、湿度适宜，远离火源。

三、操作步骤

（1）携用物至病床旁，再次核对患者。

（2）用湿棉签清洁患者双侧鼻腔，清除鼻腔分泌物。

（3）连接鼻导管及湿化瓶的出口。调节氧流量，轻度缺氧 1～2 L/min，中度缺氧 2～4 L/min，重度缺氧 4～6 L/min，氧气筒内的氧气流量＝氧气筒容积（L）×压力表指示的压力（kg/cm）。

（4）鼻导管插入患者双侧鼻腔约 1 cm，鼻导管环绕患者耳部向下放置，动作要轻柔，避免损伤黏膜、根据情况调整长度。

(5)停止用氧时,首先取下鼻导管(避免误操作引起肺组织损伤),安置患者于舒适体位。

(6)关流量表开关,关氧气筒总阀,再开流量表开关,放出余气,再关流量表开关,最后砌表(中心供氧装置,取下鼻导管后,直接关闭流量表开关)。

(7)处理用物,预防交叉感染。

(8)记录停止用氧时间及效果。

四、注意事项

(1)用氧时认真做好四防:防火、防震、防热、防油。

(2)禁用带油的手进行操作,氧气和螺旋口禁止上油。

(3)氧气筒内氧气不能用完,压力表指针应>5 kg/cm^2(0.5 MPa)。

(4)防止灰尘进入氧气瓶,避免充氧时引起爆炸。

(5)长期、高浓度吸氧者观察患者有无胸骨后烧灼感、干咳、恶心、呕吐、烦躁及进行性呼吸困难加重等氧中毒现象。

(6)长期吸氧,吸氧浓度应<40%。氧气浓度与氧流量的关系:吸氧浓度(%)=21+4×氧气流量(L/min)。

(李金华)

第七节 雾化吸入

一、操作目的

(1)用于止咳平喘,帮助患者解除支气管痉挛。

(2)改善肺通气功能。

(3)湿化气道。

(4)预防和控制呼吸道感染。

二、操作流程

(一)评估

(1)患者的心理状态,合作程度。

(2)对氧气雾化吸入法的认识。

(3)环境整齐、安静,用氧安全的认识。

(二)准备

(1)按需备齐用物,根据医嘱备药。

(2)环境:四防(火、油、热、震)。

(3)查对、解释。

(三)雾化实施

(1)取坐位、半坐卧位。

(2)将氧气雾化吸入器与氧气连接,调节氧气流量(8～10 L/min),检查出雾情况。

(3)协助患者将喷气管含入口中并嘱其紧闭双唇做深慢呼吸。

(四)处理

(1)吸毕,取下雾化器,关闭氧气开关,擦净面部,询问感觉,采取舒适卧位。

(2)观察记录:雾化吸入的情况。

(3)用物:妥善清理,归原位。

三、操作关键环节提示

(1)每次雾化吸入时间不应超过20分钟,如用液体过多应计入液体总入量内。若盲目用量过大有引起肺水肿或水中毒的可能。

(2)有增加呼吸道阻力的可能。当雾化吸入完几小时后,呼吸困难反而加重,除警惕肺水肿外,还可能是由于气道分泌物液化膨胀阻塞加重的原因。

(3)预防呼吸道再感染。由于雾滴可带细菌入肺泡,故有可能继发革兰阴性杆菌感染,不但要加强口、鼻、咽的卫生护理,还要注意雾化器、室内空气和各种医疗器械的消毒。

(4)长期雾化吸入治疗的患者,所用雾化量必须适中。如果湿化过度,可致痰液增多,对危重患者神志不清或咳嗽反射减弱时,常可因痰不能及时咳出而使病情恶化甚至死亡。如果湿化不够,则很难达到治疗目的。

(5)注意防止药物吸收后引起的不良反应。

(6)过多长期使用生理盐水雾化吸入,会因过多的钠吸收而诱发或加重心力衰竭。

(7)雾化器应垂直拿,用面罩罩住口鼻或用口含嘴,在吸入的同时应做深吸气,使药液充分到达支气管和肺内。

(8)氧流量调至4～5 L/min,请不要擅自调节氧流量,禁止在有氧环境附近吸烟或燃明火。

(9)雾化前半小时尽量不进食,避免雾化吸入过程中气雾刺激,引起呕吐。

(10)每次雾化完后要及时洗脸或用湿毛巾抹干净口鼻部留下的雾珠,防止残留雾滴刺激口鼻皮肤,以免引起皮肤过敏或受损。

(11)每次雾化完后要协助患者饮水或漱口,防止口腔黏膜二重感染。

(虞　彬)

第八节　机械吸痰法

一、目的

清除呼吸道分泌物,保持呼吸道通畅,预防并发症发生。适用于排痰无力、痰液黏稠、意识不清、危重、老年体弱者。可通过患者口腔、鼻腔、气管插管或气管切开处进行负压吸引。

二、准备

(一)用物准备

治疗盘外:电动吸引器或中心吸引器包括马达、偏心轮、气体过滤器、压力表、安全瓶、贮液瓶、开口器、舌钳、压舌板、电源插座等。

治疗盘内:带盖缸 2 只(1 只盛消毒一次性吸痰管若干根、1 只盛有消毒液的盐水瓶)、消毒玻璃接管、治疗碗 2 个(1 只内盛无菌生理盐水、1 只内盛消毒液用于消毒玻璃接管)、弯盘、消毒纱布、无菌弯血管钳 1 把、消毒镊子 1 把、棉签 1 包、液状石蜡、冰硼散等,急救箱 1 个备用。

(二)患者、护理人员及环境准备

患者取舒适体位,稳定情绪,了解吸痰目的、方法、注意事项及配合要点。护理人员应衣帽整齐,修剪指甲,洗手,戴帽子、口罩。环境安静、整洁、光线、温度、湿度适宜。

三、操作步骤

(1)携用物至病床旁,接通电源,打开开关,调节负压,检查吸引器性能。

(2)检查患者口腔(昏迷患者可借助压舌板及开口器)、鼻腔,有无义齿,如有应先取下活动义齿,患者头部转向一侧,面向操作者。

(3)连接吸痰管,先吸少量生理盐水。用于检查吸痰管是否通畅,并润滑吸痰管前端。

(4)一手反折吸痰管末端,另一手持无菌弯血管钳或无菌镊子夹取吸痰管前端,插入口咽部 10～15 cm(过深可触及支气管处,易堵塞呼吸道)后,放松吸痰管末端,先吸口咽部分泌物,再吸气管内分泌物。吸痰时采取上下左右旋转向上提吸痰管的方法,有利于呼吸道分泌物吸出,避免损伤呼吸道黏膜。每次吸引时间少于 15 秒,防止缺氧。

(5)吸痰管拔出后,用生理盐水抽吸,防止分泌物堵塞吸痰管。

(6)观察患者呼吸道是否畅通及面部、呼吸、心率、血压等情况及吸出液的色、质、量。

(7)协助患者擦净面部分泌物,整理床单位,取舒适体位。

(8)处理用物,吸痰管玻璃接头清洁后,放入盛有消毒液的治疗碗中浸泡,或清洁后,置低温消毒箱内消毒备用。

(9)洗手,观察并记录治疗效果与反应。

四、注意事项

(1)严格无菌操作,吸痰管应即吸即弃。

(2)吸痰动作应轻柔,以防呼吸道黏膜损伤。

(3)痰液黏稠者可配合叩击、雾化吸入,提高治疗效果。

(4)储液瓶内的液体不得超过 2/3。

(5)每次吸痰时间不超过 15 秒,以免缺氧。

(6)两次吸痰间隔不少于 30 分钟。

(7)气管隆嵴处不宜反复刺激,避免引起咳嗽反射。

(胡余玲)

第九节　膀胱冲洗术

一、目的

(1)对留置导尿管的患者,保持其尿液引流通畅。

(2)清除膀胱内的血凝块、黏液、细菌等异物,预防感染的发生。

(3)治疗某些膀胱疾病,如膀胱炎、膀胱肿瘤。

二、准备

(一)用物准备

治疗盘(消毒物品)1 套、无菌膀胱冲洗装置 1 套、冲洗液按医嘱备、弯血管钳 1 把、输液调节器 1 个,必要时备启瓶器、输液架各 1 个。

(二)患者、护理人员及环境准备

患者了解膀胱冲洗目的、方法、注意事项及配合要点。护理人员应衣帽整齐,修剪指甲,洗手,戴帽子、口罩。环境安静、整洁,光线、温度、湿度适宜,关闭门窗。

三、操作步骤

(1)准备物品和冲洗溶液(生理盐水、0.02%呋喃西林溶液、3%硼酸溶液、0.2%氯己定溶液、0.1%新霉素溶液、0.1%雷夫奴尔溶液、2.5%醋酸等),仔细检查冲洗液有无浑浊、沉淀或絮状物;备齐用物,携至患者床边。

(2)核对患者床号、姓名,向患者解释操作目的和过程。

(3)按医嘱取冲洗液,冬季冲洗液应加温至 38～40 ℃,以防低温刺激膀胱,常规消毒瓶塞,打开膀胱冲洗装置,将冲洗导管针头插入瓶塞,严格执行无菌操作技术,将冲洗液瓶倒挂于输液架上,瓶内液面距床面 60 cm,以便产生一定的压力使液体能够顺利滴入膀胱,排气后用弯血管钳夹导管。

(4)打开引流管夹子,排空膀胱,降低膀胱内压,便于冲洗液顺利滴入膀胱。

(5)夹毕引流管,开放冲洗管,使溶液滴入膀胱,调节滴速,滴速一般为 60～80 滴/分,以免患者尿意强烈,膀胱收缩,迫使冲洗液从导尿管侧溢出尿道外。

(6)待患者有尿意或滴入溶液 200～300 mL 后,夹毕冲洗管,放开引流管,将冲洗液全部引流出来后,再夹毕引流管。

(7)按需要量,如此反复冲洗,一般每天冲洗 2 次,每次 500～1 000 mL,冲洗过程中,经常询问患者感受,观察患者反应及引流液性状。

(8)冲洗完毕,取下冲洗管,清洁外阴部,固定好导尿管。

(9)协助患者取舒适卧位,整理床单位,清理物品。

(10)洗手记录冲洗液名称、冲洗量、引流量、引流液性质,冲洗过程中患者的反应。

四、注意事项

(1)严格遵医嘱并根据病情准备冲洗液。

(2)根据膀胱冲洗“微温、低压、少量、多次”的原则进行冲洗。

(3)保持冲洗管及引流管的无菌,冲洗过程中注意无菌原则。

(4)冲洗过程若患者出现不适或有出血情况,应立即停止冲洗,并与医师联系。

(5)如滴入治疗用药,须在膀胱内保留 30 分钟后再引流出体外,有利于药液与膀胱内液充分接触,并保持有效浓度。

(6)冲洗时不宜按压膀胱。

(李　萍)

第二章 静配中心护理

第一节 药物的相互作用

一、药物的相互作用的定义

药物的相互作用是指一个药物的作用由于其他药物或化学物质的存在而受到干扰，使该药物的疗效发生变化或产生药物不良反应。

二、药物相互作用的发生

各种药物单独作用于人体，可产生各自的药理效应。当多种药物联合应用时，由于他们的相互作用，可使药效加强或不良反应减轻，也可使药效减弱或出现不应有的毒副作用，甚至可出现一些奇特的不良反应，危害用药者。因此，必须重视药物的相互作用问题。

药物相互作用主要是探讨 2 种或多种药物不论通过什么途径给予（相同或不同途径，同时或先后）在体内所引起的联合效应。但从目前的研究水平来看，只能探讨 2 种药物间的相互作用。2 种以上的药物所发生的相互作用比较复杂，目前研究工作尚不能问津。

临床上常将一些药物合并给予，如在输液中添加多种药物。此时，除发生药物相互作用外，还可能发生理化配伍变化。

三、药物相互作用对临床治疗的影响

根据对治疗的影响，药物相互作用可分为有益和有害两方面，此外，尚有一些属于有争议的相互作用。

（一）有益的相互作用

联合用药时若得到治疗作用适度增强或不良反应减轻的效果，则此种相互作用是有益的。举例如下。

（1）多巴脱羧酶抑制剂（卡比多巴或苄丝肼）可抑制左旋多巴在外周的脱羧。两者合用可增加药物进入中枢的概率而提高疗效，并减少外周部位的不良反应。

（2）甲氧苄啶（TMP）使磺胺药增效。

(3)阿托品和吗啡联用,可减轻后者所引起的平滑肌痉挛而加强镇痛作用等。

(二)不良的相互作用

不良的药物相互作用分为下面几种类型。

(1)药物治疗作用的减弱,甚至可导致治疗失败。

(2)不良反应或毒性增强。

(3)治疗作用的过度增强,如果超出了机体所能耐受的能力,也可引起不良反应,甚至危害患者等。

(三)有争议的相互作用

有一些相互作用在一定条件下是有益的,可为医疗所利用,但在其他时候也可以是有害的,常引起争议,如钙盐可增加洋地黄类的作用,一般认为应禁止合用。在特殊情况下,却需要合用,但必须在严密监护的条件下进行。此时,应根据实际情况进行判定。

(四)重点注意问题

实际上药物相互作用中,有益的相互作用是很少的,而不良的相互作用和有争议的相互作用是较普遍的,即大多数的药物相互作用中包含了不安全因素,可能引起不良反应和意外。因此,不良的相互作用和有争议的相互作用是应该重点注意的问题。

四、药物相互作用的分类

药物相互作用按照发生的原理可分为药效学相互作用和药动学相互作用两大类。这两类相互作用都可引起药物作用性质或强度的变化。此外,还有掩盖不良反应的相互作用,它不涉及药物的正常治疗作用,只涉及某些药物不良反应或毒性。

五、药效学相互作用

药物作用的发挥,可视为药物和机体的效应器官、特定的组织、细胞受体或某种生理活性物质(如酶等)相作用的结果。如不同性质的药物对受体可起激动(兴奋)或阻滞(拮抗、抑制)作用。2 种药物作用于同一受体或同一生化过程中,就可发生相互作用,产生效应变化。

一般地说,作用性质相同的药物联合应用,可产生增效(相加、协同);作用性质相反的药物联合应用,可产生减效(拮抗)。因此,可将药效学相互作用分成相加、协同和拮抗 3 种情况。

(一)相加

相加是指 2 种性质相同的药物联合应用所产生的效应相等或接近两药分别应用所产生的效应之和。可用下式来表示(设 A 药和 B 药的效应各为 1):$A(1)+B(1)\approx 2$。

(二)协同

协同又称增效,即两药联合应用所产生的效应明显超过两者之和,可表示为(如 A 药和 B 药的效应各为 1)$A(1)+B(1)>2$。

(三)拮抗

拮抗即减效,即两药联合应用所产生的效应小于单独应用一种药物的效应,可表示为(如 A 药和 B 药的效应各为 1)$A(1)+B(1)<1$。

(四)药效学不良反应示例

(1)氯丙嗪与肾上腺素:氯丙嗪具有 α 受体阻滞作用,可改变肾上腺素升压作用为降压作用。使用氯丙嗪过量而致血压过低的患者,若误用肾上腺素以升压,反而导致血压剧降。

（2）应用降糖药常因引起低血糖而产生心悸、出汗反应，使用普萘洛尔可掩盖这些反应，但由于β受体阻滞剂可抑制肝糖原分解，而使血糖降低，增加了发生虚脱反应的危险性。β受体阻滞剂（阿替洛尔、美托洛尔等）抑制肝糖原分解作用较轻，但仍有掩盖低血糖反应的作用，均应避免联合应用。

六、药动学相互作用

一种药物的吸收、分布、代谢、排泄、清除速率等常可受联合应用的其他药物的影响而有所改变，因而使体内药量或血药浓度增或减而致药效增强或减低，这就是药代动力学的相互作用。这种相互作用可以是单向的，也可以是双向的。药物A与药物B联合应用，A可使B的吸收、分布、代谢（或消除）起变化，而B则对A无作用，这是单向的。如B也对A有作用，这是双向的。可用如下方式表示。①单向相互作用：A使B↑或↓。②双向相互作用：AB相互↑或↓。

药动学的相互作用根据发生机制不同可分为：①影响药物吸收的相互作用；②影响药物血浆蛋白结合的相互作用；③药酶诱导作用；④药酶抑制作用；⑤竞争排泄；⑥影响药物的重吸收等。

七、配伍禁忌

（一）配伍禁忌含义

药物配伍是在药剂制造或临床用药过程中，将2种或2种以上的药物混合在一起。在配伍时，若发生不利于治疗或治疗的变化则称配伍禁忌。药物配伍恰当可以改善药剂性能，增强疗效，如选择适当的附加剂以使药剂稳定，口服亚铁盐时加用维生素C可以增加吸收等。配伍禁忌分为物理性、化学性和药理性3类。物理性配伍禁忌是指药物配伍时发生了物理性状变化，如某些药物研合时可形成低共熔混合物，破坏外观性状，造成使用困难。化学性配伍禁忌是指配伍过程中发生了化学反应，发生沉淀、氧化还原、变色反应，使药物分解失效。药理性配伍禁忌是指配伍后发生的药效变化，如增加毒性等。

（二）避免配伍禁忌发生的方法

（1）避免药理性配伍禁忌（即配伍药物的疗效互相抵消或降低，或增加其毒性），除药理作用相互对抗的药物如中枢兴奋剂与中枢抑制剂、升压药与降压药、扩瞳剂与缩瞳剂、泻药与止泻药、止血药与抗凝血药等一般不宜配伍外，还需注意可能遇到的一些其他药理性配伍禁忌。

（2）理化性质配伍禁忌，主要需注意酸、碱性药物的配伍问题，维生素C溶液与苯巴比妥钠配伍，能使苯巴比妥析出，同时维生素C部分分解。在药物混合静脉滴注的配伍禁忌方面，主要也是酸、碱的配伍问题，如四环素族（盐酸盐）与青霉素钠（钾）配伍，可使后者分解，生成青霉素酸析出；青霉素与普鲁卡因、异丙嗪、氯丙嗪等配伍，可产生沉淀等。

（龚鸽鸽）

第二节　静配中心生物安全柜操作规范

一、总则

由于在抗生素液袋中的混合液不能最终灭菌，所以抗生素液袋中无菌、无热源的注射液必须在无菌条件下进行混合配置，无菌操作规程是在制备过程中不会产生溶液微生物污染的操作规程。

为了保证配置抗生素药液的质量，必须做到以下几点。

(1)提供能满足临床要求的抗生素药液；所需的全部辅料(空针、无菌纱布、无菌手套、无菌棉球等)。

(2)提供无菌及无热源污染的抗生素药液。

(3)提供正确的混合液及准确的剂量。

(4)提供符合优良药品检验原则的、具有标签的、可使用的抗生素液。

二、机构与人员

(1)医疗机构要根据临床需要建立静脉药物配置中心(室)，抗生素药液应在静脉药物配置中心配置。

(2)静脉药物配置中心在医院直接领导下工作。

(3)静脉药物配置中心负责人应具有本科以上药学或相关专业学历，达到副主任或相应的医、药、护理学技术职称，并具有相应管理实践经验，有对工作中出现问题作出正确判断和处理的能力。

(4)从事静脉药物配置的技术人员应具药学或护理中专以上学历，并经相应的专业技术培训，具有基础理论知识和实际操作技能。

(5)静脉药物配置中心(室)所有人员均应熟悉本规范，并通过本规范的培训与考核。

(6)人员健康要求：①配置人员每年须进行体检，体检内容包括传染病、肝功能、肝炎病毒、胸透、皮肤病，不合格者不能上岗。②由于洁净室工作的性质决定了工作人员在所有的时间里均要保持卫生的高标准，任何疾病均应报告上级，以便决定其适合于做哪种工作。③开放性伤口和溃疡必须适当包扎，应经常更换敷料及辅助性绷带。④操作人员患有咳嗽、感冒或流感时，须向上级报告病情，有上述情况的工作人员将不在洁净室工作而是戴上口罩后在其他区域工作，如贴标签，不进行与无菌配置直接接触的工作。⑤潜在的严重性疾病，如细菌性感染和病毒性疾病则必须向负责人报告。

三、房屋与设施

(1)静脉药物配置中心(室)与静脉营养配置间的面积必须与所配置规模相适应。应具有与配置规模相适应的药品、物料等储存部位。

(2)应提供用于无菌混合配置的洁净室，洁净度要求至少达 1 万级，换气次数为 15 次/小时

以上，温度为 18～26 ℃。

(3)应有一更和二更，分别用于工作人员更换工作服和准备物料，给水和排水系统应放在第一更衣室内，供水管道应选用抛光不锈钢管，水龙头应设计可用肘部或脚尖关闭的把手，地漏应选用带液封的洁净地漏。

(4)配置间应按配置工序和空气洁净度的要求合理布局。

(5)有关无菌设施应尽可能地与外界空气隔离，门窗应密闭，避免穿堂风和可能引起周围灰尘的旋流，应具有有效防止昆虫进入的措施。

(6)洁净室的内表面应平整光滑、无裂缝、接口严密、无颗粒物脱落并能耐受清洗和消毒，墙壁与地面等交界处宜成弧形，以减少积尘和便于清洁。

(7)应用特殊的材料(如墙用不锈钢彩钢板，地面用环氧树脂漆或 PVC 板)来消除所有墙面及地面上的孔洞。

(8)洁净室内各种灯具、风口及其他设施在设计和安装时应避免出现不易清洁部位，洁净室应维持一定的正压(至少 25 Pa)，生物安全柜应保持一定负压，并送入一定比例的新风。

(9)洁净室应有足够照明，主要工作间的照明度宜为 300 lx。

(10)洁净室内空气的微生物数和尘粒数应符合规定，应定期检测并记录。

四、设备

(1)设备的选型、安装应符合制剂配置要求，易于清洗、消毒或灭菌，便于操作、维修和保养，并能防止差错和减少污染。

(2)传递窗：用双层玻璃移门/开门。

(3)生物安全柜：使用生物安全柜，洁净等级为 100 级，工作台面震动≤2 μm，层流风速为 0.4～0.6 m/s，噪声≤65 dB。

(4)建立设备管理的各项规章制度，制定标准操作规程。设备应由专人管理、定期维修、保养，并做好记录。

五、物料

(1)所用物料的购入、储存、发放与使用等应制定管理制度。

(2)配置所用的物料应符合相关要求，不得对抗生素药液产生不良影响。

(3)物料要严格管理。应按其性能、用途合理存放。对温度等有特殊要求的药品，应按规定条件储存。

(4)应按规定的使用期限储存，储存期内如有特殊情况应及时检验。

(5)标签包括病房、姓名、性别、床号、住院号、所有溶液或成分的名称、规格、用量(亦可提供处方的给药方案，包括速率和途径)、置备日期、贮藏要求、审方人员、核对人员、配置人员、复核人员签字等内容。标签应字迹清晰，没有缩写或其他易混淆的术语，并以给药时便于阅读的方式贴在输液袋上。

六、抗生素溶液的给药

抗生素溶液袋给患者的输注时间应在 2 小时以内，其输注容量应每隔 15 分钟检查一次，最后将输注速率调整到处方要求；当输注速率比计划慢时，不要用加快输注速率的方法去追赶计划。

(一)工作人员在洁净室操作规程

1.总则

(1)进入洁净室或在洁净室内部工作的人员均须经过授权。有关人员在洁净室不应该进行不必要的走动,洁净室内所需的人员应保持最少,尤其在做无菌配置期间。

(2)洁净室内人员的移动应该缓慢而有规律。为了减少人员的移动,必须首先运用电话、记录,或在接待区进行交流。

(3)操作人员一旦进入洁净室就应留到完成所有的配置操作为止。频繁地进出洁净室是严格禁止的,操作人员必须不先行进入他们工作的其他复杂地区,除非得到批准。

(4)必须有意识地避免下意识的动作,如抓头、擦手、搔痒。

(5)避免戴着面罩进行大声的、不必要的谈话。笑、吹口哨、唱歌和大叫都会增加口中细菌进入生物安全柜的数量。

(6)污染的、脏的或日常的衣服严禁进入洁净室。

(7)洁净室内严禁吃食物、糖果、嚼口香糖和抽烟。

(8)洁净室内不可以用铅笔及橡皮;可采用圆珠笔、记号笔或毡制笔尖的钢笔。

(9)名片盒、纸巾和棉织品及类似物品均不能带入洁净室内。

(10)操作人员必须坚持高标准的卫生和清洁习惯。

(11)应教育与无菌制品混合配置有关的工作人员报告任何可引起异常的污染或异常数量的微粒散落情况。这些人员应定期体检。非配置人员进入洁净室须特别批准,并遵守、执行配置的有关规定。

(12)患有内科疾病的人,尤其是患有消化道或呼吸道疾病的人不可以进入洁净室。

(13)操作人员与洁净室外人员的交谈需通过内部通信机或电话。

(14)所有人员进入洁净室前,应在更衣室更换洁净室服装。

(15)洁净室内不应打扮和使用会散落微粒的化妆品,不应戴手镯和戒指。

(16)无菌配置区着装规定:清洁、带有弹性收缩袖口的合身外衣、手套、头罩、口罩和长筒套鞋。

(二)无菌技术操作规程

1.生物安全柜内的无菌技术

(1)操作人员应遵守相应标准操作规程陈述的着装、洗手和合理应用生物安全柜的规定。

(2)准备好配置所需的物料。

(3)在应用前检查所有的包装、容器和器械设备,以确保其完好无损。

(4)在物料放入洁净室前,必须先用浸有消毒剂如75%乙醇的无绒抹布擦拭整个外表,物料进出生物安全柜的次数应最小化。

(5)所有物品的安放应便利于产品的制备。就工作区域方面,明确留下中央区来工作,如果一次要配一个以上的袋子,组成必须安放合理,防止混淆。

(6)在生物安全柜内侧至少15 cm处做所有的无菌操作,这一距离可防止来自工作人员身体的反射性污染,以及来自生物安全柜内2个气流相互作用产生的干扰气流的回流污染,牢记高效滤器的气流是从(身体的)远侧端到近侧端,而且在关键的位置绝不能干扰高效滤过气流。

(7)制订良好的工作计划:尽可能靠近过滤器端做最重要的操作。

(8)所有的操作中，手指和手都必须刻意地放在关键位置的气流下方，也就是它的后面，否则将会干扰气流并可能使手指上的污染直接进入关键部位。

(9)在插入针头前，西林瓶和输液瓶的胶塞表面、注射孔盖子、安瓿的颈部必须用浸有75%乙醇的无菌棉球消毒。

(10)当持有连接器做接通操作时，应与气流成直角进行，同样也须保持手在关键部位的后面。

(11)产品配置要尽可能快，但必须保持无菌状况，进出生物安全柜的次数应达到最小化。

(12)避免任何物质喷射入高效过滤器内。打开安瓿的方向应远离高效过滤器，调整注射器容量和传递导管时也要小心。

(13)成品应在塞子上加适当的防护帽或外包装。

(14)最后，对配好的产品应检查是否有渗漏，以及有无任何不相容的物理性变化或降解。

2.注射器、针头、西林瓶、安瓿的无菌技术

(1)请在生物安全柜内打开注射器与针头的包装。

(2)西林瓶：用75%乙醇棉球消毒胶塞时，应以固定的手法、相同的方向，在胶塞的同一点上用针尖的斜面后部穿刺；由于西林瓶是封闭性容器，所以应注入与吸出的液体容量相同体积的空气；当向粉末中加入稀释剂时，必须去除与稀释剂等容量的空气以防在操作西林瓶时产生正压。

(3)安瓿：合理打开安瓿，乙醇棉球应放在合适的地方，用拇指及示指握住安瓿的颈部，在远离身体处以快速、固定、突然折断的方法打开，打开时不要对着高效过滤器。从安瓿中抽取药物，倾斜安瓿，将针尖斜面置于接近开口的角上，拉回注射器推杆以抽取溶液。

(三)抗生素溶液配置操作规程

对于混合液中物质的稳定性和相容性来说，抗生素需单独配置是非常重要的。为了防止注射器中产生沉淀，抗生素应单独加入。

1.配置前的准备

(1)工作人员进入更衣室时应按规定进行更衣(戴帽子和口罩、换鞋等)和洗手。

(2)配置时要用的所有物品的运入均应按要求进行。

(3)75%乙醇消毒工作表面，并让其干燥，不要用过多的乙醇，因为在生物安全柜内会产生乙醇蒸汽。

(4)在工作区域内准备整个制备过程所需的、经消毒的输液袋、安瓿、西林瓶。去除保护性盖子(金属易拉盖或抛弃型塞子)，用浸有75%乙醇的无菌棉球消毒塞子。

(5)无菌工作区内进行无菌操作的工作台面不应触及也不应放置输液瓶，过多重叠的物品应移到生物安全柜外面。

2.配置工作程序

(1)配置前，核对标签内容与筐内的药品是否相符。

(2)用75%乙醇消毒输液袋的加药口后放置在生物安全柜的中央区域。

(3)撕开一次性注射器的外包装，旋转针头连接注射器。确保针尖斜面与注射器刻度处于相同方向。将注射器放在铺好的无菌盘内。

(4)从安瓿中抽吸药液，加入输液袋中。具体操作：①用75%乙醇消毒安瓿瓶颈，对着生物安全柜侧壁打开安瓿。②用注射器，针尖斜面朝下，靠在安瓿瓶颈口，拉动针栓，抽吸药液。将药液通过加药口注入输液袋中，摇匀；整个过程应注意保持“开放窗口”。注意如只抽吸部分药液，

则必须有标识注明。

(5)溶解西林瓶中的药物,加入输液袋中。具体操作:①用 75%乙醇消毒西林瓶口。②取注射器抽吸适量相容的溶解注射液。针尖斜面朝上。挤压西林瓶口的胶塞,再将针筒竖直,穿刺胶塞(如使用侧孔注射器,垂直进针),注入溶解液,振荡直至溶解完全。③抽吸药液,将药液通过加药口注入输液袋中,摇匀。

(6)将配置好的液体、空西林瓶、安瓿瓶放入筐内(注意避免扎破液体),在输液标签上签字确认。

(7)通过传递窗将液体送出给核对药士核对。

七、标准操作规程

(一)洁净区的保洁操作规程

1.总则

(1)负责清洁洁净区的人员必须穿着无菌配置服装。

(2)清洁过程必须从最清洁的区域向门外进行,从无菌区域到前室。

(3)所有的清洁设备均应专用和每天消毒,使用后应彻底冲洗、消毒、烘干,并应存放在清洁室。

(4)清洁人员应适当培训后上岗。

(5)清洁常规包括用低棉纺抹布和稀释的消毒液,去除所有的纸张、包装物品及锐利的容器,清洁所有的仪器设备、生物安全柜的外表面、地板、天花板、墙、洗手池和其他表面(如球形把手和开关)。

(6)地板与工作台每天清洁,最好用合适的消毒剂(醛或酚)来消毒,墙面的清洁与消毒可每周一次,其高度至少应距室内地面 2 m,清洁时,应努力使微粒散落最小化。

(7)生物安全柜清洁程序参见生物安全柜保洁操作规程。

(8)配置工作中,在关键性操作时段不应进行大量的清洁工作。

(9)一旦有证据表明细菌产生耐药性就应更换消毒剂。

(10)应用不易磨损的高质量塑料桶。

(11)不用真空吸尘器做清洁。

2.人流

所有操作人员在进入洁净室前均应洗手及穿着适当的服装,进入洁净区的人员只限于经过培训并合格的操作人员。

3.物流

当产品和物料从非控制区(如主药房仓库)运送到洁净室时,需要注意的是防止污染。进入洁净室的人员仅限于在里面的工作人员,而且物料、设备首先要在前室进行清洁和消毒。

(1)物料:当物料从前室进入洁净室,接着在进入生物安全柜时,应采取一系列的清洁步骤。①在前室的界线前应先去除供给品的货运箱,转运到前室专用小推车。②当输液瓶、安瓿、西林瓶等被送入洁净室之前,应用浸有消毒剂(如 75%乙醇)的抹布擦拭所有药品包装表面,并转运到洁净室消毒过的小推车上。③独立包装的物料则不需擦拭,因为物料在放入生物安全柜时可去除外包装。

(2)推车:来自贮药室的送货小推车(脏车)不应进入缓冲室;而在洁净室或缓冲室的小推车

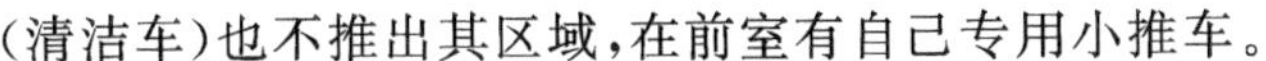

(清洁车)也不推出其区域,在前室有自己专用小推车。

(二)生物安全柜操作规程

1.生物安全柜工作原理

A/B3型生物安全柜是通过顶部的高效过滤器过滤99.99%的0.3 μm以上的微粒,使操作空间形成局部100级的洁净环境,且其通过工作台表面四周的散流空口风形成相对负压(相对于工作区域外),工作台内的气流是不可以外泄的,外界环境气流不可以流经或覆盖工作台面。其所有的技术参数必须严格符合美国NSF-49标准。

2.生物安全柜操作

(1)使用生物安全柜至关重要的原则:任何东西都绝不能在高效过滤器和无菌产品之间干扰层流气流,也就是尽力维持无菌,不可跨越区域。

(2)为了防止反射性污染,所有的无菌操作至少应在生物安全柜的15 cm内进行。

(3)生物安全柜应持续运行,无论何种原因造成生物安全柜关闭,在重新使用前必须持续运行足够长的时间(15~30分钟)来达到生物安全柜空气的完全净化,当然还要进行消毒。

(4)使用生物安全柜前,生物安全柜的所有工作表面都应从后到前,从上到下进行清洁,使用合适的消毒剂(如75%乙醇和清洁布)时远离高效过滤器,在工作的全过程中,应经常清洁台面,某些物质因不溶于乙醇,故一开始就需用水来清除。为防止损坏,有玻璃面的清洁应用温热的肥皂水而不用乙醇。生物安全柜的外表面用中性去污剂或适当的消毒剂清洁。

(5)任何东西都不能与高效过滤器接触,包括清洁剂、注射器中的吸物或安瓿玻璃,打开安瓿时不能朝向高效过滤器。

(6)禁止吃东西、喝饮料和吸烟等。另外,在生物安全柜工作时,手和头都不能佩戴珠宝饰品。

(7)谈话或咳嗽等都应避免直接面向生物安全柜工作区域,以使气流干扰最小化。

(8)生物安全柜内只能放置制备产品必需的物品,不应有纸、笔、标签和托盘等。

(9)生物安全柜应按技术要求由合适人员每隔6个月测试一次。当移动生物安全柜或怀疑滤器有损坏时也应进行测试。

(10)不遵守无菌操作技术,仅使用生物安全柜也不能保证产品的无菌性。

3.生物安全柜的保洁

(1)操作人员进入洁净室前,在更衣室应遵守所有的穿衣及洗手规定,具体的操作请见相应的标准操作规程。

(2)清洁生物安全柜时用75%乙醇喷雾器及抹布。

(3)擦拭工作台的所有表面。高效过滤器表面的保护性滤网应该用清洁的、喷洒消毒剂(如75%乙醇)的无绒抹布擦拭。

(4)应仔细及系统化地擦拭,先是上面,再是两侧;擦拭应顺从气流的方向,从一侧到另一侧,一下一下重叠交叉地抚抹。

(5)避免任何物质喷洒或溅入滤网内的高效过滤器。

(龚鸽鸽)

第三节　静配细胞毒性药物的安全操作规范

一、中心(室)工作人员有三种主要接触药物的途径

(1)吸入药物的气雾和小液滴。

(2)药物直接接触皮肤和眼睛吸收(包括外伤,如针刺)。

(3)通过受污染的食物、食物容器或吸入接触。

二、操作总则

(1)准备工作。

(2)药物配置。

(3)废弃物丢置。

(4)配置后药物的传递。

(5)清除飞溅、溢出的液滴。

(6)处置药物容器、包装等废物。

三、药物准备和配置过程中可能发生药物接触的现象

(1)从药瓶中拔出针头。

(2)使用针头、针筒、过滤膜转移药物。

(3)打开安瓿。

(4)从针筒、管子中排出空气。

(5)连接物、瓶子或袋子的渗漏和破裂。

(6)更换袋子、瓶子和管子。

(7)针筒中药物过多(超过容积的 3/4)。

四、废弃物丢置过程中可能发生药物接触的现象

(1)丢置在准备和使用细胞毒性药物过程中用过的材料。

(2)处置吸收或污染有接触过细胞毒性药物的材料和亚麻布织物(如桌布、抹布等)。

(3)清除溅出或溢出的药物。

五、采取的保护措施

卫生工作者在细胞毒性药物准备、使用和处置过程中应采取的保护措施。

(一)手套

(1)使用无粉灭菌乳胶手套(厚度应>0.22 mm)。

(2)手套的厚度和接触药物的时间决定手套的透过性,乳胶手套对细胞毒性药物的透过性要低于非乳胶的,在操作细胞毒性药物中不应使用 PVC 手套。

（3）手套的透过性会随着时间的增加而增大，通常每操作 60 分钟或遇到手套破损、刺破和被药物玷污则需要更换手套。

（4）如果操作者对乳胶过敏，可以换用腈制手套，或戴双层手套，即在乳胶手套内戴一副 PVC 手套。

（5）在戴手套之前和脱去手套之后都必须洗手。

（二）制服

（1）制服应由非透过性、防静电、无絮状物材料制成，并且前部完全封闭。制服的袖口应该可以卷入手套之中，最好是一次性可丢弃的。

（2）在药物配置和给患者用药时必须穿上制服。

（三）呼吸保护装置

在配置和混合细胞毒性药物时必须使用 classⅡ或 classⅢ垂直气流生物安全柜，不允许使用水平层流台。

（四）眼睛和脸部的保护

（1）眼睛和脸部应有保护（如眼罩、面罩），以预防药物溅出，在使用气雾及喷雾剂时也应有保护。

（2）普通眼镜不能提供足够的保护。

六、药物配置的区域和设备

（一）建议

（1）药品配置区域只允许授权的员工进入。

（2）配置区域应尽量避免频繁的物流及人员的进出，以避免将生物安全柜中的药物带入周围环境。

（3）在配置药物区域的入口应有醒目的标记说明只有授权人员才能进入。

（4）在储存药物的区域应有适当的警告标签来提醒操作细胞毒性药物时应该注意的防护措施。

（5）在药物配置区域禁止进食、喝水、抽烟、嚼口香糖、化妆和储存东西。

（6）在配置区域应张贴有处理药物液滴及皮肤或眼睛意外接触的处理过程。

（7）在准备区域应有水池，最好有冲洗眼睛的喷头，可选择性地准备一些包括生理盐水在内的溶液，以备紧急冲洗眼睛。

（8）所有危险药物的配置都应在 classⅡ或 classⅢ中进行，classⅡ或 classⅢ是最好的。

（二）步骤

1.生物安全柜的准备

（1）在柜台表面铺上一次性无菌割症巾，必须在每次配置结束后或无菌割症巾上有药液污染时更换掉。

（2）在配置药物前，应当准备好所有配置时需要的药品和器材，这样可减少柜内气流的影响来减少对配置人员的污染。

2.器材准备

（1）针筒和溶解容器：正确使用空针操作方法。①使用前：应检查空针的有效期及密封性（不漏气），无误后，从撕口处撕开，固定针头，防止针栓同针筒分离。取出空针，再次固定针头，使针头与刻度在同一水平面上，示指固定针栓。②使用中：针筒中的液体不能超过针筒长度的 3/4，防止针栓从针筒中意外滑落。手不得握住活塞，只能持活塞柄。为保持其无菌性，配置过程中，应将其放于铺好的无菌盘内。在配置细胞毒性药物过程中使用的针筒和针头，应避免挤压、敲打、滑落，以及在丢弃针筒时，须将针帽套上，并立即丢入锐器盒中再处置，这样可以防止药物液滴的产生和防止针头刺伤。③使用后：应将污染的器材分类丢置于生物安全柜内的一次性专用容器中。

(2)个人防护器材：个人防护器材包括一件长袖、有弹性袖口、无絮状物、防静电、前面完全封闭的制服，鞋套，2 副无粉乳胶手套，2 个口罩，眼罩。

3.在生物安全柜中配置药物

(1)正确配置安瓿类药物的操作方法(自安瓿内吸取药液法)：①查对。②消毒及折断安瓿：将安瓿尖端药液弹至体部，用乙醇棉球消毒颈部及砂轮后，在安瓿颈部划一锯痕，重新消毒，拭去细屑，用棉球按住颈部，折断安瓿。安瓿颈部若有蓝色标记，则不需划痕，用乙醇棉球消毒颈部，用棉球按住颈部，蓝点标记在上方，折断安瓿。③抽吸药液：将针头斜面向下放入安瓿内的液面下，抽动活塞进行抽吸。抽吸药液时，不得用手握住空针活塞，只能持活塞柄。④排空气：将针头垂直向上，轻拉活塞，使针头中的药液流入注射器内，并使气泡聚集在针头，排出气体。排气毕，将安瓿套在针头上，再次查对后放于铺好的无菌巾内备用。

(2)正确配置西林瓶类药物操作方法(自密封瓶内吸取药液)：①查对。②除去铝盖、消毒：除去铝盖中心部分，用乙醇棉球消毒瓶塞(如抽吸青霉素皮试液时，则禁用碘酊消毒瓶塞)，待干。③抽吸药液：将针头插入瓶塞内，往瓶内注入所需药液等量空气，以增加瓶内压力。倒转药瓶及注射器，使针头在液面以下，吸取药液至所需量，再以示指固定针栓，拔出针头。④排出注射器内空气，再次查对。

(3)吸取结晶、粉剂或油剂法：用无菌生理盐水或注射用水将结晶或粉剂溶化，待充分溶解后吸取。如为混悬液，应先摇匀后再抽吸。油剂可先加温，然后抽取。油剂或混悬剂配置时，应选用稍粗的斜面针头。由于玻璃瓶中的气压会升高，操作时应尽量小心，避免产生药物的气雾。只需相当的气压即可轻易地抽取药物。当针头抽出时，如果瓶中压力太高会使药液溢出。

(4)开瓶装置：①最好使用具有不沾水性的剔除钳。②不正当使用开瓶装置会增加受污染的机会。

(5)带有标签的容器：①所有装有细胞毒药物的容器都必须贴上具有警告性质的陈述性语言的标签，如"警告：化疗药物，小心轻放"。②容器的外表面应当用织物擦过以除去可能的污染，容器的内表面必须用乙醇擦过，容器最好使用适当的封口。

(6)转运装置：配置好的药物应当及时地放入封闭的塑料口袋之中(此过程最好在配置间生物安全柜内完成)，再送至用药的地点。

4.生物安全柜的清洁

(1)所有受污染的物品都必须放置在位于生物安全柜内的防漏防刺的容器内。

(2)个人防护器材脱卸后放置于位于准备区域内的防漏防刺容器内，操作人员不得将个人防护器材穿戴出准备区域。

七、药物的使用

（一）建议

（1）为了避免不必要的接触污染，只有经过细胞毒性药物使用训练的人员才有资格对患者进行施药。

（2）配药人员必须穿戴专用服装如隔离衣、鞋套、一次性无粉灭菌乳胶手套、防溅眼罩、无菌手术帽、无菌口罩。

（二）过程

（1）在为患者用细胞毒药物时建议使用以下器材：①全套个人防护器材。②一块足够大的织物垫子。③无菌纱布、乙醇纱布。④一次性无菌割症巾。⑤可封闭的塑料口袋。⑥患者的药物。

（2）在戴上手套前、脱去手套后应立即洗手。

（3）手套和隔离衣如若被污染，应立即更换。

（4）工作区域应铺有一块无菌割症巾。

（5）如果是用 Y 形管为患者配药，应将一块无菌纱布包绕住 Y 形管的交接处，以防止药物污染环境。

（6）所有的针筒和针头都应被完整地丢置在带有明显标签的防漏防刺的容器（锐利器盒）内。

（7）药物的溶液袋也应完整地丢置在上述容器内。

（8）在离开配置间之前，防护器材应脱卸完整。

（9）在为患者配药的配置区域应准备处理液滴的处理包和紧急处理皮肤及眼睛污染的器材。

八、细胞毒性药物的溢出

（一）溢出包

1.配备范围

在所有细胞毒性药物准备、配发、施用、运输和丢置的地方都应备有溢出包。

2.包中的对象

（1）一件由无渗透性纤维织成的有袖的制服。

（2）一双鞋套。

（3）两副乳胶手套。

（4）一副备用乳胶手套。

（5）一副化学防溅眼镜。

（6）一副再呼吸口罩。

（7）一个一次性锐器盒（收集碎玻璃）。

（8）两块塑料背面的吸收手巾。

（9）两块一次性海绵（一块擦除溢出液体，一块擦洗溢出物去除后的地板等）。

（10）两个大的、厚的黄色塑料袋。

（二）小量溢出的处理

1.定义

小量溢出是指在生物安全柜以外体积≤5 mL 或剂量≤5 mg 的溢出。

2.评估

正确评估暴露在有溢出物环境中的每一个人。如果有人的皮肤或衣服直接接触到药物，必须立即用肥皂和清水清洗被污染的皮肤。

3.除掉溢出的小量药物的程序

受训人员应立即清除掉溢出的小量药物。其程序如下。

(1)穿好制服，戴上两副无粉乳胶灭菌手套，戴上两个口罩。

(2)如果溢出的药物发生汽化，则需要戴上呼吸器。

(3)液体应用吸收性强的织物布吸去和擦去，固体应用湿的吸收性织物布擦去。

(4)用小铲子将玻璃碎片拾起并放入锐器盒内。

(5)防刺容器、擦布、吸收垫子和其他被污染的物品都应丢置于专门放置细胞毒性药物的黄色医疗专用垃圾袋内。

(6)药物溢出的地方应用清洁剂反复清洗 3 遍，再用清水清洗。

(7)凡要反复使用的物品应当由受训过的人员在穿戴好个人防护器材的条件下用清洁剂清洗两遍，再用清水清洗。

(8)放有细胞毒性药物污染物的黄色医疗专用垃圾袋应封口，再放入另一个放置细胞毒性废物的黄色医疗专用垃圾袋中。所有参加清除溢出物员工的防护制服应丢置在外面的黄色医疗专用垃圾袋内。

(9)外面的黄色医疗专用垃圾袋也应封口并放置于细胞毒性废物专用一次性锐器盒内。

(10)记录以下信息：①药物名称，大概的溢出量；②溢出如何发生；③处理溢出的过程；④暴露于溢出环境中的员工、患者及其他人员；⑤通知相关人员注意药物溢出。

(三)大量溢出的处理

1.定义

大量溢出是指在生物安全柜以外体积＞5 mL 或剂量＞5 mg 的溢出。

2.评估

正确评估暴露在有溢出物环境中的每一个人。如果有人的皮肤或衣服直接接触到药物，必须立即用肥皂和清水清洗被污染的皮肤。

3.隔离并标记溢出点

当有大量药物溢出发生，溢出地点应被隔离起来，应有明确的标记提醒该处有细胞毒性药物溢出。

4.大量细胞毒性药物溢出的处理

大量细胞毒性药物的溢出必须由受过培训的人员清除。

(1)必须穿戴好个人防护用品，包括里层的乳胶手套、鞋套、外层操作手套、眼罩或者防溅眼镜。

(2)如果是会产生气雾或汽化的细胞毒性药物溢出，必须佩戴呼吸器。

(3)轻轻地将吸收药物的织物布块或垫子覆盖在溢出的液体药物之上，液体药物则必须使用吸收性强的织物布吸收掉。

(4)轻轻地将湿的吸收性垫子或湿毛巾覆盖在粉状药物之上，防止药物进入空气，用湿垫子或毛巾将药物除去。

(5)将所有的被污染的物品放入溢出包中备有的密封的细胞毒性废物垃圾袋内。

(6)当药物完全被除去以后，被污染的地方必须先用清水冲洗，再用清洁剂清洗3遍，清洗范围应由小到大地进行。

(7)清洁剂必须彻底用清水冲洗干净。

(8)所有用来清洁药物的物品必须放置在一次性密封细胞毒性废物黄色垃圾袋内。

(9)放有细胞毒性药物污染物的黄色垃圾袋应封口，再放入另一个放置细胞毒性废物的黄色垃圾袋中。所有参加清除溢出物员工的个人防护器材应丢置在外面的黄色垃圾袋内。

(10)外面的黄色垃圾袋也应封口并放置于细胞毒性废物专用一次性防刺容器内。

(11)记录以下信息：①药物名称，大概的溢出量；②溢出如何发生；③处理溢出的过程；④暴露于溢出环境中的员工、患者及其他人员；⑤通知相关人员注意药物溢出。

(四)生物安全柜内的溢出

(1)在生物安全柜内体积≤150 mL的溢出的清除过程如同小量和大量的溢出。

(2)在生物安全柜内的药物溢出>150 mL时，在清除掉溢出药物和清洗完药物溢出的地方后，应该对整个生物安全柜的内表面进行另外的清洁。其程序：①戴上工作手套将所有碎玻璃放入位于生物安全柜内的防刺容器内。②生物安全柜的内表面，包括各种凹槽之内，都必须用清洁剂彻底地清洗。③当溢出的药物不在一个小范围或凹槽中时，额外的清洗(如用特殊pH的肥皂去除不锈钢上的化学物质)也是需要的。④如果溢出药物污染了高效微粒气体过滤器，则整个生物安全柜都要封在塑料袋中，直到高效微粒气体过滤器被更换。

(龚鸽鸽)

第三章 血液透析中心护理

第一节 血液透析护理操作

血液透析护理技术的专业性、技术性很强，随着透析技术的不断扩大和发展，血液透析专业护理的技术培训日益受到重视。合理规范的护理操作将不断提高护士工作能力，降低职业风险，加强护患、医护之间的沟通，提高专业护理人员的临床能力。

一、血液透析机使用前准备

现代血液透析机主要包括透析液自动配比系统、血液和透析液监视系统。在血液透析过程中，各种监控装置(包括操作人员对血液、透析液和患者的监控)及传感软件联合对血液透析各个环节进行监控和连续记录，保证整个透析系统及透析过程安全、持续地进行。在血液透析治疗前必须对透析机进行消毒、冲洗和检测，以保证血液透析治疗的安全性和有效性。

(一)上机前冲洗

在接受患者血液透析前对血液透析机进行前冲洗，目的在于防止消毒液的残留，防止透析液输送管道和排出道的污染。方法：①打开总电源和总水源，连接水处理设备。②打开血液透析机电源。③打开血液透析机冲洗键，根据机器说明书设置上机前冲洗时间。

(二)透析机自检

血液透析前，必须对透析机进行自检，为可靠、安全的临床治疗提供良好的基础。自检过程包含透析液供给系统、血液循环控制系统和超滤控制系统。透析液自检包括透析液的配比浓度和温度、透析液的流量、透析液的漏血探测、透析液的电导度等。血液循环控制系统自检包括动脉和静脉压力监测器、空气探测器、静脉夹、肝素泵等。超滤控制系统自检包括跨膜压监测、超滤平衡腔监测、压力传感器监测等。

二、血液透析机使用后的清洁、消毒

为防止患者透析过程中排出的废液对机器管道系统的污染或透析液本身对机器的物理反应，每次血液透析后，需对机器进行内部和外部的清洁、消毒，选择合适的消毒液和冲洗方法。

（1）机器的外部清洁、消毒：患者血液或体液污染透析机时，应立即用有效消毒剂对机器表面进行擦洗、消毒。

（2）机器的内部清洁、消毒：血液透析结束后，按照厂家提供的方法，先用反渗水冲洗，然后用柠檬酸或冰醋酸进行脱钙，再用化学或物理方法进行消毒，最后用反渗水冲洗干净。消毒、脱钙、冲洗过程按各类型机器的标准在机器内设置。常用的消毒方法可参考厂家提供的消毒方法，如化学消毒和热消毒。

（3）同日两次透析之间，机器必须消毒、冲洗。

（4）血液透析过程中若发生破膜、传感器渗漏，透析结束时应立即消毒机器。

（5）透析机应定期保养，保养内容包括机器内的除尘、机器管道的清洗（除锈、除垢）、电导度测试、平衡腔检测、血液泵保养等，并建立档案。

（6）如血液透析机闲置 48 小时以上，应消毒后再用。

三、透析液的准备及配制

血液透析液是一种含有电解质的液体，其溶质成分及离子浓度取决于临床需要，根据临床需求可含或不含葡萄糖。

在血液透析治疗过程中，透析液流动于半透膜的外侧，即患者血液的对侧，通过对流及溶质弥散等物理过程，达到纠正电解质失衡、酸碱平衡紊乱，清除体内代谢产物或毒性物质的目的。血液透析浓缩液是将血液透析干粉用透析用水配制而成，使用时按照血液透析浓缩液特定比例用透析用水稀释后使用。血液透析浓缩液包括酸性浓缩液（A 液）和碳酸氢盐浓缩液（B 液）两种。

（一）透析液应具备的基本条件

（1）透析液内电解质成分和浓度应和正常血浆中的成分相似。

（2）透析液的渗透压应与血浆渗透压相近，即等渗，为 280～300 mmol/L。

（3）透析液应略偏碱性，pH 7～8，以纠正酸中毒。

（4）能充分地清除体内代谢废物，如尿素、肌酐等。

（5）对人体无毒、无害。

（6）容易配制和保存，不易发生沉淀。

（二）透析浓缩液的准备

1.环境和设施准备

（1）浓缩液配制室应位于血液透析室清洁区内的相对独立区域，周围无污染源，保持环境清洁，每班用紫外线消毒一次。

（2）配制 A 液或 B 液应有两个搅拌桶，并有明确标识；浓缩液配制桶须标明容量刻度，保持容器清洁，定期消毒。

（3）浓缩液配制桶每天用透析用水清洗一次；每周至少用消毒剂消毒一次，并用测试纸确认无残留消毒液。配制桶消毒时，须在桶外悬挂“消毒中”警示牌。

（4）浓缩液配制桶滤芯每周至少更换一次。

（5）浓缩液分装容器应符合《中华人民共和国药典》和国家或行业标准中对药用塑料容器的规定。用透析用水将容器内外冲洗干净，晾干，并在容器上标明更换日期，每周至少更换一次或消毒一次。

2.人员要求

用干粉配制浓缩液(A 液、B 液),应由经过培训的血液透析室护士或技术人员实施,做好配制记录,并有双人核对、登记。

(三)透析浓缩液的配制方法

1.单人份

取量杯一只,用透析用水将容器内外及量杯冲洗干净。按所购买的干粉产品说明的要求,将所需量的干粉倒入量杯内,加入所需量的透析用水,混匀后倒入容器内,加盖后左右、上下摇动容器,至容器内干粉完全溶化即可。

2.多人份

根据患者人数准备所需量的干粉。将浓缩液配制桶用透析用水冲洗干净后,将透析用水加入浓缩液配制桶,同时将所需量的干粉倒入配制桶内。按所购买的干粉产品说明书,按比例加入相应的干粉和透析用水,开启搅拌开关,至干粉完全溶化即可。将已配制的浓缩液分装在清洁容器内。

(四)透析浓缩液配制的注意事项

(1)浓缩 B 液应在配制后 24 小时内使用,建议现配现用。

(2)浓缩 B 液在配制装桶后应旋紧盖子,防止 HCO_3^- 挥发。

(3)浓缩 B 液在配制过程中不得加温,搅拌时间不得>30 分钟。

四、透析器与体外循环血液管道准备

透析器是血液透析中最重要的组成部分,它基本具备两大功能:溶质清除和水的超滤。透析膜是透析器的主要部分,它将血液和透析液分开。常用的透析膜有铜氨纤维素、醋酸纤维素、聚丙烯腈、聚碳酸酯、聚砜、聚醚砜膜。其中聚碳酸酯、聚砜、聚醚砜膜的合成膜透析器是目前国际上最流行的透析器,它的特点是通透性高,对中、小分子物质的清除率高,生物相容性好而不发生补体激活。体外血液循环管道由动脉管道和静脉管道组成,它的主要功能是将患者的血液通路、透析器进行连接,达到排气、预冲、引血、循环、监测的目的。

透析器常用消毒方法为环氧乙烷、γ 射线、高压蒸汽和电子束消毒。蒸汽、γ 射线和电子束消毒对患者危害性小,透析管道常规用环氧乙烷消毒。新的透析器和透析管道使用前应用≥800 mL的生理盐水进行预冲处理,以避免透析器中的“碎片”(可以进入身体的固体物质或可溶解复合物)进入体内,同时清除透析器生产过程中其他潜在的污染物和消毒剂。若怀疑患者过敏,可增加预冲量,并上机循环。

(一)一次性透析器与体外循环血液管道的准备与预冲

1.物品准备与核对

(1)准备透析器、体外循环血液管道(含收液袋)、预冲液或生理盐水 1 000 mL、肝素生理盐水、输液器。

(2)检查物品使用型号是否正确,包装有无破损、潮湿,以及消毒方式、有效期等。

(3)操作前应仔细阅读透析器说明书,了解不同透析膜对冲洗的要求,并严格按要求操作。

2.透析器准备

(1)确认透析器已消毒、冲洗。

(2)连接 A、B 液,并通过自检,透析器进入配制准备状态。

3.患者的核对

(1)体外循环血液管道安装前再次核对患者姓名,确定透析器型号。

(2)患者在血液透析过程中更换透析器型号时,应按照说明书选择厂方提供的预冲方法。

4.评估

操作前进行评估,内容包括患者姓名及透析器和体外循环血液管道的型号、有效期、包装情况、操作方法和物品准备。

5.操作方法

(1)确认透析器及体外循环血液管道的型号、有效期、包装有无破损,按照无菌原则进行操作。

(2)将透析器置于支架上。透析器的动脉端连接循环管道的动脉端(透析器动脉端向下),透析器的静脉端连接体外循环血液管道的静脉端。

(3)连接预冲液于动脉管道补液管处或动脉管道端口锁扣处,排尽泵前动脉管处的空气。

(4)启动血泵,流速≤100 mL/min(也可参照厂家提供的透析器说明书所建议的流速)。先后排出动脉管道、透析器膜内及静脉管道内的空气。液体从静脉管道排出至废液袋(膜内预冲),建议膜内预冲量≥600 mL。

(5)连接透析液,排出膜外空气(膜外预冲)。

(6)进行闭路循环,循环时间≥5 分钟(过敏的患者可延长时间)。闭路循环时流速为 250～300 mL/min,并设定超滤量为 200 mL 左右(跨膜预冲)。

(7)总预冲量也可按照厂家提供的说明书操作。

(8)停血泵,关闭补液管和输液器开关,透析器进入治疗状态,准备透析。

(9)注意不得逆向冲洗,密闭循环前应达到预冲量。建议闭路循环时从动脉端注入循环肝素。

(10)建议使用湿膜透析器时,先弃去透析器内保留的液体。

(二)重复使用透析器的准备与预冲

透析器重复使用(简称复用技术)始于 20 世纪 60 年代,20 世纪 70 年代后期有不少报道。透析器重复使用涉及医学、经济、伦理、工程技术等多方面理论。透析器的重复使用是指在同一患者身上使用,不可换人使用。

1.物品的准备与检查

(1)可复用透析器、生理盐水 1 000～1 500 mL、输液器、消毒液浓度测试纸和残余浓度测试纸。

(2)检查复用的透析器是否在消毒有效期内,检查透析器复用次数、有无破损,检查透析器内消毒液是否泄漏,测试消毒液的有效浓度。

(3)两人核对患者姓名及透析器型号。

(4)确认复用透析器的实际总血室容积和破膜试验。

2.透析器准备

(1)确认透析器已消毒、冲洗。

(2)连接 A、B 液,并通过自检,透析器进入配置准备状态。

3.患者的核对

(1)核对患者的姓名与透析器上标注的姓名是否一致。

(2)核对透析器重复次数与记录是否一致。

4.冲洗方法

(1)再次检查透析器上姓名是否与所治疗患者一致。

(2)排空透析器内消毒液。

(3)将生理盐水 1 000 mL 接上输液器,连接于动脉管道补液管处。

(4)安装管道,启动血泵,流速≤150 mL/min,先后排出动脉管道、透析器及静脉管道内的空气,液体从静脉管道排出至收液袋。

(5)冲洗量 1 000 mL(膜内冲洗)。

(6)冲洗量 1 000 mL 后,连接透析液,排出膜外空气(膜外冲洗),形成闭路循环,调节流速为 250 mL/min,超滤量为 200～300 mL,循环时间为 10～15 分钟。

(7)密闭循环时从动脉端注入肝素 10 mg(肝素 1 250 U),循环时间结束后,从动、静脉端管道的各侧支管逐个排出生理盐水 30～50 mL。

(8)检测消毒剂残余量,若不合格,则应加强冲洗和延长循环时间,直到合格。

(9)停血泵,关闭补液管和输液器开关,进入治疗状态,准备透析。

5.护理评估

连接患者前做好下列评估。

(1)确认患者姓名、透析器标识、型号、消毒有效期。

(2)确认透析器残余消毒液试验呈阴性。

(3)确认透析器无破膜,实际的总血室容积和破膜试验在正常范围。

(4)确认循环血液管道内没有空气。

五、血液透析上、下机操作技术

以血液透析通路为动静脉内瘘为例,说明血液透析上机、下机操作技术。

(一)血液透析上机护理

患者在洗手、更衣后进入治疗室,由指定护士接诊,核对医嘱,评估后进行治疗。

1.物品准备

(1)透析器、体外循环血液管道、动静脉内瘘穿刺针、生理盐水、输液器、透析液、止血带等。

(2)治疗盘、皮肤消毒液。

(3)根据医嘱准备抗凝剂。

2.患者评估

(1)测量患者体温、脉搏、呼吸、血压、体重,并记录。

(2)了解患者的病史、病情,核对治疗处方。

(3)确认透析器的型号、治疗时间、血液流量、透析液流量、抗凝剂、治疗药物、化验结果等。

(4)血管通路评估:听诊及触诊患者动静脉内瘘有无震颤、血肿、感染或阻塞征象。

3.设备评估

(1)透析机运行正常,透析液连接准确。

(2)正确设定透析器报警范围。

(3)复用透析器使用前,消毒剂残留检测试验应为阴性。

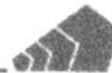

4.操作方法

(1)血液透析机按常规准备并处于治疗前状态,透析器、体外循环血液管道预冲完毕,确认循环血液路内空气已被排去,动、静脉管道与透析器衔接正确,等待上机。

(2)根据医嘱设置治疗参数:超滤量、治疗时间、追加肝素用量、追加肝素泵停止时间、机器温度、电导度等。

(3)检查循环血液管道连接是否正确紧密,有无脱落、漏水,管道内有无气泡,不使用的血路管分支是否都已夹闭,动、静脉壶的液面是否调整好。

(4)检查透析液是否连接在透析器的动、静脉端,连接是否正确、紧密,有无脱落、漏水。

(5)建立血管通路。

(6)根据医嘱从血液透析通路的静脉端推注抗凝剂,应用常规肝素者,设定追加肝素。

(7)连接体外循环血液管道和血液透析通路的动脉端,打开夹子,妥善固定。

(8)调整血液流量<100 mL/min,开泵,放预冲液,引血(若患者有低血压等症时,根据病情保留预冲液)。

(9)引血至静脉壶,停泵,夹闭体外循环血液管道静脉端(注意停泵和夹闭体外循环管道同时进行,可减少小气泡残留),将其连接于血液透析通路的静脉端,打开夹子,妥善固定。

(10)再次检查循环血液管道连接是否紧密,有无脱落、漏水、漏血,管道内有无气泡。

(11)启动血泵,开始计时并进入治疗状态,打开肝素泵。

(12)准备 500 mL 生理盐水,并连接体外循环血液管道,以备急用。

(13)再次核对治疗参数,逐渐加大至治疗血液流量。

5.护理要点

(1)操作过程中,护士应集中注意力,严格执行无菌操作,特别注意保护动、静脉端连接口,避免污染。

(2)上机前和上机后应仔细检查体外循环血液管道安装是否正确、紧密,有无脱落、漏水,管道内有无气泡,管道各分支是否都夹闭。

(3)根据医嘱正确设置各治疗参数(超滤量、治疗时间、追加肝素用量、机器温度、电导度等)。

(4)引血时,血液流量≤100 mL/min。

(5)密切观察患者有无胸闷、心悸、气急等不适主诉。若患者出现不适主诉,应立即减慢引血流量,通知医师,必要时停止引血。注意观察血液透析通路引血时的流量状况,若流量不佳,应暂停引血,调整穿刺针或置管的方向,确定血液透析通路通畅的情况下,再继续引血。

(6)机器进入治疗状态后检查循环血液管道是否妥善固定,避免管道受压、折叠和扭曲。

(7)操作结束时,提醒患者若有任何不适,应及时告诉医护人员。

(8)护士结束操作后,脱手套,洗手,记录。

(二)血液透析下机护理

血液透析结束时,血液透析机发出听觉或视觉的提示信号,提醒操作者治疗程序已经结束,须将患者的血液回输入体内。

1.物品准备

(1)生理盐水 500 mL。

(2)弹力绷带、消毒棉球或无菌敷贴。

(3)医疗废弃物盛物筒。

2.患者评估

(1)测量患者血压,若血压较低时应增加回输的生理盐水量。

(2)提示患者治疗将结束,指导患者共同对动静脉内瘘进行止血和观察。

(3)核对患者目标治疗时间和目标超滤量,并记录。

(4)询问患者有无头晕、出冷汗等不适。

3.操作方法

(1)调整血液流量≤100 mL/min,关闭血泵,分离体外循环血液管道动脉端的连接。

(2)动脉端管道连接生理盐水。

(3)用消毒棉球(纱布、敷贴)压迫穿刺点止血。

(4)开启血泵。在回血过程中,可翻转透析器,使透析器静脉端朝上,有利于空气和残血排出;也可用双手轻搓透析器,以促进残血排出。

(5)静脉管道内的液体为淡粉红色或接近无色时关闭血泵,夹闭静脉穿刺针。

(6)分离体外循环血液管道静脉的连接(若回血前患者出现低血压症状,回血后先保留静脉穿刺针备用,待血压恢复正常、症状明显改善后再拔除静脉穿刺针),消毒棉球或无菌敷贴压迫穿刺点止血。

(7)在回血过程中注意观察按压点有无移位、出血等情况。

(8)按要求处理医疗废弃物。

(9)总结、记录治疗单。协助患者称体重,向患者或家属交代注意事项。

4.护理要点

(1)回血时,护士注意力要集中,严格执行无菌操作。

(2)禁用空气回血。及时处理穿刺针,防止针刺伤。

(3)患者在透析过程中若有出血倾向、不慎咬破舌头、牙龈出血等,在透析结束后,根据医嘱用鱼精蛋白对抗肝素。

(4)注意观察透析器和体外循环血液管道的残、凝血状况,并记录。

(5)穿刺点应用无菌敷料覆盖后,指导患者对穿刺点进行按压,防止出血;也可用弹力绷带加压包扎,松紧以能止住血、可扪及瘘管震颤和搏动为宜。

(6)告知患者起床速度不要太快,以防止发生直立性低血压,对伴有低血压、头晕、眼花者,再次测量血压。

(7)告知患者透析当天穿刺处敷料要保持干燥,穿刺侧的手臂不要用力,防止感染、出血。

(8)对老年人、儿童和不能自理的患者,护士应协助称体重,并加强护理。

5.2010 年血液净化标准操作规程推荐的密闭式回血方法

(1)调整血液流量至 50～100 mL/min。

(2)打开动脉端预冲侧管,用生理盐水将残留在动脉侧管内的血液回输到动脉壶。

(3)关闭血泵,靠重力将动脉侧管近心端的血液回输入患者体内。

(4)夹闭动脉管道夹子和动脉穿刺针处的夹子。

(5)打开血泵,用生理盐水全程回血。回血过程中,可双手揉搓滤器,但不得用手挤压静脉端管道。当生理盐水回输至静脉壶、安全夹自动关闭后,停止继续回血。不宜将管道从安全夹中强制取出,不宜将管道液体完全回输至患者体内,否则易发生凝血块入血或空气栓塞。

(王叶娜)

第二节 血液透析监控与护理

患者在接受血液透析治疗时，由于各种因素会导致与透析相关的一系列并发症。血液透析护士在患者接受治疗前、治疗中、治疗结束后加强护理并严密监控是降低血液透析急性并发症发生率、保证治疗安全性和治疗效果的重要手段。

一、患者入室教育

患者在接受血液透析前，建议血液透析护士对患者进行一次入室教育，内容包括以下几条。

(1)让患者了解为什么要进行血液透析，了解血液透析对延长患者生命和提高生活质量的意义。重要的是，让患者理解并接受血液透析将是一种终身的替代治疗。

(2)介绍血液透析在国内外的进展情况，建议带患者和家属参观血液透析室，提高患者对治疗的信心。

(3)了解患者的心理问题，进行辅导和心理安抚。

(4)指导患者掌握自我保护和自我护理的技能。

(5)签署医疗风险知情同意书和治疗同意书。

(6)介绍血液透析的环境和规章制度：挂号、付费、入室流程、透析作息制度、透析室消毒隔离制度，并介绍护士长、主治医师等工作人员。

(7)进行全套生化(肾功能、电解质)检查，并了解患者的肝功能及乙型肝炎病毒、丙型肝炎病毒、人类免疫缺陷病毒、梅毒等感染情况。

(8)填写患者信息：姓名、性别、年龄、婚姻状况、原发病、家庭角色、家庭地址、联系方法(必须有 2 个家庭主要成员)、医疗费用支付情况等。做好实名制登记，患者需提供身份证。

二、患者透析前准备及评估

透析前对患者进行评估是预防和降低血液透析并发症的重要环节，内容如下。

(1)了解患者病史(原发病、治疗方法、治疗时间)，透析间期自觉症状及饮食情况，查看患者之前的透析记录。

(2)测量血压、脉搏，有感染、发热及中心静脉留置导管者必须测量体温。

(3)称体重，了解患者干体重和体重增长情况，同时结合临床症状与尿量，评估患者水负荷状况，为患者超滤量的设定提供依据。

(4)抗凝：抗凝应个体化并经常进行回顾性分析，可根据患者凝血机制、有无出血倾向、结束回血后透析器残血量等诸多因素，遵医嘱采用抗凝方法和抗凝剂量。

(5)血液通道评估：检查动静脉内瘘有无感染、肿胀和皮疹，吻合口是否扪及搏动和震颤，以确定血液通道是否畅通，做好内瘘穿刺前的准备；检查中心静脉导管的固定、穿刺出口处有否血肿及感染等情况。

(6)对于维持性透析患者，要进行心理、营养状况、居家自我照顾能力以及治疗依从性的评估，以便对患者实施个体化护理方案，提高治疗的顺应性；对糖尿病或老年患者应采取针对性的护理措施；对危重患者，应详细了解病情，在及时正确执行医嘱之外，应进行重病患者的风险评估，并积极做好相应的风险防范准备，如备齐各种抢救用品及药物等。

(7)透析前治疗参数的设定。①透析时间：诱导期透析患者，每次透析时间为2～3小时；维持性血液透析患者每周透析3次，每次透析时间为4～4.5小时。②目标脱水量的设定：根据患者水潴留情况和干体重，结合临床症状，按医嘱设定，并可采用超滤曲线进行脱水，有助于改善患者对水分超滤的耐受性。若透析机有血容量监测装置，可借助其确定超滤量。同时，也可应用钠曲线帮助达到超滤目标，降低高血压或低血压的发生率，但应注意钠超负荷的风险。③肝素追加剂量：常规透析患者全身肝素化后，按医嘱设定每小时追加剂量，若应用低分子肝素或无抗凝剂透析则关闭抗凝泵。④血液流量的设定(开始透析后)：血液流量值一般取患者体重的4倍，在此基础上可根据患者的年龄和心血管状况予以增减。

以上各项参数在治疗过程中均可根据患者治疗状况予以调整。

三、首次血液透析护理

首次血液透析的患者需要经过诱导血液透析。诱导血液透析是指终末期肾衰竭患者从非透析治疗向维持性透析过渡的一段适应性的透析过程。诱导血液透析的目的是最大限度地减少透析中渗透压梯度对血流动力学的影响和毒素的异常分布，防止发生失衡综合征，如恶心、呕吐、头痛、血压增高、肌肉痉挛等症状。因此，首次血液透析通常采用低效透析，使血液尿素氮下降不超过30%，增加透析频率，使机体内环境有一个平衡适应过程。

(一)诱导血液透析前评估

(1)确认已签署了透析医疗风险知情同意书，已做了肝炎病毒标志物、人类免疫缺陷病毒和梅毒检查，并根据检验结果确定患者透析区域。

(2)评估患者病情，如原发病、生化检查等；评估患者对自己疾病的认知度；询问患者的饮食情况，观察有无水肿、意识和精神状况异常等其他并发症，根据患者病情制订诱导透析的护理方案。

(二)诱导透析监护

除常规内容之外，诱导期内的透析监护还应包括以下内容。

(1)使用小面积、低效率透析器，尿素氮清除率不超过400。

(2)原则上超滤量不超过2 L，如患者有严重的水、钠潴留或心力衰竭可选用单纯超滤法。

(3)血液流量150～200 mL/min，必要时降低透析液流量。体表面积较大者或体重较重者，可适当增加血液流量。

(4)首次透析时间一般为2小时，通常第2次为3小时，第3次为4小时。若第2天或第3天患者透析前尿素浓度仍旧很高，同样需要缩短时间。通过几次短而频的诱导，逐渐延长透析时间，过渡至规律性透析。

(5)最初几次透析中，患者容易出现失衡症状，因此应密切注意患者透析中有无恶心、呕吐、头痛、血压增高等症状，出现上述症状时应及时处理，必要时根据医嘱终止透析。

(6)首次血液透析选用抗凝方法和剂量应谨慎，防止出血，观察抗凝效果。血液透析过程中注意静脉压、跨膜压、血液颜色变化，注意动静脉空气捕集器有无凝血块及凝血指标的变化。透析结束时观察透析器及血液循环管道的残血量，判断抗凝效果。

(7)健康教育：终末期肾衰竭患者通过诱导期的透析后，最终将进入维持性血液透析。由于终末期肾脏病带给他们压力，透析治疗又打破了他们原有的生活规律，给他们的工作也带来了很大的影响，由此导致患者普遍存在复杂的生理、心理和社会问题。因此，在患者最初几次的透析中，血液透析护士要通过与患者沟通，了解他们的需要，向患者解释血液透析治疗相关的问题，并进行血管通路自我护理和饮食营养的指导等，帮助患者调整饮食结构，制订食谱，告知限制水分、钠、钾、磷摄入的重要性，防止急、慢性心血管并发症的发生。指导患者认识肾脏替代治疗不是单一的治疗，需要多方面的治疗相结合才能达到最佳效果。通过交流，进一步促进护患双方的信任，建立良好的护患关系，使患者得到有效的康复护理。

四、血液透析治疗过程中的监控与护理

血液透析治疗过程中的监控与护理包括对患者治疗过程的监护和对机器设备的监控与处理。

（一）患者治疗过程的监控和护理

1.建立体外循环

患者体外循环建立后，护士在离开该患者前应确定：动静脉穿刺针及体外循环血液管道已妥善固定；机器已处于透析状态；患者舒适度佳；抗凝泵已启动；各项参数正确设定；悬挂 500 mL 生理盐水，连接于体外循环血液管道以备急用。

2.严密观察病情变化

严密监测生命体征和意识变化，每小时测量并记录一次血压和脉搏。对容量负荷过多、心血管功能不稳定、年老体弱、首次透析的重症患者应加强生命体征的监测和巡视，危重患者可应用心电监护仪连续监护。

3.预防急性并发症

加强对生命体征的监测，重视患者主诉及透析机运转时各参数的变化，对预防和早期治疗急性并发症有着重要意义。

4.抗凝

既要保证抗凝效果，又要防止出现出血并发症。根据患者的病情采用低分子肝素、小剂量低分子肝素、常规肝素、小剂量肝素、无肝素等方法。

5.观察出血倾向

出血现象包括：患者抗凝后的消化道便血、呕血；黏膜、牙龈出血；血尿；高血压患者脑出血；女性月经增多；穿刺伤口渗血、血肿；循环管道破裂、透析器漏血、穿刺针脱落等。若发现患者有出血倾向，应及时向医师汇报，视情况减少肝素用量，或在结束时应用鱼精蛋白中和肝素，必要时终止透析。对于出血或手术后患者，可根据医嘱酌情采用低分子肝素或无抗凝剂透析。依从性差的患者治疗时应严加看护，使用约束带制动，以防躁动引起穿刺针脱离血管导致出血。

（二）透析机的监控和处理

观察透析机的运转情况。任何偏离正常治疗参数的状况均会导致机器发出报警，如血流量、动脉压、静脉压、跨膜压、电导度、漏血等。若发生报警，先消音，然后查明报警原因，排除问题后再按回车键确认，继续透析。查明报警原因至关重要，例如当静脉穿刺针脱离血管时，静脉压出现超下限警报，若操作者在没有查明报警原因的情况下，将机器的回车键按了两下（按第一下为警报消音，按第二下为确认消除警报），此时透析机静脉压监测软件将会按照静脉压力的在线信息重新设置上下限报警范围，以使机器继续运转。若未及时发现穿刺针滑脱、出血状况，将会导

致大出血而危及生命的严重后果。

常见血液透析机报警的原因及处理措施见表 3-1。

表 3-1　常见血液透析机报警原因及处理措施

报警	原因	处理
静脉高压报警	穿刺针位置不妥或针头刺破静脉血管，导致皮下血肿	移动或调整穿刺针位置，重新选择血管进行穿刺
	静脉狭窄	避开狭窄区域，重新穿刺
	透析器或体外循环血液管道血栓形成	更换透析器和体外循环血液管道，重新评估抗凝
静脉低压报警	静脉传感器保护期空气通透性下降，原因有传感器膜破裂或液体、血液堵塞	更换传感器保护罩
	针头脱出静脉穿刺处	观察出血量并按照出血量多少行相应紧急处理；重新穿刺，建立通道；对症处理
	血液流量不佳	分析流量不佳的原因，予以纠正
动脉低压报警	穿刺针针头位置不妥	移动或调整针头
	血管狭窄	避开狭窄区域
	动脉管道被夹毕	打开夹子
	血液流量差	寻找原因，调整流量
	低血容量	确保患者体重不低于干体重
空气报警	查找空气或小气泡进入体外循环血管管道中原因：泵前输液支未夹毕、循环管道连接处有破损、机器透析液排气装置故障	增加静脉壶液面高度 如果发现循环管道中出现气泡，应脱机，寻找原因，直至起泡清除，再恢复循环
		怀疑患者可能是空气栓塞，使患者保持头低脚高左侧体位，给予氧气吸入，并通知急救
	血流量过快产生湍流	降低血液流速纸质湍流停止
漏血报警	透析器破膜至血液漏出或透析液中的空气致假报警	监测透析液流出口是否有血液，确认漏血，更换透析器后继续透析
电导度报警	透析液浓度错误	纠正错误
	浓缩液吸管扭曲	
	浓缩液罐空	
	机器电导度范围错误	监测点导读，及时复查透析液生化
跨膜压高报警	超滤过高、过快	降低超滤率
	抗凝剂应用不足	评估抗凝效果
	血液黏稠度过高	

五、血液透析结束后患者的评估与护理

(1)评估患者透析后的体重是否达到干体重,可根据患者在透析中的反应及血压状况进行评估,并可针对患者对脱水量的耐受情况,于下次透析中酌情调整处方。若透析后体重与实际超滤量不符,原因有体重计算错误、透析过程中额外丢失液体、透析过程中静脉补液、患者饮食摄入过多、机器超滤误差等。

(2)对伴有感染和中心静脉留置导管的患者,必须测量体温。

(3)透析当天4小时内禁止行肌内注射或创伤性的检查和手术。透析中有出血倾向者,可遵医嘱应用鱼精蛋白中和肝素。

(4)透析中发生低血压、高血压、抽搐等不良反应的患者,透析结束后应待血压稳定、不良症状改善才可由家属陪护回家,住院患者须由相关人员护送回病房。危重患者的透析情况、用药情况、病情变化情况应与相关病房工作人员详细交班。

(5)患者起床测体重时要注意安全,防止跌倒。血压偏低或身材高大的患者,要防止直立性低血压的发生。

(6)应用弹力绷带压迫动静脉内瘘穿刺点进行止血的患者,包扎后应触摸内瘘有震颤和搏动,避免过紧而使内瘘闭塞。10～30分钟后,检查动、静脉穿刺部位无出血或渗血后,方可松开绷带。血压偏低者慎用弹力绷带压迫动静脉内瘘。

六、夜间长时血液透析

夜间长时血液透析(nocturnal hemodialysis,NHD)是指利用患者夜间睡眠时间行血液透析治疗。

(一)夜间长时血液透析的优势

1.提高透析患者的生活质量

同传统的间歇性血液透析相比,该治疗方式能够改善患者高血压、左心室肥大、贫血、营养等问题,进而降低了急、慢性并发症,提高了患者生存率及生活质量。根据6年多的经验及临床研究结果,夜间长时血液透析6个月后,患者在生理功能、生理职能、活力和社会功能等方面均有较大改善。

2.有效降低患者心血管并发症

夜间长时血液透析可有效改善血压状况。进入夜间长时血液透析3～6个月的患者,透析前后血压维持在较理想状态,透析中高血压及低血压发生率显著减少。

3.改善贫血

导致患者贫血难以纠正的一个主要原因是透析不充分,夜间长时血液透析患者每周透析3次,每次7～8小时,透析充分性较好,患者血液中促使红细胞增生的表达基因增多,贫血改善明显。

4.对钙、磷和尿素的清除增加

越来越多的文献显示,高血磷可增加终末期肾脏病患者的心血管疾病发生率和病死率,常规血液透析清除磷不理想,而降低血磷取决于透析时间,每次7～8小时的夜间血液透析可明显降低血磷,降低病死率。进入夜间长时血液透析6个月后,患者血磷、甲状旁腺素、血钙、低密度脂蛋白、尿素等的下降都有较大改善。

5.提高经济效益，降低医疗费用

据统计，夜间长时血液透析患者年平均住院次数明显减少，住院费用显著降低，用药费用与传统间歇性血液透析患者相比差距明显。

6.保持患者健康的心态

患者在晚上10点以后透析，一边透析一边进入梦乡，白天不耽误上班，做到了职业康复，改善了患者的心境，提升了患者对治疗的依从性。

(二)夜间长时血液透析的护理

1.患者准入评估

进入夜间长时血液透析的患者，需由主治医师或护士长进行全面评估。

评估内容：自愿参加夜间长时血液透析；一般情况良好，体表面积较大；有自主活动能力；长期血液透析但伴有贫血、钙磷代谢控制不佳；透析不充分。

2.透析方案

每周3次，每次7～8小时。运用高通量透析器，血流量为180～220 mL/min，透析液流量为300 mL/min，个体化抗凝。

3.环境方面

舒适、安静、整洁、光线柔和，给患者创造在家中睡眠的感觉。

4.制定安全管理制度及工作流程

(1)完善制度：①治疗开始的时间、陪客制度和患者转运制度等。②规范夜间工作流程，注重环节管理。③定期召开安全分析会，对容易发生护理缺陷和差错的工作环节进行分析，修订夜间工作制度和工作流程，保证治疗的安全性和可靠性。

(2)加强透析中对患者的巡视工作：透析时血液都在体外循环，稍有不慎便会带来不良后果。①在透析过程中护士应严密巡视，监测生命体征，监测循环管道、机器等，及时帮助患者解决夜间可能出现的问题。②观察患者有无急性并发症，积极处理机器报警。③完成患者其他治疗，保证透析安全。

(3)做好透析后患者的管理工作：①防止发生跌倒等意外，做好患者的安全转运。②透析后及时测量患者的血压，做好安全评估，嘱咐患者卧床休息10分钟后再起床。

(4)加强沟通和交流：个别患者对夜间长时血液透析会产生不适应、不信任，有疑虑。只要患者选择了夜间长时血液透析，我们就应该积极鼓励、支持他们的决定，让其对自己的选择充满信心。对于有些因为习惯改变而出现入睡困难或失眠的患者，需要传授一些对抗失眠的方法，如教会患者放松、听音乐；告知患者不必太紧张；寻找失眠的原因，改善睡眠质量。如果患者确实不适合夜间长时血液透析，应该及时与医师、患者及其家属进行沟通，寻找更适合患者的透析方式。

(王叶娜)

第三节　血液透析相关血标本采集

血液透析前、透析后的血尿素氮(BUN)、肌酐(Cr)、电解质等标本必须采自同一次血液透析。血液透析前血样必须采自透析开始前，避免血样被生理盐水或肝素稀释；血液透析后血样采用慢泵或停泵技术采集，避免血样被再循环的血液稀释，并且可以减少尿素反弹的影响。血液透析过程中血尿素氮等采样应标准化，以保证血液透析前后结果的可比性。

一、血液透析前血样采集

（一）以动静脉内瘘或人造血管为血管通路时的血样采集

（1）在连接动脉管道前，可由动脉或静脉端采血，必须确保采血前穿刺针或管腔内没有生理盐水（或肝素）。目的是为了防止血样被稀释。

（2）如果血液透析已经开始或管腔内有生理盐水（或肝素），则不能采样。目的是防止采集透析后的血样或血样被稀释。

（二）以留置导管为血管通路时的血样采集

（1）血液透析前，从动脉或静脉导管内抽出封管用的生理盐水（或肝素），必须确保采血前穿刺针或管腔内没有生理盐水（或肝素）。目的为防止血样被稀释。

（2）对成人患者，采用无菌技术，从动脉导管内抽出 10 mL 血液；对儿童患者，根据封管量抽出 3～5 mL血液。若准备回输，则不要丢弃这些血液并保持无菌，可确保血样不被肝素稀释。

（3）更换注射器，抽取血样。可以回输步骤（2）中预先抽取的血液（注意回输血液必须从静脉端滤网回输）。目的为回输可以减少失血，对儿童患者尤为有益。

（4）开始血液透析。

二、血液透析后血样采集

（一）慢泵技术

减慢血泵至 50～100 mL/min，持续 15 秒。

（1）目的：去除动脉穿刺针及管腔内的无效腔，使动脉穿刺针及管腔内充满没有再循环的血液，避免血管通路再循环对采样的影响。

（2）方法：①维持血泵转速在 50～100 mL/min，持续 15 秒，从动脉管道采样点采集透析后的血液样本。目的为保证采集的血样是未经过透析的血液。②停止血泵，按常规回输血液和卸下管道。

（二）停泵技术

透析完成后，关闭透析液或减至容许的最低血液流速，降低超滤率至 50 mL/h，或降至可能的最低跨膜压，或停止超滤。

（1）目的：停止血液透析但不停止血液循环，减低体外管道凝血的危险性。

（2）方法：①立即停止血泵。②钳闭动静脉管道，钳闭动脉针管。③从动脉管道采样点采集透析后的血液样本，或者在卸下动脉管道后，由动脉穿刺针直接采血。④按常规回输血液和卸下管道。

（王叶娜）

第四节　维持性血液透析用药指导与护理

透析疗法是慢性肾衰竭的一种替代疗法，它不能完全代替肾脏的功能。维持性血液透析患者在漫长的透析之路中，需要一个综合、全面的治疗，包括一定的药物治疗，只有这样才能提高患者的生存率，提升患者的生活质量，降低透析并发症的发生率。本节介绍维持性血液透析患者药物应用的指导和护理。

一、降血压药

（一）用药指导

1.钙通道阻滞剂（calcium channel blockers，CCB）

根据分子结构的不同，分为二氢吡啶类和非二氢吡啶类；根据药物作用时间，可分为长效和短效制剂。目前临床上以长效二氢吡啶类最为常用，以氨氯地平为代表。优点是降压起效快，效果强，个体差异小，除心力衰竭外较少有治疗禁忌证；缺点是可能会引起心率增快、面色潮红、头痛和下肢水肿等。

2.血管紧张素转换酶抑制剂（angiotensin converting enzyme inhibitor，ACEI）

短效的有卡托普利，长效的有福辛普利、贝那普利、依那普利等。起效较快，逐渐增强，3～4 周达最大作用，对糖尿病患者及心血管等靶器官损害者尤为合适；不良反应是刺激性干咳和血管性水肿，用于肾衰竭患者时应注意发生高血钾的可能。

3.血管紧张素Ⅱ受体阻滞剂（angiotensinⅡ receptor blocker，ARB）

降压作用起效缓慢、持久、平稳，6～8 周才达最大作用，持续时间达 24 小时以上，不良反应很少，常作为 ACEI 发生不良反应后的替换药，具有自身独特的优点。

4.β 受体阻滞剂

起效较迅速，较适用于心率较快或合并心绞痛的患者，主要不良反应为心动过缓和传导阻滞，突然停药可能导致撤药综合征，还有可能掩盖糖尿病患者的低血糖症状。患者急性心力衰竭和支气管哮喘等疾病的患者禁用。

90%以上的尿毒症患者均有不同程度的高血压，且绝大多数都须联合用药、长期口服药。较常用的联合方案是 CCB＋ACEI/ARB＋β 受体阻滞剂，并酌情增减剂量，不要随意停止治疗或改变治疗方案。控制血压对降低尿毒症患者心脑血管疾病病死率具有重要作用。常用降血压药物见表 3-2。

表 3-2　尿毒症患者常用降压药物

药物分类	名称	剂量	用法
CCB	硝苯地平	5～10 mg	3 次/天
	非洛地平	5～10 mg	1 次/天
	氨氯地平	5～10 mg	1 次/天
ACEI	卡托普利	12.5～50 mg	2～3 次/天
	贝那普利	10～20 mg	1 次/天
	赖诺普利	10～20 mg	1 次/天
	福辛普利	10～20 mg	1 次/天
	培哚普利	4～8 mg	1 次/天
ARB	氯沙坦	50～100 mg	1 次/天
β受体阻滞剂	美托洛尔	25～50 mg	2 次/天

(二)用药护理

(1)高血压发病率较高,是脑卒中、冠心病的主要危险因素。因此,防治高血压是预防心血管疾病的关键。常规降压药物治疗能有效降压,但如果不坚持用药或用药不规范,则血压控制效果欠佳。

(2)降压治疗宜缓慢、平稳、持续,以防止诱发心绞痛、心肌梗死、脑血管意外等;根据医嘱选择和调整合适的降压药物,可先用一种药物,开始时小剂量,后逐渐加大剂量;尽量选用保护靶器官的长效降压药物。

(3)用药前,讲解药物治疗的重要性及需使用药物的名称、用法、使用时间、可能出现的不良反应,消除患者的顾虑和恐惧。

(4)用药时,老年患者因记忆力较差,应指导其按时、正规用药,及时测量血压,判断药物效果及不良反应。当患者出现头晕、头痛、面色潮红、心悸、出汗、恶心、呕吐、血压较大波动等不良反应时,应及时就医。

(5)尽量选择在血压高峰前服用降压药物,注意监测血压,掌握服药规律。

(6)向患者宣教,提醒用药后应预防直立性低血压,避免跌倒和受伤。

(7)教会患者自测血压,注意在同一时间、使用同一血压计测量血压。

(8)透析时易发生低血压的患者,透析前降压药需减量或停用一次。

(9)透析时服用降压药者,透析结束后,嘱患者缓慢起床活动,以防止发生直立性低血压。有眩晕、恶心、四肢无力感时,应立即平卧,增加脑部血供。

二、抗贫血药

(一)用药指导

1.促红细胞生成素

起始每周用量 80～100 U/kg,分 2～3 次皮下注射,不良反应是高血压。

(1)重组人红细胞生成素注射液:每支 1 万 U,皮下注射,每次 1 万 U,1 次/周。少数患者可能有血压升高。

(2)重组人红细胞生成素-β 注射液:每支 2 000 U,皮下注射,每次 4 000 U,2 次/周。

(3)重组人促红细胞生成素注射液:每支 3 000 U,皮下注射,每次 3 000 U,2 次/周。

同等剂量的促红细胞生成素,静脉注射后的半衰期仅 4～5 小时,皮下注射后的半衰期长达 22 小时。皮下注射后 4 天,药物浓度仍保持在高浓度,因此,皮下注射效果优于静脉注射。

2.铁剂

(1)维铁缓释片:饭后 30 分钟口服,1 片/次,1 次/天,整片吞服,不得咬碎。服药期间不要喝浓茶,勿食用鞣酸过多的食物;与维生素 C 同服可增加该药吸收。

(2)琥珀酸亚铁片:每片 0.1 g,口服,1～2 片/次,3 次/天,饭后立即服用,可减轻胃肠道局部刺激。

(3)右旋糖酐铁注射液:每支 100 mg,静脉注射或静脉滴注,每次 100 mg,2 次/周。可发生变态反应。给予首次剂量时,先缓慢静脉注射或静脉滴注 25 mg,至少 15 分钟,若无不良反应发生,可将剩余剂量在 30 分钟内注射完。

3.其他

(1)脱氧核苷酸钠片:每片 20 mg,口服,2 片/次,3 次/天。作用有促进细胞生长、增强细胞活力、改变机体代谢。用药期间应经常检查白细胞计数。

(2)鲨肝醇片:每片 20 mg,口服,2 片/次,3 次/天。用于各种原因引起的粒细胞计数减少。

(3)利可君片:每片 20 mg,口服,2 片/次,3 次/天。用于各种原因引起的白细胞、血小板减少症。

(4)叶酸片:每片 5 mg,口服,2 片/次,3 次/天,为肾性贫血辅助用药。大量服用后,尿呈黄色。

(二)用药护理

(1)促红细胞生成素,皮下注射效果优于静脉注射。

(2)剂量分散效果更好,如“5 000 U,每周 2 次”优于“10 000 U,每周 1 次”。

(3)透析后注射促红细胞生成素,注意按压注射部位,防止出血。

(4)剂量准确,使用 1 mL 注射器抽取药液。

(5)仔细倾听患者主诉,特别是有无头痛。

(6)用药期间监测血压,定期查血红蛋白含量和肝功能。

(7)促红细胞生成素应置于 2～8 ℃冰箱内冷藏、避光。

三、钙磷代谢相关药物

(一)用药指导

1.骨化三醇胶丸

每粒 0.25 μg,口服,1 粒/天。应根据患者血钙水平制订每天最佳剂量。

2.阿法骨化醇胶丸(阿法 D_3)

每粒 0.25 μg,口服,2 粒/天。长期大剂量服用可能出现恶心、头昏、皮疹、便秘等,停药后恢复正常。

3.葡萄糖酸钙片

每片 0.5 g,口服,2 片/次,3 次/天。大量饮用含酒精和咖啡因的饮料、大量吸烟,均会抑制口服钙剂的吸收;大量进食含纤维素的食物,能抑制钙的吸收;活性维生素 D 能增加钙经肠道的吸收。

4.碳酸钙片

每片 0.5 g,口服,2 片/次,3 次/天。

(二)用药护理

(1)磷结合剂宜在吃饭时服用,与饭菜一起咬碎吞下,可在肠道内充分形成磷酸盐,减少钙的吸收,降磷效果好。

(2)骨化三醇胶丸应在睡前空腹服,以减少肠道磷的吸收。

(3)补充血钙时,给药时间应在两餐之间。

(4)用药期间定期检测血磷、血钙、甲状旁腺激素。

四、维生素

(一)维生素 C

每片 0.1 g,口服,2 片/次,3 次/天,不宜长期服用。

(二)维生素 E

每片 10 mg,口服,2 片/次,3 次/天,不宜长期服用。大量维生素 E 可致血清胆固醇及血清三酰甘油浓度升高。

五、其他

(一)左卡尼汀注射液

每支 1 g,用于防治慢性肾衰竭患者因血液透析所致的左卡尼汀缺乏;改善心肌的氧化代谢和能量代谢,加强心肌收缩力,改善心脏功能,减少心律失常的发生;改善低血压;提高骨骼肌内肉碱的含量,使肌肉脂肪酸氧化得到改善,从而使透析中肌肉痉挛的发生率明显减少。

左卡尼汀 1 g+20 mL 生理盐水,缓慢静脉注射 2~3 分钟。不良反应主要为一过性的恶心和呕吐,停药可缓解。

(二)鲑鱼降钙素注射液

每支 50 U,每天或隔天一次,皮下、肌内或静脉注射。用于治疗老年骨质疏松症、绝经后骨质疏松症、骨转移癌致高钙血症。用药期间监测血钙,观察有无食欲缺乏、恶心、双手与颜面潮红等不良反应。

(王叶娜)

第五节 血液透析常见急性并发症护理

在血液透析过程中或血液透析结束时发生的与透析相关的并发症称为急性并发症。

一、低血压

血液透析中的低血压是指平均动脉压比透析前下降 4.0 kPa(30 mmHg)以上或收缩压降至 12.0 kPa(90 mmHg)以下。它是血液透析患者常见的并发症之一,发生率为 25%~50%。

(一)护理评估

(1)评估早期低血压症状:打哈欠、腹痛、便意、腰背酸痛、出汗、心率加快等。

(2)评估透析液温度、电解质、渗透压、超滤量或超滤率,患者干体重等。

(3)了解透析中患者是否进食、透析前是否应用短效降压药、患者是否存在严重贫血等。

(4)加强高危患者的基础疾病和生命体征的评估和观察,如老年患者及糖尿病、心功能不全患者等。

(二)预防

(1)注意水分和钠离子的摄入,透析间期体重增加控制在 3%~5%。对体重增长过多的患者可适当延长透析时间,防止透析过程中超滤过多、过快,以减少低血压的发生。

(2)对易发生低血压的患者,建议采用调钠透析、钠曲线透析、序贯透析或血容量监测,并适当调低透析液温度,这样可有效防止低血压的发生。

(3)识别打哈欠、便意、腹痛、腰背酸痛等低血压的先兆症状,观察脉压的变化。若发现患者有低血压先兆症状,应先测血压,若血压下降可先快速补充生理盐水。

(4)对年老体弱、糖尿病、低蛋白血症、贫血、心包炎、心律失常等血液透析患者,可应用心电监护,随时观察血压变化。透析时改变常规治疗方法,应用容量监测。对血浆蛋白浓度低的患者,应鼓励患者多进食优质动物性蛋白质。透析过程应控制饮食。

(5)及时评估和调整患者的干体重。

(6)血液透析过程应加强观察和护理,防止失血、破膜、溶血和凝血等并发症的发生。

(7)经常、及时给患者进行健康教育,如饮食控制的重要性、低血压的先兆表现、低血压的自我救治及低血压的自我护理和防范。

(8)有些患者低血压时无明显症状,直到血压降到很低水平时才出现症状,所以透析过程必须严密监测血压。监测血压的时间,应根据患者的个体情况(如老年人或儿童、糖尿病患者、体重增长过多的患者、心血管功能及生命体征不稳定患者等)而定。

(三)护理措施

低血压是血液透析过程中最常见的并发症之一,应密切观察,特别是对老年、反应迟钝及病情危重的患者要加强观察,发现低血压应立即治疗和抢救。

(1)给予患者平卧位或适当抬高患者下肢,减慢血液流速,降低超滤率,严重时应快速输入生理盐水,待血压恢复正常后,再继续透析。

(2)若患者出现神志不清、呕吐,应立即给予平卧位,头侧向一边,防止窒息。

(3)密切观察血压,根据血压情况增减超滤量。若输入 500 mL 或更多生理盐水仍不能缓解者,应遵医嘱终止透析,并根据病因给予处理。

(4)如低血压症状明显,患者出现意识不清、烦躁不安时,应先补充生理盐水,再测量血压。若低血压未得到控制,可继续补充生理盐水,给予高流量吸氧。若未出现血压下降,仅有肌肉痉挛,可减慢血流量,提高透析液钠离子浓度,减少超滤量或使用高渗药物如 50%葡萄糖、10%氯化钠或 20%甘露醇。

(5)大多数低血压是由于超滤过多、过快引起的,补充水分后可很快得到纠正。若补充液体后血压仍旧不能恢复,应考虑心脏疾病或其他原因。

(6)患者血压稳定后,在密切观察血压的同时,应重新评估超滤总量。

(7)对透析中出现低血压的患者,要寻找产生低血压的原因并做好宣教。

(8)透析过程出现低血压的患者,应待病情稳定后方能离开医院。注意防止直立性低血压发生。

(9)向患者及家属做好宣教:控制水分、自我护理和安全防范。

(10)注意观察内瘘是否通畅。

二、失衡综合征

失衡综合征是指血液透析中或透析结束后数小时所发生的暂时性以中枢神经系统症状为主的全身症候群,伴有脑电图特征性的改变,发生率为 3.4%～20.0%。

(一)护理评估

(1)对刚开始接受血液透析的患者,特别是血肌酐、尿素水平比较高的患者,应严密监测患者血压变化,注意有无头疼、恶心、呕吐等症状。

(2)对出现神志改变、癫痫发作、反应迟钝者,应加强护理和监测,并及时抢救。

(3)维持性血液透析患者因故中断或减少血液透析,应警惕失衡综合征的发生。

（二）护理措施

失衡综合征是可以预防的，充分合理的诱导透析是减少失衡综合征的主要措施。

（1）建立培训制度，早期进行宣教干预，如对于氮质血症期的患者，要告知早期血液透析的重要性。

（2）首次透析时应使用低效透析器，透析器的面积不宜过大，采用低血流量、短时透析的方法，透析时间<3 小时，同时可根据患者水肿程度、血肌酐和尿素氮生化指标，于次日或隔天透析，逐步过渡到规律性透析。

（3）超滤量不超过 2 L。

（4）血液流量<150 mL/min，也可适当降低透析液流量。

（5）密切观察患者血压、神志等症状，防止出现失平衡。出现严重失平衡时，除了做好相应治疗外，必要时终止透析。

（6）症状严重者可提高透析液钠离子浓度至 140～148 mmol/L。透析过程中静脉点滴高渗糖、高渗钠或 20%甘露醇，是防止发生失衡综合征的有效方法。

（7）对已经发生失衡综合征的患者，轻者可缩短透析时间，给予高渗性液体；重者给予吸氧；严重者终止透析治疗，根据患者情况采用必要的抢救措施。

（8）对首次透析、高血压、剧烈头痛的患者，应加强心理上的疏导，避免紧张情绪。若出现呕吐，应立即将头偏向一侧，以防呕吐物进入气管导致窒息。

（9）对于肌肉痉挛、躁动及出现精神异常者，应加强安全防护措施，使用床护栏或约束带，以防止意外。

（10）严密观察患者的生命体征、精神及意识状态。

（11）加强患者宣教和饮食营养管理，指导患者早期、规律、定期、充分的血液透析是降低透析并发症的关键。

三、肌肉痉挛

血液透析过程中，大约有 90%的患者出现过肌肉痉挛，大多发生于透析后期。发生肌肉痉挛是提前终止透析的一个重要原因。

（一）护理评估

（1）评估发生肌肉痉挛的诱因。

（2）评估肌肉痉挛部位及肌肉的强硬度。

（3）评估透析液浓度、透析液温度和患者体重增长情况。

（二）预防

（1）对患者进行宣教，控制透析间期的水分增长，体重增加控制在 3%～5%。

（2）对反复发生肌肉痉挛的患者应考虑重新评估干体重，并可通过适当提高透析液钠离子浓度、改变治疗模式（如序贯透析或血液滤过）等，有效预防或降低肌肉痉挛的发生。

（三）护理措施

（1）发生肌肉痉挛时，首先降低超滤速度，减慢血液流速，必要时暂停超滤。

（2）对痉挛处进行按摩，对需要站立才能舒缓疼痛的患者，必须注意患者安全。

（3）因温度过低引起的痉挛，可适当提高透析液温度，但必须确认患者不存在肌肉低灌注。

（4）根据医嘱输入生理盐水、10%氯化钠或 10%葡萄糖酸钙等。

(5)使用高钠透析或钠曲线透析可减少低血压的发生,缓解肌肉痉挛症状。

(6)根据发生肌肉痉挛的原因,对患者进行宣教。

四、空气栓塞

血液透析中,空气进入体内引起血管栓塞称为空气栓塞。在当前血液净化设备和技术比较完善的状况下,空气栓塞较少发生。一旦发生空气栓塞常可危及患者生命,应紧急抢救。

(一)护理评估

(1)体外循环血液管道气泡捕获器是否置入空气监测装置。

(2)血液透析结束时全程应用生理盐水回输血液。

(3)确认体外循环血液管道没有气泡时,才能连接患者。

(4)确认透析器和体外循环血液管道无破损等。

(5)血液透析中心(室)对患者出现空气栓塞的紧急处理预案和抢救物品的准备是否妥当。

(二)预防

空气栓塞是威胁患者生命的严重并发症之一,应以预防为重。护士在各项操作时都应做到仔细认真,必须按照操作规范进行严格核对和检查,以杜绝血液透析时发生空气栓塞。

(1)严禁使用空气监测故障及透析液脱气装置故障的机器。

(2)上机前严格检查透析器和体外循环血液管道有否破损;预冲过程中再次检查破损和漏气。有血路密闭自检的机器,应按流程进行血路密闭自检。

(3)连接患者时,再次检查穿刺针、透析器和体外循环血液管道之间的连接,注意端口间和连接处是否锁住;上机前必须夹闭血路管各分支。

(4)动、静脉壶液面分别调节于壶的 3/4 处,避免液面过低。

(5)血泵前快速补液时,护士必须守候在旁,补液完毕后及时夹闭血路管输液分支和输液器。

(6)血液透析过程中若发现体外循环血液管道内有气泡,应立即寻找原因,避免空气进入体内。空气若已进入气泡捕获器,机器将会发出警报,并终止血泵运转,同时,捕获器下的静脉管道被自动夹闭,操作者切忌将静脉管道从管夹中拽出,否则空气会因压力顺管道进入体内。

(7)若空气已经通过气泡捕获器,可将动、静脉夹闭,将体外循环血液脱机循环,使管道内的气泡循环至动脉壶排气,确认整个体外循环血液管道中没有空气后,再连接患者继续血液透析。

(8)回输血液操作时必须思想集中,忌用空气回输血液,应用生理盐水回输血液,不可先打开空气监测阀。血液灌流治疗必须使用空气回输血液时,必须由两名护士操作,泵速不得超过 100 mL/min;血液进入静脉壶后必须关泵,依靠重力将血液缓慢地回输入患者体内,并及时夹闭管夹。

(9)护士在取下中心静脉留置导管的肝素帽或注射器前,确认导管管夹为夹闭状态。

(10)一旦发生空气栓塞,应立即通知医师并按照急救流程进行应急处理。

(三)护理措施

(1)发现空气栓塞后,立即停血泵,夹闭静脉穿刺针,通知医师。

(2)抬高下肢,使患者处于头低足高、左侧卧位,使空气进入右心房顶端并积存在此,而不进入肺动脉和肺。轻拍患者背部,鼓励患者咳嗽,将空气从肺动脉的入口处排出。

(3)给予高流量吸氧(有条件者给予纯氧)或面罩吸氧。

(4)当进入右心房空气量较多时,影响到心脏排血,应考虑行右心房穿刺抽气。

(5)必要时应用激素、呼吸兴奋剂等。

(6)发生空气栓塞时禁忌心脏按压，避免空气进入肺血管床和左心房。

(7)病情严重者送高压氧舱。

五、电解质紊乱

血液透析过程出现严重的电解质紊乱，往往会危及患者的生命。

(一)护理评估

(1)评估透析液型号、浓度、批号、标识等。

(2)评估透析机电导度的默认值和允许范围。

(3)评估水处理系统的质量。

(4)对开始透析后不久即出现不良反应的患者应予足够重视，评估患者的主诉和不适症状，及时寻找原因，及时留取血液标本和透析液标本送检。

(二)预防

(1)不同型号的透析液必须有明确、醒目的标识；A、B液应有明确标识；透析液吸管置入A、B液浓缩液桶前必须核对。

(2)透析液配制必须两人核对，并记录；剩余透析液合并时必须两人核对。

(3)新的血液透析机安装和调试后，必须进行生化检测。在血液透析开始后不久(30～60分钟)即出现不明原因的恶心、头痛、头晕、烦躁等症状时，应尽快进行透析液生化检测。

(4)定期对血液透析机进行维护保养，对监控系统进行检测、校对与定标，以保证血液透析机电导度显示值与实际值的偏差在可接受的范围内。调整浓缩液混合比例泵后，必须进行透析液生化检测后方可进行血液透析。长时间不用的备用机，使用前需消毒和重新检测透析液电解质。

(5)保证透析用水的质量，水处理装置必须按要求定人、定时进行处理和维护，按质控要求定时对水质进行余氯、水质硬度、重金属、细菌等各项指标的检测。

(6)水处理装置日常运行状况由专人负责监管和督查，记录要有监管和督查者双人签名。

(三)护理措施

(1)疑有电解质紊乱时，应立即停止该机的血液透析。寻找原因，安慰患者，消除患者恐惧心理。

(2)留取患者血液标本，立即送检电解质(血清钾、钠、氯、钙和镁)，并检测血红蛋白含量、网织红细胞计数、乳酸脱氢酶等溶血指标。留取透析液标本并送检(血清钾、钠、钙、镁及pH)。

(3)疑有透析机故障时，必须立即更换透析机；疑有透析液浓度错误时，必须立即更换正常透析液；若发现水处理存在质量问题时，必须停止所有血液透析，严重时应用腹膜透析或连续性肾脏替代治疗过渡，以纠正电解质紊乱。

(4)肉眼观察到患者血液已有溶血时，透析器内和体外循环血液管道中的血液不得回输患者体内。

(5)症状严重时给予吸氧、平卧，低钠时输入高渗盐水、新鲜血等，必要时应用皮质激素。

(6)严重溶血时出现高钾血症，应积极组织力量进行抢救和处理。进行有效准确的血液透析治疗，必要时行连续性肾脏替代治疗。在恢复透析2～3小时后必须复查患者血液生化，直到患者电解质正常、无心力衰竭、无肺水肿，方可终止透析。

(7)评估、分析事发原因，寻找薄弱环节，完善预防制度。

六、体外循环装置渗血、漏血

体外循环装置渗血、漏血常见于：穿刺点渗血，动、静脉穿刺针脱离血管，体外循环装置连接端口出血，透析器破膜，血路管及透析器外壳破裂等。除了透析器破膜和动、静脉穿刺针脱离血管导致机器报警之外，其他状况的渗血、漏血难以被透析机及时监测到，可能滞后报警或不报警，这是血液透析监护装置不尽完善之处。为了弥补这一盲点，需要护士具有高度的责任心，在护理过程中严密观察，才能有效防止体外循环渗血、漏血的发生。因此，预防渗血、漏血的发生，重要的是操作者必须严格执行操作规程和核对制度，加强巡视和病情观察。

（一）穿刺针脱离血管导致出血

1.护理评估

(1)连接患者前再次检查和确认，确保体外循环装置安全可靠。

(2)血液透析过程中加强观察和护理，及时发现和解决问题。

(3)对可能引起体外循环装置漏血的患者，如老年、意识不清、不能配合伴有烦躁者，加强巡视观察和护理，加强沟通或约束，以防穿刺针脱落导致出血。

2.预防

(1)血液透析过程中，严格巡视和观察穿刺部位是否有出血、渗血等情况。

(2)穿刺时刺入血管的穿刺针应不少于钢针的4/5。妥善固定穿刺针及血路管，加强观察和宣教，取得患者配合。

(3)告诫患者透析中内瘘穿刺侧手臂不能随意活动，变换体位时应请护士协助。

(4)对于意识不清或躁动者，应用约束带将穿刺部位固定并严密观察。

(5)透析过程中穿刺部位不应被棉被包裹。

3.护理措施

(1)发现穿刺点渗血，寻找原因并即刻处理，如压迫、调整针刺位置、调整固定方法等，做好记录。

(2)穿刺针、血路管、透析器端口衔接不严密而引起漏血时，尽快将血路管、透析器端口重新连接并锁紧。各端口连接锁扣时注意不能用力过大，防止锁扣破裂出血。

(3)静脉穿刺针脱离血管会引起机器静脉低限报警，应先消音，仔细检查报警原因，排除问题后再按回车键继续透析；若不查明状况即予以消除警报，机器的静脉压监测软件将会按照静脉压力的在线信号重新设置上下限报警范围，使机器继续运转，将导致患者继续失血。护理措施：①若静脉穿刺针脱离血管，患者出血量较多或已发生出血性休克，应尽快将体外循环的血液回输给患者，以补充血容量，立即通知医师。②必要时根据医嘱、患者失血情况予以输血、输液、吸氧等对症处理。③血容量补足后可继续血液透析。④做好患者安抚工作，分析原因，进一步完善预防措施。

(4)动脉穿刺针脱离血管将导致患者血液从动脉穿刺点快速渗出，同时空气会被吸入动脉管内，此时机器动、静脉压监测器亦会发出低限警报。护理措施：①若动脉穿刺针脱离血管，快速压迫动脉穿刺点，消毒后重新做动脉穿刺。若空气已进入透析器，则将空气排出。若发现与处理及时，无需特殊用药处理。②根据患者血压、失血量及时予以输血、输液、吸氧等对症处理。③血容量补足后可继续血液透析。④做好患者安抚工作，分析原因，进一步完善预防措施。

(二)体外循环装置出血

1.护理评估

(1)使用的血路管、透析器应是证照齐全的合格产品。

(2)在引血前应确认装置连接准确。

(3)及时判断出血位置、出血量,评估患者病情。

(4)及时处理和汇报。

2.预防

(1)体外循环装置各端口连接严密。

(2)有血路密闭自检功能的机器,必须进行血路密闭自检。

(3)患者上机后应再次检查血路管、透析器连接端口是否严密,侧支是否夹闭。

(4)复用透析器必须进行破膜测试。

(5)危重患者做好安全防范。

3.护理措施

(1)血路管或透析器外壳破裂时,应及时更换血路管或透析器。

(2)若透析器外壳破裂,造成患者失血较多时,立即将体外循环血液全部回输患者体内或补充血容量。观察患者血压、神志,做好配血、输血、吸氧等。

(3)透析器破裂更换:①预冲新透析器。②关闭血泵,关闭透析液。将透析器破裂端向上,夹闭透析器破裂端穿刺针或导管,取下透析器破裂端连接的血路管,利用重力或压力将透析器内血液缓慢回输患者体内。严格执行无菌操作,防范空气栓塞。③取下破裂透析器,连接新透析器,打开夹子,缓慢开启血液泵和透析液,继续血液透析(注意若按常规回输血液或输液,血液将会从透析器破口处漏出,增加患者出血量)。

(4)穿刺针保留在原位,根据医嘱进行对症处理。分析原因,完善防范措施。

七、破膜漏血

血液透析机一般采用光电传感器或红外线测量透析液中有无血液有形成分存在。在规定的最大透析液流量下,当每分钟漏血>0.5 mL 时,漏血报警器发出声光报警,同时自动关闭血泵,并阻止透析液进入透析器。

(一)护理评估

(1)从透析器静脉端出口监测透析液,鉴别真假漏血。

(2)寻找漏血原因,如静脉回路受阻、透析器跨膜压过高、抗凝不当等。

(3)排除假漏血。

(二)预防

(1)使用前加强检查,注意透析器的运输和储存,运输过程应表明“小心轻放”,湿膜透析器储存温度不得低于 4 ℃。临床使用时,如透析器不慎跌地或撞击,应先做破膜测试后再使用。

(2)透析器复用时严格按照规定的复用程序操作;建议复用机清洗消毒;冲洗透析器时,要注意透析管道不要扭曲,接头不能堵塞,水压控制在 0.096～0.145 MPa(1.0～1.5 kg/cm^2)。

(3)透析器与次氯酸钠等消毒剂在高浓度和长时间接触后对透析膜有损害,易导致破膜。因此,在消毒透析器时消毒剂浓度应按标准配制,不能随意提高浓度。

(4)在血液透析过程中或复用透析器时,避免造成血液侧或透析液侧压力过高的各种可能原因。

(5)复用透析器应做破膜测试;复用透析器储存柜温度为 4～10 ℃,不可低于 4 ℃。

(6)透析机必须定时维护,若漏血监护装置发生故障,应及时修复,排除故障后方可使用。

(三)护理措施

(1)使用前加强检查。

(2)当发生漏血时,做如下处理:①血泵停止运转,透析液呈旁路。②恢复血泵运转,将血流量减至 150 mL/min(血泵运转可保持正压)。③当确认为漏血时,将透析液接头从透析器上返回机器冲洗桥,排尽膜外透析液,防止透析液从破膜处反渗至膜内污染血液。④立即进行回输血液(同时进行新透析器的预冲准备),回输血液后更换透析器,继续透析。⑤有报道称,当透析器破膜面积较大时,应弃去透析器内血液。

(3)恢复患者原治疗参数,但中途回输血液所用生理盐水量应计算于超滤量内。

(4)可根据医嘱,决定是否应用抗生素。

(5)安慰患者,缓解患者紧张情绪。

(6)当机器出现假漏血报警或真漏血不报警时,请工程师检查机器状况。

八、凝血

透析器凝血后可以使透析膜的通透性下降而影响透析效果,严重时可堵塞透析管道造成无法继续透析,导致透析患者的血液大量丢失。

(一)凝血分级指标

0 级:抗凝好,没有或少有几条纤维凝血。

1 级:少有部分凝血或少有几条纤维凝血。

2 级:透析器明显凝血或半数以上纤维凝血。

3 级:严重凝血,必须及时更换透析器及管道。

(二)护理评估

(1)操作者肉眼观察或用生理盐水冲洗后观察,可见血液颜色变深、透析器发现条纹、透析器动静脉端出现血凝块、传感器被血液充满。

(2)体外循环的压力改变:透析器阻塞,引起泵前压力上升,静脉压力下降;静脉壶或静脉穿刺针阻塞,泵前压和静脉压上升;凝血广泛,所有压力均升高。

(三)预防

(1)规范预冲透析器是防止透析器凝血的关键措施之一。

(2)在患者没有出血的状态下,合理规范应用抗凝剂(除非患者病情需要应用无肝素和小剂量肝素治疗)。

(3)维持生命体征的平稳,血液流量能够维持在 200～300 mL/min;注意血管通路的准确选择,防止再循环;防止超滤过多、过快,导致血液浓缩。

(4)严密观察血流量、静脉压、跨膜压变化,观察有无血液分层;观察血液、滤器颜色,静脉壶是否变硬,及时发现凝血征兆。

(5)无抗凝、小剂量抗凝或有高凝病史者,血液透析过程中要保证足够的血液流量;透析过程应间歇(15～30 分钟)用生理盐水冲洗透析器及血路管,注意观察血路管及透析器颜色、静脉压力变化等。

(6)建议高凝患者血液透析过程不在体外循环中输血液制品或脂肪制剂,减少促凝因素。

(7)透析器的复用应严格按照质控要求进行,充分氧化残存纤维蛋白,如果透析器残血不能完全清除干净,则应丢弃。

(四)更换透析器护理流程

(1)减慢或停止血泵,向患者做简单说明和心理安慰。

(2)预冲新的透析器。

(3)停止血泵,透析液呈旁路。卸下透析液连接端,夹闭动脉管道,利用压力将透析器内残余血回输患者体内。夹闭静脉端管道,连接循环管道和透析器,打开各端夹子,重新启动血液循环。

(4)根据医嘱确定是否加强抗凝;恢复或重新设置治疗参数。

(5)观察患者对更换透析器的反应,及时做好相应护理记录。

九、溶血

血液透析过程中发生溶血的事件比较少见,但一旦发生溶血,后果严重,危及患者生命。

(一)护理评估

(1)患者的主诉和不适症状,有相关体征和症状时立即通知医师。

(2)透析液型号、浓度;透析机电导度、温度。

(3)水处理系统的质量状况。

(4)血液透析过程有无输血等。

(5)循环血液管道的血液颜色。

(二)预防

(1)严格查对透析液型号。

(2)定期对血液透析机进行维护和检测。透析机出现浓度故障时,维修后必须检测电解质;新的透析机在使用前必须测定电解质 2 次以上;闲置透析机再使用前,应进行消毒后测定透析液电解质;患者在血液透析过程中出现发热等症状时应及时测试透析液温度;定期对血泵进行矫正和检测。

(3)加强对水处理系统的管理,定期对水质进行检测,定期更换活性炭。

(4)严格执行重复使用制度,复用透析器时上机前充分预冲并检测消毒剂残余量。

(5)严格执行查对制度,杜绝异型输血的发生。

(三)护理措施

(1)一旦发现溶血,必须立即关闭血泵、夹住体外循环血液管道,并终止透析;通知医师,寻找原因。

(2)留取患者血液标本,立即送检电解质(血清钾、钠、氯、钙和镁),并检测血红蛋白含量、网织红细胞计数、乳酸脱氢酶等溶血指标;留取透析液标本送检(钾、钠、钙、镁及 pH)。

(3)如确诊溶血,丢弃透析器及体外循环血液管道中的血液。

(4)给予患者吸氧、平卧、心理安慰,严密观察患者生命体征。

(5)当出现严重高钾血症或伴有低钠血症时,必须重新建立体外循环,进行有效血液透析,纠正电解质紊乱;当水处理系统发生故障且不能很快修复时,患者出现严重电解质紊乱,需以连续性肾脏替代治疗过渡,及时挽救患者生命。

(6)及时处理相关并发症如低血压、脑水肿、高血钾等,及时纠正贫血,必要时输注新鲜血液。

(7)评估、分析事发原因,寻找薄弱环节,完善预防制度。

十、发热

血液透析中的发热是指在透析过程中或结束后出现发热,原因有热源反应,各种感染、输血反应,高温透析及原因不明的发热等。

(一)护理评估

(1)血液透析治疗之前应了解患者透析间期是否有发热现象,是否存在感染、感冒、咳嗽等,并测量体温。

(2)评估留置导管患者局部伤口是否清洁、干燥,导管出口处是否存在渗血、渗液、红肿等现象,透析间期和透析前后是否有发冷、寒战等。

(3)检查体外循环血液管道、透析器、采血器、生理盐水等消毒有效期,注意外包装无破损等。

(4)合理评估血液透析过程中无菌操作技术是否存在缺陷等。

(5)评估水处理系统的维护质量和检测方法。

(二)预防

(1)严格遵守无菌技术操作规程,杜绝因违反操作规程而发生的感染,并随时观察、及时处理。

(2)对疑似感染或深静脉留置导管患者上机前必须先测量体温,若发现患者已有发热,应由医师确认原因给予治疗后再行血液透析。

(3)一旦发热,应立即查找原因,若为器械污染或疑似污染,应立即更换。

(4)加强水处理系统的管理和监测。

(三)护理措施

(1)做好心理护理,缓解患者紧张焦虑情绪。

(2)密切观察患者体温、脉搏、呼吸、血压等生命体征的变化,根据医嘱采用物理或药物等降温方法。

(3)遵医嘱对体温>39 ℃者给予物理降温、降低透析液温度或药物治疗,服用退热剂后应密切注意血压变化,防止血压下降。降温后 30 分钟需复测体温并详细记录。

(4)对畏寒、寒战的患者应注意保暖,并注意穿刺部位的安全、固定,防止针头滑脱。

(5)患者出现恶心、呕吐时,应让其头偏向一侧,避免呕吐物进入气道引起窒息。

(6)高热患者由于发热和出汗,超滤量设定不宜过多,必要时加以调整。

(7)为了维持一定的血药浓度,发热患者的抗生素应根据药物代谢动力学原理给予合理应用,大多数药物应在血液透析结束后使用,确保疗效。

(8)血液透析结束后再次测量体温。

(9)做好高热护理的宣教和指导,嘱患者发生特殊情况及时就医。

十一、高血压和高血压危象

血液透析过程中出现的高血压往往发生于血液透析过程中或透析结束后,表现为:①平均动脉压较透析前增高≥2.0 kPa(15 mmHg)。②超滤后 2~3 小时,血压升高。③血液透析结束前 30~60 分钟,出现血压增高。

（一）护理评估

(1)监测血压，透析过程中，当患者动脉压较透析前增高≥2.0 kPa(15 mmHg)时，应加强观察和护理。

(2)再次检测和确认透析液温度、电导度、超滤量、钠曲线及患者干体重等。

(3)患者出现头晕、与平时不同的头痛、恶心、呕吐、活动不灵、肢体无力、肢体麻木或突然感到一侧面部或手脚麻木等时，要注意因为高血压引起的脑卒中。

（二）预防

血液透析过程中避免出现高血压，预防工作很重要。

(1)全面评估患者病情和生活环境，根据患者实际情况进行积极的宣传教育。戒烟、戒酒，控制钠盐，每天摄入 4～5 g；透析间期体重增加控制在 3%～5%；维持合理的运动和良好的生活习惯。

(2)嘱患者按时进行血液透析。

(3)按照医嘱及时合理应用药物，有条件者每天早、中、晚各测量血压一次。

(4)利用血液透析治疗的先进模式，如调钠透析、钠曲线透析、序贯透析或血容量监测等程序，防止和减少高血压的发生率。

(5)加强对高血压患者的监测和护理，防止高血压危象及脑卒中。

（三）护理措施

高血压是血液透析过程中最常见的并发症之一，应密切观察并积极处理。

(1)血液透析过程中患者血压有上升趋势时，应加强观察和护理。

(2)进行心理疏导，缓解患者紧张情绪。

(3)根据患者血压，应用透析程序如调钠、序贯、容量监测等，合理超滤和达到干体重。

(4)根据医嘱及时应用降压药物，并注意药物的应用规则，如浓度、滴速、避光等。

(5)血液透析过程中出现高血压，进行治疗后应再测血压，待患者血压平稳后才可离开。

(6)出现高血压并发脑卒中时，注意下列护理：①患者绝对卧床，保持安静，控制情绪；对神志不清的患者注意安全护理；病情严重时及时通知家属并进行沟通。②危重患者减少搬动，给予吸氧、心电监护，必要时脑部用冰帽冷敷。③根据医嘱及时给予治疗，应用降压药物时应严格注意血压变化和药物滴速，防止血压波动；注意血管通路的保护，防止通路滑脱或出血；患者出现剧烈头痛、呕吐等神经系统改变时，应立即将头侧向一边，及时清除呕吐物，保持气道通畅，必要时停止血液透析；停止血液透析前根据医嘱应用肝素拮抗剂，防止抗凝剂造成出血。

据报道，加强健康教育、限制水钠、调整透析处方、控制干体重增长、合理应用降压药是减少血液透析过程中发生高血压的主要方法。

十二、心力衰竭

血液透析过程出现心力衰竭较为少见，但是不少患者因为疾病因素加上情绪激动、烦躁、紧张、高血压等，在透析过程中或尚未透析时出现心力衰竭。

（一）护理评估

(1)透析前严格查体，评估患者的体重增长、血压情况及心功能状况。

(2)评估患者的情绪和心理状况，消除其抑郁、紧张情绪。

(3)评估患者血管通路的流量，对高位或严重扩张的动静脉内瘘进行监测和护理观察。

(4)对贫血及严重营养不良者进行干预。

(二)预防及护理

(1)患者取坐位或半卧位,两腿下垂,以减少回心血量。对诱发原因进行及时了解,稳定患者情绪,防止坠床和导管脱落。

(2)高流量吸氧,必要时给予20%~30%乙醇湿化吸氧。

(3)立即给予单纯超滤,排出体内多余的水分。

(4)血流量控制在150~200 mL/min,以免增加心脏负担。

(5)根据医嘱给予强心和血管扩张药。

(6)向患者做好解释工作,减轻患者的恐惧和焦虑情绪,减轻心脏负担,降低心肌的耗氧量。

(7)充分血液透析,严格控制水分,对有营养不良和低蛋白血症的患者应鼓励其摄入高蛋白质饮食。

十三、恶心、呕吐

恶心为上腹部不适、紧迫欲吐的感觉,呕吐是胃或部分小肠内容物通过食管逆流经口腔排出体外的现象。恶心常为呕吐的前期表现,常伴有面色苍白、出汗、流涎、血压下降等,但也可只有恶心没有呕吐,或只有呕吐没有恶心。在血液透析急性并发症中,恶心、呕吐较为常见,发生率为10%~15%。

(一)护理评估

(1)透析前严格查体,了解个体透析前已有的症状与体征,并初步评估导致此症状与体征的原因。

(2)透析前严格执行透析机的自检程序,确保各项透析安全界限在正常范围,各程序均在正常透析状态。

(3)每天检查水处理系统的总氯、余氯、水质硬度;每月检测内毒素一次;每年检测重金属一次;保持水质良好。

(4)详细了解患者的饮食与精神状态,加强沟通与宣教。

(5)加强患者透析中的监测、观察,及时发现呕吐先兆,对症处理,减轻患者痛苦。

(二)预防

恶心、呕吐不是一个独立的并发症,由很多因素所致,应密切观察。特别是刚进入透析治疗阶段的患者、老年患者、反应迟钝及病情危重的患者更应加强观察,及时干预、治疗以预防相关并发症。

(1)严格处理透析用水及透析液,严密监测,保证透析用水的纯度,水质各项指标均应在正常范围,杜绝透析液连接错误。

(2)严格控制超滤量和超滤率,根据恶心、呕吐的原因,采取干预措施:控制患者透析间期的体重增长,防止因超滤过多、过快导致低血压而出现恶心、呕吐症状;透析前减少降压药、胰岛素用量,防止透析中出现低血压、低血糖;定期评估干体重。

(3)加强健康教育,特别是个体化、针对性的健康教育,帮助患者适应透析生活。

(4)严格按照操作规程进行规范化操作,可有效减少各类并发症的发生。

(三)护理措施

(1)患者出现恶心、呕吐时,立即停止超滤,减慢血液流速,头偏向一侧,及时清理呕吐物,避免呕吐物进入气管引起窒息。

(2)如果患者出现血压低、大汗,应监测血压、血糖等情况,根据患者的病情补充生理盐水或高渗糖、高渗钠等。

(3)按压合谷穴可缓解恶心、呕吐症状。

(4)严格观察患者,注意呕吐的量、性状、气味、呕吐方式及特征,及时报告医师,采取相应措施。注意根据呕吐量减少超滤量,必要时及时下机。

十四、心律失常

维持性血液透析患者由于存在心脏结构和功能的改变及内环境的异常,故心律失常是常见的并发症。Rubin 等报告透析患者心律失常发生率为 50%,是维持性血液透析患者发生猝死的重要原因之一。

(一)护理评估

(1)透析过程中定时观察患者的症状,一旦发现有心律失常,立即行心电监护和心电图检查,确定心律失常类型,并记录发生的时间。

(2)早期认识心律失常的伴随症状,如胸闷、心悸、胸痛、头昏、头痛、恶心、呕吐、出汗等。

(3)了解透析患者有无心脏疾病、严重贫血,是否服用洋地黄类药物等。

(4)了解患者相关检查结果,如电解质、酸碱平衡情况等。

(5)加强对高危患者的基础疾病和生命体征的观察,如老年患者、儿童、初次透析及心功能不全患者等。

(二)预防

(1)老年人、超滤脱水量大、严重贫血、既往有心肌缺血病史者,易在透析中发生心律失常,且多发生在透析后 2～5 小时,以室性期前收缩最多见。

(2)宣教患者控制透析间期体重增长,避免超滤脱水过多、过快,以免血管再充盈速率低于超滤率,血容量快速下降,使原有的心肌缺血进一步加重。必要时增加透析次数或采用序贯透析法。

(3)透析过程中应严密监测患者的临床表现,如出现心悸、胸闷、心前区疼痛、头晕、出汗、躁动等症状时应考虑低血压可能,及时停止超滤,减慢血流速度,迅速补充血容量,使用抗心律失常药物或终止透析。

(4)及时纠正患者的营养不良和贫血,提高其免疫力及生命质量,增强患者对透析的耐受性。

(5)对透析中出现心律失常的患者,透析前需了解患者电解质、酸碱平衡、心电图等检查结果;应用碳酸氢盐透析液及生物相容性好的透析膜;透析开始时进行预防性吸氧,超滤速度适当,可减少心律失常的发生。根据患者心脏功能合理调整透析中血流量,反复发生心律失常者改用腹膜透析。

对透析中出现的心律失常要积极寻找原因,祛除诱因,必要时采用药物治疗。只有这样,才能有效降低心律失常的发生,提高透析患者的生活质量。

(三)护理措施

(1)加强心理护理,缓解患者的紧张情绪。

(2)加强生命体征的观察,倾听患者的主诉,一旦发现脉律不齐、脉搏无力、脉率增快、血压下降,应减慢血流量,降低超滤率或暂停超滤,给予吸氧,通知医师及时处理。

(3)密切观察胸闷、气促等症状有无好转或恶化,观察神志、生命体征、心率和心律变化,尤其是中后期心率、心律、血压的观察尤为重要，症状加重时应终止治疗。

(4)对老年人、儿童、初次透析患者、心功能不佳者、动脉硬化性冠心病患者，应注意控制血流量和超滤量，给予吸氧，减轻心脏负担。

(5)做好患者宣教，指导患者做好自我护理。

（王叶娜）

第六节　透析患者的教育与管理

患者教育作为一项近二三十年基于社会需求而重获新生的护理职能，日益显示出其巨大的作用，并受到社会各界人士的普遍关注。目前，它已作为整体护理的重要组成部分纳入了护理规程。现有文献中有关患者教育比较完整的定义很少。1979 年 Simonds 对患者教育的定义为："一种影响患者的行为，并使其保持健康与促进健康所需的知识、态度、技能产生改变的过程。此过程以提供信息开始，包括理解和整合信息以带来有利于患者健康状况的态度和行为的改变。"1989 年 Smith 指出："患者教育是帮助患者学习和帮助患者把与健康相关的行为融入日常生活的过程。"1992 年吕探云对患者教育的定义为："患者教育是医院健康教育的一个重要方面，她以医院为基地，以患者及其亲属为对象，通过有计划、有目的的教育过程，使患者了解、增进健康知识，改变患者的健康行为或问题，使患者的行为向有利于康复的方向发展。"

一、透析患者教育的实施

要在透析中心(室)中全面开展患者教育，必须从患者教育、医疗体系教育、医护人员教育3个方面着手进行。要完成这些工作，各透析中心(室)必须设有专业的健康教育人员，负责协调透析患者的教育计划，随时与各部门有关人员密切联系，提供资料，进行人员培训，以促进此项工作的开展。有学者认为，透析患者教育的实施应抓好以下 6 个环节。

(一)分析患者的需求

由于透析患者的原发疾病复杂，经历和文化程度不同，身体状况差异较大，加之对患者进行教育的时间有限，因此，分析患者的需求成为制订透析患者教育计划内容的先决条件。分析透析患者的需求，首先要了解其对所患疾病的认识、态度及一般知识和技能，诸如患者是否了解自己的病情、诊断结果、治疗方法及预后，患者想知道些什么，想要做些什么，他(她)们自己应尽何种责任，患者是否有不良的卫生观念或习惯而影响治疗，患者或其家属有何技能可有助于治疗工作，等等。透析患者可以有一种或多种需求，如果患者有多种需求，还应进一步分析哪一种需求对治疗患者疾病最有帮助，患者的知识能力最适宜提供哪些方面的教育等。例如，一个维持性血液透析患者，他没有任何医药知识，不知道自己的真实病情，不知道长期透析治疗的并发症和病情未来发展趋势，也不知道要合理饮食、控制饮水量、调节生活规律等，因此，这些都成为他的需求，急需进行常识教育。但由于时间、患者知识与学习能力的限制，不可能对他进行全面的培训，这时，就应该考虑何种需要是他最迫切的需求，对其疾病的防治和生活质量的改善最为有益。要了解患者的需求，可阅读既往病历，也可以通过与患者或家属交谈，以及患者之间的谈话和观察患者的言行等方面获得。例如，如果该患者尚未发生严重的并发症，那么最重要的是及时对他进

行预防方面的指导。

(二)确定教育的目的

明确的教育目的有助于教育计划的正确实施,目的应具体而非抽象。拟订透析患者教育计划的目的时应考虑下列因素:①患者缺乏哪些知识,缺少哪些技能。②患者的兴趣、爱好。③患者的文化程度及接受能力。④评估目标的困难程度。⑤决定完成目标的先后顺序。

(三)拟订教育计划

在拟订教育计划时,应当考虑:在什么时间、什么场合进行教育;应教哪些内容;由何人去教;用什么方式、什么方法去教。现分述如下。

1.教育的时间与场合

一个理想的透析中心(室),应设有患者教育室。初次接受透析治疗的患者,首先应接受医护人员(健康教育人员)的咨询。健康教育人员应利用各种说话技巧,在了解患者的个别需求、个体差异及经济状况等资料后,由医师和护士(包括专职健康教育人员)一起提出诊疗和护理意见(包括逐步制订出个体化的健康教育计划),并将其反复与患者及家属沟通,让他们能够自觉地参与进来。可以说,患者在每次透析治疗过程中都是健康教育的时机。需要指出的是,透析患者教育最好能在专门的场所中进行,应避免在大庭广众中进行,以免使患者感到不安。透析治疗室是医护人员对患者随机进行健康教育的好地方,既可就共性的问题进行群体教育,也可根据患者的不同需求进行个别辅导。若患者需要追踪访视或在家治疗期间,则家庭访视也是对患者进行健康教育的好场所,住院病房的教育机会更佳。由于患者教育的时机与场合各异,因此,在拟订计划时应予考虑。

2.教育的内容

基于教育的观点,在确定教育内容时,应充分考虑患者的希望,他们最重视哪些问题。例如,透析治疗过程会不会有生命危险,对工作、生活的影响程度,他们应该如何面对。除此之外,应根据患者的个体差异及既往就诊情况,考虑在有限的时间内,患者能吸收多少知识,学会多少技能,我们所提供的教育内容是否恰当。总之,凡是有助于患者康复的方方面面都是教育的内容。不过考虑到时间、患者学习的能力及环境等因素,不可能都进行全面的教育。因此,在决定教育内容时,最主要考虑两个因素:患者的需要和患者的学习能力。总之,透析患者健康教育计划的内容应该是最基本、最简单、最重要有用的知识,且需要多次重复,以加深患者的印象并逐步熟悉某些技能。

(四)教育人员的组成

透析患者教育应是一个完整的教育体系,虽然整个教育计划可由健康教育人员来制订,但在教育中与每个环节有关的人员及设备都应配套,各司其职,其中包括在医院中与透析患者接触的各类人员,如医师、护士、健康教育人员、检验人员、药剂人员和后勤行政人员,以及透析中心(室)的外观、周围环境、宣传栏和宣教资料等。通常人们认为,医师是主要的教育者,因为他对疾病的诊治处理具有权威性,对患者影响最大。然而实际上,在透析中心(室)配备的医师一般很少,他们很少有时间对患者进行健康教育,而且由于透析患者过多,他们本身也缺少这种意识,因此,对于简单的教育内容,其他医护人员的教育作用更大。例如,当需要对患者灌输知识,强化健康观念,测量血压、体温或进行简单护理等技术指导时,可由健康教育人员或护士来进行;对需要进行饮食指导的患者,可以由营养师来教育等,多数情况下则需要各类医护人员的协同配合。

(五)教育方法和工具

选择适当的教育方法和工具,能增进透析患者的学习兴趣与效果。在健康教育过程中,要让患者有提问的机会,并给予满意解答。这样不但能满足患者的需要,也能增加患者的印象;教育方法应尽可能选择有趣、生动或娱乐方式传授给患者;有针对性地发给患者一些参考资料,以便复习巩固。此外,在确定教育方法和工具前,应考虑患者的个体差异,如受教育的程度、语言能力等,考虑是进行个别指导还是群体教育为宜。同时,要注意在开始教育之前,事先将教育内容依时间顺序作合理分配,并决定每一特殊内容在何种场合、用什么方式传授给患者更妥。教育方法很多,这里不一一论述,但最好是几种方法和工具灵活地配合使用。

(六)教育人员的态度

综上所述,都是对透析患者进行健康教育的重要环节。但患者在透析中心(室)中所得到最重要、印象最深刻的,是医护人员、健康教育人员的态度。因此,在进行健康教育时,除了要考虑各部门之间的配合,可能遇到的困难和教育计划能否按进度实施外,最重要的就是教育者应掌握好与患者谈话时的态度和技巧。

1.与透析患者谈话的态度

首先应充分地尊重患者,要主动、热情、充满信心,要客观、公正,不能主观、偏见。采取接纳的态度,即要帮助、指导,不能批评、训诫。避免不成熟的建议或承诺,以免加重患者心理负担或导致医患冲突。让患者自觉、自愿地参与到健康教育的活动中来,不能一切包办,以事实来说服患者,全面满足患者的各种心理需求。

2.与透析患者谈话的技巧

懂得换位思考,能站在患者的立场上考虑问题,建立密切的医患关系;注意倾听患者的叙述;注意观察患者的症状和情绪;问话语气要婉转中肯,态度和蔼;表达通俗,易于接受;要考虑不同类型患者的特点;掌握谈话时间,把握重点。总之,要让患者感觉到教育者的诚意,这样才能缩短彼此距离,争取患者的合作。

二、教育成果的评估

评估是患者教育的重要一环。“计划—执行—评估”是一个连续的过程,其目的是随时修正原有计划,改进工作。评估工作并不一定要花很多时间、人力或财力,可随时随地进行。

(一)评估教育需要

由于健康教育计划是依透析患者各方面的需求而制订的,因此,我们应评估以往的教育内容是否为患者的真正需要,是否存在遗漏;是否是当患者有多种需求时,教育者由于时间的限制只考虑了对病情有较大帮助的需要,而忽略了解除患者疑虑的需求,导致无法取得患者的信赖,而降低了患者的参与感。

(二)评估教育方法

健康教育方法的恰当与否,直接影响到实施教育计划的成败。评价教育方法,包括评价教育的时机与场合是否恰当;教育者是否称职;教育材料是否适宜(准确、通俗);教育方法是否得法,以及教育进度和气氛如何等。

(三)评估教育目标

健康教育的目标有不同的层次,而前一层次目标是达到后一层次目标的必需条件。推荐采取下列顺序:健康教育计划→效应 1(如知识提高等)→效应 2(如合理饮食)→效应 3(体重控制)→效应 4(血压控制)→效果(生命质量提高、死亡率下降)。因此,在制订教育计划目标时,我们的目标应是分层次的;而评估时,可参照教育目标,在实施过程的不同阶段进行相应的评估。

(王叶娜)

第四章 心内科护理

第一节 原发性高血压

原发性高血压的病因复杂，不是由单个因素引起，是环境因素与遗传因素相互作用的结果。要诊断高血压，必须根据患者与血压对照规定的高血压标准，在未服降压药的情况下，测两次或两次以上非同日多次重复的血压所得的平均值为依据，偶然测得一次血压增高不能诊断为高血压，必须重复和进一步观察。测得高血压时，要做相应的检查以排除继发性高血压，若患者是继发性高血压，未明确病因即当成原发性高血压而长期给予降压治疗，不但疗效差，而且原发性疾病严重发作时常可危及生命。

一、一般表现

原发性高血压通常起病缓慢，早期常无症状，可以多年自觉良好而偶于体格检查时发现血压升高，少数患者则在发生心、脑、肾等并发症后才被发现。高血压患者可有头痛、眩晕、气急、疲劳、心悸、耳鸣等症状，但并不一定与血压水平呈正比，往往是在患者得知患有高血压后才注意到。

高血压病初期只是在精神紧张、情绪波动后血压暂时升高，随后可恢复正常，以后血压升高逐渐趋于明显而持久，但一天之内白昼与夜间血压水平仍可有明显的差异。

高血压病后期的临床表现常与心、脑、肾功能不全或器官并发症有关。

二、实验室检查

(1)为了原发性高血压的诊断、了解靶器官(主要指心、脑、肾、血管)的功能状态并指导正确选择药物治疗，必须进行下列实验室检查：血常规、尿常规、肾功能、血尿酸、脂质、糖、电解质、心电图、胸部X线和眼底检查。早期患者上述检查可无特殊异常，后期高血压患者可出现尿蛋白增多及尿常规异常，肾功能减退，胸部X线可见主动脉弓迂曲延长、左心室增大，心电图可见左心室肥大劳损。部分患者可伴有血清总胆固醇、三酰甘油、低密度脂蛋白胆固醇的增高和高密度脂蛋白胆固醇的降低，亦常有血糖或尿酸水平增高。目前认为，上述生化异常可能与原发性高血压的发病机制有一定的内在联系。

(2)眼底检查有助于对高血压严重程度的了解,眼底分级法标准:Ⅰ级,视网膜动脉变细、反光增强;Ⅱ级,视网膜动脉狭窄、动静脉交叉压迫;Ⅲ级,上述血管病变基础上有眼底出血、棉絮状渗出;Ⅳ级,上述基础上出现视盘水肿。大多数患者仅为Ⅰ、Ⅱ级变化。

(3)动态血压监测与通常血压测量不同,动态血压监测是由仪器自动定时测量血压,可每隔15~30分钟自动测压(时间间隔可调节),连续24小时或更长;可测定白昼与夜间各时间段血压的平均值和离散度,能较敏感、客观地反映实际血压水平。

正常人血压呈明显的昼夜波动,动态血压曲线呈双峰一谷,即夜间血压最低,清晨起床活动后血压迅速升高,在上午6—10时及下午4—8时各有一高峰,继之缓慢下降。中、轻度高血压患者血压昼夜波动曲线与正常类似,但血压水平较高。早晨血压升高可伴有血儿茶酚胺浓度升高,血小板聚集增加及纤溶活性增高,这可能与早晨较多发生心脑血管急性事件有关。

血压变异性和血压昼夜节律与靶器官损害及预后有较密切的关系,即伴明显靶器官损害或严重高血压患者其血压的昼夜节律可消失。

目前尚无统一的动态血压正常值,但可参照采用以下正常上限标准:24小时平均血压值<17.3/10.7 kPa(130/80 mmHg),白昼均值<18.0/11.3 kPa(135/85 mmHg),夜间<16.7/10.0 kPa(125/75 mmHg)。夜间血压均值比白昼降低>10%,如降低不及10%,可认为血压昼夜节律消失。

动态血压监测可用于:诊断白大衣性高血压,即在诊疗单位内血压升高,而诊疗单位外血压正常;判断高血压的严重程度,了解其血压变异性和血压昼夜节律;指导降压治疗和评价降压药物疗效;诊断发作性高血压或低血压。

三、原发性高血压危险度的分层

原发性高血压的严重程度并不单纯与血压升高的水平有关,必须结合患者总的心血管疾病危险因素及合并的靶器官损害做全面的评价,治疗目标及预后判断也必须以此为基础。心血管疾病危险因素包括吸烟、高脂血症、糖尿病、年龄>60岁、男性或绝经后女性、心血管疾病家族史(发病年龄女性<65岁,男性<55岁)。靶器官损害及合并的临床疾病包括心脏疾病(左心室肥大、心绞痛、心肌梗死、既往曾接受冠状动脉旁路手术、心力衰竭),脑血管疾病(脑卒中或短暂性脑缺血发作),肾脏疾病(蛋白尿或血肌酐升高),周围动脉疾病,高血压视网膜病变(≥Ⅲ级)。危险度的分层是把血压水平、危险因素及合并的器官受损情况相结合分为低、中、高和极高危险组。治疗时不仅要考虑降压,还要考虑危险因素及靶器官损害的预防及逆转。

(1)低度危险组:高血压1级,不伴有上列危险因素,治疗以改善生活方式为主,如6个月后无效,再给予药物治疗。

(2)中度危险组:高血压1级伴1~2个危险因素或高血压2级不伴有或伴有不超过2个危险因素者。治疗除改善生活方式外,还有给予药物治疗。

(3)高度危险组:高血压1~2级伴至少3个危险因素者,必须给予药物治疗。

(4)极高危险组:高血压3级或高血压1~2级伴靶器官损害及相关的临床疾病者(包括糖尿病),必须尽快给予强化治疗。

四、临床类型

原发性高血压大多起病及进展均缓慢,病程可长达十余年至数十年,症状轻微,逐渐导致靶器官损害。但少数患者可表现为急进重危，或具特殊表现而构成不同的临床类型。

（一）高血压急症

高血压急症是指高血压患者血压显著的或急剧的升高[收缩压＞26.7 kPa(200 mmHg)，舒张压＞17.3 kPa(130 mmHg)]，常同时伴有心、脑、肾及视网膜等靶器官功能损害的一种严重危及生命的临床综合征，若其舒张压＞20.0 kPa(150 mmHg)和/或收缩压＞29.3 kPa(220 mmHg)，无论有无症状，也应视为高血压急症。高血压急症包括高血压脑病、高血压危象、急进型高血压、恶性高血压、高血压合并颅内出血、急性冠状动脉功能不全、急性左心衰竭、主动脉夹层血肿以及子痫、嗜铬细胞瘤危象等。

（二）恶性高血压

1%～5%的中、重度高血压患者可发展为恶性高血压，其发病机制尚不清楚，可能与不及时治疗或治疗不当有关。病理上以肾小动脉纤维样坏死为突出特征。临床特点：①发病较急骤，多见于中、青年；②血压显著升高，舒张压持续＞17.3 kPa(130 mmHg)；③头痛、视物模糊、眼底出血、渗出和视盘水肿；④肾脏损害突出，表现为持续蛋白尿、血尿及管型尿，并可伴肾功能不全；⑤进展迅速，若不给予及时治疗，则预后不佳，可死于肾衰竭、脑卒中或心力衰竭。

（三）高血压危重症

1.高血压危象

在高血压病程中，由于周围血管阻力的突然上升，血压明显升高，出现头痛、烦躁、眩晕、恶心、呕吐、心悸、气急及视物模糊等症状。伴靶器官病变者可出现心绞痛、肺水肿或高血压脑病。血压以收缩压显著升高为主，也可伴舒张压升高。发作一般历时短暂，控制血压后病情可迅速好转，但易复发。危象发作时交感神经活动亢进，血中儿茶酚胺升高。

2.高血压脑病

高血压脑病是指在高血压病程中发生急性脑血液循环障碍，引起脑水肿和颅内压增高而产生的临床征象。发生机制可能为过高的血压突破了脑血管的自身调节机制，导致脑灌注过多，液体渗入脑血管周围组织，引起脑水肿。临床表现有严重头痛、呕吐、神志改变，较轻者可仅有烦躁、意识模糊，严重者可发生抽搐、昏迷。

（四）急进型高血压

急进型高血压占高血压患者的1%～8%，多见于年轻人，男性居多。临床特点：①收缩压、舒张压均持续升高，舒张压常持续≥17.3 kPa(130 mmHg)，很少有波动；②症状多而呈明显进行性加重，有一些患者高血压是缓慢病程，但后期突然迅速发展，血压显著升高；③出现严重的内脏器官损害，常在1～2年内发生心、脑、肾损害和视网膜病变，出现脑卒中、心梗、心衰、尿毒症及视网膜病变(眼底Ⅲ级以上改变)。

（五）缓进型高血压

这种类型占95%以上，临床上又称之为良性高血压。其起病隐匿，病情发展缓慢，病程较长，可达数十年，多见于中老年人。临床表现：①早期可无任何明显症状，仅有轻度头痛或不适，休息之后可自行缓解。偶测血压时才发现高血压。②逐渐发展，患者表现为头痛、头晕、失眠、乏力、记忆力减退症状，血压也随着病情发展是逐步升高并趋向持续性，波动幅度也随之减小并伴随着心、脑、肾等器官的器质性损害。

此型高血压病由于病程长，早期症状不明显，患者容易忽视其治疗，思想上不重视，不能坚持服药，最终造成不可逆的器官损害，危及生命。

(六)老年人高血压

年龄超过60岁达高血压诊断标准者即为老年人高血压。临床特点:①半数以上以收缩压升高为主,即单纯收缩期高血压[收缩压＞18.7 kPa(140 mmHg),舒张压＜12.0 kPa(90 mmHg)],此与老年人大动脉弹性减退、顺应性下降有关,可使脉压增大。流行病资料显示,单纯收缩压的升高也是心血管病致死的重要危险因素。②部分老年人高血压是由中年原发性高血压延续而来,属收缩压和舒张压均增高的混合型。③老年人高血压患者心、脑、肾器官常有不同程度损害,靶器官并发症如脑卒中、心衰、心肌梗死和肾功能不全较为常见。④老年人压力感受器敏感性减退,对血压的调节功能降低,易造成血压波动及直立性低血压,尤其在使用降压药物治疗时要密切观察病情变化。老年人选用高血压药物时宜选用平和、缓慢的制剂,如利尿剂、长效钙通道阻滞剂及血管紧张素转化酶抑制剂(angiotensin converting enzyme inhibitor,ACEI)等;常规给予抗凝剂治疗;定期测量血压以予调整药物剂量。

(七)难治性高血压

难治性高血压又称顽固性或有抵抗性的高血压。临床特点:①治疗前血压≥24.0/15.3 kPa(180/115 mmHg),经过充分的、合理的、联合应用3种药物(包括利尿剂),血压仍不能降至21.3/7.5 kPa(160/56 mmHg)以下。②治疗前血压＜24.0/15.3 kPa(180/115 mmHg),而适当的三联药物治疗仍不能达到＜18.7/12.0 kPa(140/90 mmHg),则被认为是难治性高血压。③对于老年单纯收缩期高血压,如治疗前收缩压＞26.7 kPa(200 mmHg),经三联治疗,收缩压不能降至22.7 kPa(170 mmHg)以下,或治疗前收缩压为21.3～26.7 kPa(160～200 mmHg),而治疗后不能降至21.3 kPa(160 mmHg)以下及至少低1.3 kPa(10 mmHg),亦称为难治性高血压。充分的、合理的治疗应包括至少3种不同药理作用的药物,包括利尿剂并加之以下两种,β受体阻滞剂,直接的血管扩张药,钙通道阻滞剂或血管紧张素转化酶抑制剂。应当说明的是,并不是所有严重的高血压都是难治性高血压,也不是难治性高血压都是严重高血压。

诊断难治性高血压应排除假性高血压及白大衣性高血压,并排除继发性高血压,如嗜铬细胞瘤、原发性醛固酮增生症、肾血管性高血压等;中年或老年患者经过去有效的治疗以后变得无效,则强烈提示肾动脉硬化及狭窄,肾动脉造影可确定肾血管再建术可能是降低血压的唯一有效方法。

难治性高血压的主要原因可能有以下几种:①患者的依从性不好即患者没有按医师的医嘱服药,这可能是最主要的原因。依从性不好的原因可能为药物方案复杂或服药次数频繁,患者未认识到控制好血压的重要性,药物费用及不良反应等。②患者食盐量过高(＞5 g/d),或继续饮酒,体重控制不理想。应特别注意来自加工食品中的盐,如咸菜、罐头、腊肉、香肠、酱油、酱制品、咸鱼、成豆制品等,应劝说患者戒烟、减肥,肥胖者减少热量摄入量。③医师不愿使用利尿剂或使用多种作用机制相同的药物。④药物相互作用,如阿司匹林或非甾体抗炎药因抑制前列腺素合成而干扰高血压的控制,拟交感胺类可使血压升高,麻黄素、口服避孕药、雄性激素、过多的甲状腺素、糖皮质激素等可使血压升高或加剧原先的高血压;考来烯胺可妨碍抗高血压药物的经肠道吸收。三环类抗忧郁药,苯异丙胺、抗组织胺、单胺氧化酶抑制剂及可卡因干扰胍乙啶的药理作用。

(八)儿童高血压

关于儿童高血压的诊断标准尚未统一,如WHO规定:13岁以上正常上限为18.7/12.0 kPa(140/90 mmHg),13岁以下则为18.0/11.3 kPa(135/85 mmHg);《实用儿科学》中规定8岁以

下舒张压＞10.7 kPa(80 mmHg),8 岁以上＞12.0 kPa(90 mmHg);或收缩压＞16.0 kPa(120 mmHg)与舒张压＞10.7 kPa(80 mmHg)为高血压。儿童血压测量方法与成年人有所不同:①舒张压以柯氏音第四音为难。②根据美国心脏协会规定,使用袖带的宽度为:1 岁以下为 2.5 cm,1～4 岁为 5～6 cm,5～8 岁为 8～9 cm,成人为 12.5 cm,否则将会低估或高估血压的高度。诊断儿童高血压应十分慎重,特别是轻度高血压者应加强随访。一经确诊为儿童高血压后,首先除外继发性高血压。继发性高血压中最常见的病因是肾脏疾病,其次是肾动脉血栓、肾动脉狭窄、先天性肾动脉异常、主动脉缩窄、嗜铬细胞瘤等。

临床特点:①5%的患者有高血压的家族史;②早期一般无明显症状,部分患者可有头痛,尤在剧烈运动时易发生;③超体重肥胖者达 50%;④平素心动过速者,心前区搏动明显,呈现高动力循环状态;⑤尿儿茶酚胺水平升高,尿缓激肽水平降低,血浆肾素活性轻度升高,交感神经活性增高;⑥对高血压的耐受力强,一般不引起心、肾、脑及眼底的损害。

(九)青少年高血压

青少年时期高血压的研究已越来越被人们重视。大量调查发现,青少年原发性高血压起源于儿童期,并认为青少年高血压与成人高血压及并发症有密切关系,同儿童期高血压病因相似,常见于继发性高血压,在青春期继发性高血压病例中,肾脏疾病仍然是主要的病因。大量的调查发现青少年血压与年龄直接相关,青少年高血压诊断标准在不同时间(每次间隔 3 个月以上)3 次测量坐位血压,收缩压和/或舒张压高于 95 百分位以上可诊断为高血压,见表 4-1。

表 4-1　我国青少年年龄血压百分位

年龄(岁)	男性/P95	女性/P95
1～12	128/81	119/82
13～15	133/84	124/81
16～18	136/89	127/82

(十)精神紧张性高血压

交感神经系统在发病中起着重要作用。交感神经系统活性增强可导致:①血浆容量减少,血小板聚集,因而易诱发血栓形成。②激活肾素-血管紧张素系统,再加上儿茶酚胺的作用,引起左心室的血管肥厚,肥厚的血管更易引起血管痉挛。③副交感神经系统活性降低和交感神经系统活性增强,是易引起心律失常、心动过速的原因。④降低骨骼肌对胰岛素的敏感性,其主要机制为:在紧急情况下;交感神经系统活性增高引起血管收缩,导致运输至肌肉的葡萄糖减少;去甲肾上腺素刺激 β 受体也可引起胰岛素耐受,持续的交感神经系统还可以造成肌肉纤维类型由胰岛素耐受性慢收缩纤维转变成胰岛素耐受性快收缩纤维,这些变化可致血浆胰岛素浓度水平升高,并促使动脉发生粥样硬化。

(十一)白大衣性高血压

白大衣性高血压是指在诊疗单位内血压升高,但在诊疗单位外血压正常。有人估计,在高血压患者中,有 20%～30%为白大衣性高血压,故近年来提出患者自我血压监测有下列好处:①能更全面更准确地反应患者的血压。②没有“白大衣效应”。③提高患者服药治疗和改变生活方式的顺从性。④无观察者的偏倚现象。自测血压可使用水银柱血压计,亦可使用动态血压监测的方法进行判断。有人认为白大衣性高血压也应予以重视,它可能是早期高血压的表现之一。我国目前的参考诊断标准为白大衣性高血压患者诊室收缩压＞21.3 kPa(160 mmHg)和/或舒张压>12.0 kPa(90 mmHg)并且白昼动态血压收缩压<18.0 kPa(135 mmHg)，舒张压<10.7 kPa(80 mmHg)，这还需要经过临床的验证和评价。

白大衣性高血压多见于女性、年轻人、体型瘦、诊所血压升高及病程较短者。在这类患者中，规律性反复出现的应激方式，例如上班工作，不会引起血压升高。动态血压监测有助于诊断白大衣性高血压。其确切的自然史与预后还不很清楚。

(十二)应激状态

偏快的心率是处于应激状态的一个标志，心动过速是交感神经活性增高的一个可靠指标，同时也是心血管病死亡率的一个独立危险因素。心率增快与血压升高、胆固醇升高、三酰甘油升高、血球压积升高、体重指数升高、胰岛素抵抗、血糖升高、高密度脂蛋白-胆固醇降低等密切相关。

(十三)夜间高血压

24 小时动态血压监测发现部分患者的血压正常节律消失，夜间收缩压或舒张压的降低小于日间血压平均值的 10%，甚至夜间血压反高于日间血压。夜间高血压常见于某些继发性高血压(如嗜铬细胞瘤、原发性醛固酮增多症、肾性高血压)、恶性高血压和合并心肌梗死、脑卒中的原发性高血压。夜间高血压的产生机制与神经内分泌正常节律障碍、夜间上呼吸道阻塞、换气过低和睡眠觉醒有关，其主要症状是响而不规则的大鼾、夜间呼吸暂停、日间疲乏和嗜睡。这种患者常伴有超重、脑卒中、心肌梗死、心律失常和猝死。

(十四)肥胖型高血压

肥胖者易患高血压，其发病因素是多方面的，伴随的危险因素越多，则预后越差。本型高血压患者心、肾、脑、肺功能均较无肥胖者更易受损害，且合并糖尿病、高脂血症、高尿酸血症者多，患冠状动脉粥样硬化性心脏病(简称冠心病)、心力衰竭、肾功能障碍者明显增加。

(十五)夜间低血压性高血压

夜间低血压性高血压是指日间为高血压(特别是老年收缩期性高血压)，夜间血压过度降低，即夜间较日间血压低超过 20%。其发病机制与血压调节异常、血压节律改变有关。该型高血压易发生腔隙性脑梗死，可能与夜间脑供血不足、高凝状态有关。治疗应注意避免睡前使用降压药(尤其是能使夜间血压明显降低的药物)。

五、护理评估

(一)病史

应注意询问患者有无高血压家族史，个性特征，职业、人际关系、环境中有无引发本病的应激因素，生活与饮食习惯，有无烟酒嗜好，有无肥胖、心脏病、肾脏病、糖尿病、高脂血症、痛风、支气管哮喘等病史及用药情况。

(二)身体状况

高血压病根据起病和病情进展缓急分为缓进型和急进型 2 类，前者多见，后者占高血压病的1%～5%。

1.一般表现

缓进型原发性高血压起病隐匿，病程进展缓慢，早期多无症状，偶在体格检查时发现血压升高，少数患者在发生心、脑、肾等并发症后才被发现。高血压患者可在精神紧张、情绪激动或劳累后有头晕、头痛、眼花、耳鸣、失眠、乏力、注意力不集中等症状，但症状与血压增高程度并不一定一致。

患者血压随季节、昼夜、情绪等因素有较大波动，表现为冬季较夏季高、清晨较夜间高、激动时较平静时高等特点。体检时可听到主动脉瓣区第二心音亢进、主动脉瓣区收缩期杂音，少数患者在颈部或腹部可听到血管杂音。长期持续高血压可有左心室肥厚。

高血压病早期血压仅暂时升高，祛除原因和休息后可恢复，称为波动性高血压阶段。随病情进展，血压呈持久增高，并有脏器受损表现。

2.并发症

主要表现心、脑、肾等重要器官发生器质性损害和功能性障碍。

(1)心脏：血压长期升高，增加了左心室的负担。左心室因代偿而心肌肥厚，继而扩张，形成高血压性心脏病。在心功能代偿期，除有劳累性心悸外，其他症状不明显。心功能失代偿时，则表现为心力衰竭。由于高血压后期可并发动脉粥样硬化，故部分患者可并发冠心病，发生心绞痛、心肌梗死。

(2)脑：重要的脑部病变可有如下表现。①一时性(间歇性)脑血管痉挛：可使脑组织缺血，产生头痛、一时性失语、失明、肢体活动不灵或偏瘫。可持续数分钟至数天，一般在24小时内恢复。②脑出血：一般在紧张的体力或脑力劳动时容易发生，例如情绪激动、搬重物等时突然发生。其临床表现因出血部位不同而异，最常见的部位在脑基底节豆状核，故常损及内囊，又称内囊出血。其主要表现为突然摔倒，迅速昏迷，头、眼转向出血病灶的同侧，出血病灶对侧的"三偏"症状，即偏瘫、偏身感觉障碍和同侧偏盲。呼吸深沉而有鼾声，大小便失禁。瘫痪肢体开始完全弛缓，腱反射常引不出。数天后瘫痪肢体肌张力增高，反射亢进，出现病理反射。③脑动脉血栓形成：多在休息睡眠时发生，常先有头晕、失语、肢体麻木等症状，然后逐渐发生偏瘫，一般无昏迷。随病情进展，可发生昏迷甚至死亡。④高血压脑病：是指脑小动脉发生持久而严重的痉挛，脑循环发生急性障碍，导致脑水肿和颅内压增高，可发生于急进型或严重的缓进型高血压病患者。表现为血压持续升高，常超过26.7/16.0 kPa(200/120 mmHg)，剧烈头痛、恶心、呕吐、眩晕、抽搐、视物模糊、意识障碍、直至昏迷。发作可短至数分钟，长者可达数小时或数天。

(3)肾的表现：长期高血压可致肾小动脉硬化，当肾功能代偿时，临床上无明显肾功能不全表现。当肾功能转入失代偿期时，可出现多尿、夜尿增多、口渴、多饮，提示肾浓缩功能减低，尿比重固定在1.010左右，称为等渗尿。当肾功能衰退时，可发展为尿毒症，血中肌酐、尿素氮增高。

(4)眼底视网膜血管改变：目前我国采用Keith-Wegener 4级眼底分级法。Ⅰ级，视网膜动脉变细；Ⅱ级，视网膜动脉狭窄，动脉交叉压迫；Ⅲ级，眼底出血或棉絮状渗出；Ⅳ级，视盘水肿。眼底的改变可反映高血压的严重程度。

3.急进型高血压病

急进型高血压占高血压病的1%左右，可由缓进型突然转变而来，也可起病即为急进型。多见于青年和中年。基本的临床表现与缓进型高血压病相似，但各种症状更为突出，具有病情严重、发展迅速、肾功能急剧恶化和视网膜病变(眼底出血、渗出、视盘水肿)等特点。血压显著增高，舒张压持续在17.3～18.6 kPa(130～140 mmHg)或更高，常于数月或1～2年内出现严重的心、脑、肾损害，最后常因伴发尿毒症死亡，也可死于急性脑血管疾病或心力衰竭。经治疗后，少数病情亦可转稳定。

高血压危象：是指短期内血压急剧升高的严重临床表现。它是在高血压的基础上，交感神经亢进致周围小动脉强烈痉挛，这是血压进一步升高的结果，常表现为剧烈头痛、神志改变、恶心、呕吐、心悸、呼吸困难等。收缩压可达 34.7 kPa(260 mmHg)以上,舒张压达 16.0 kPa(120 mmHg)以上。

(三)实验室及其他检查

1.尿常规检查

尿常规可呈阴性或有少量蛋白和红细胞,急进型高血压患者尿中常有大量蛋白、红细胞和管型,肾功能减退时尿比重降低,尿浓缩和稀释功能减退,血中肌酐和尿素氮增高。

2.X 线检查

轻者主动脉迂曲延长或扩张、并发高血压性心脏病时,左心室增大,心脏呈靴形样改变。

3.超声波检查

心脏受累时,二维超声显示:早期左心室壁搏动增强,第Ⅱ期多见室间隔肥厚,继则发生左心室肥厚;左心房轻度扩大;超声多普勒于二尖瓣上可测出舒张期血流速度减慢,舒张末期速度增快。

4.心电图和心向量图检查

心脏受累的患者又可见左心室增厚或兼有劳损,P 波可增宽或有切凹,P 环振幅增大,特别是终末期向后电力更为明显。偶有心房颤动或其他心律失常。

5.血浆肾素活性和血管紧张素Ⅱ浓度测定

二者可增高,正常或降低。

6.血浆心钠素浓度测定

心钠素浓度降低。

六、护理目标

(1)头痛减轻或消失。

(2)焦虑减轻或消失。

(3)血压维持在正常水平,未发生意外伤害。

(4)能建立良好的生活方式,合理膳食。

七、护理措施

(一)一般护理

(1)头痛、眩晕、视物模糊的患者应卧床休息,抬高床头,保证充足的睡眠。指导患者使用放松技术,如缓慢呼吸、心理训练、音乐治疗等,避免精神紧张、情绪激动和焦虑,保持情绪平稳。保持病室安静,减少声光刺激和探视,护理操作动作要轻巧并集中进行,少打扰患者。对因焦虑而影响睡眠的患者遵医嘱应用镇静剂。

(2)有氧运动可降压减肥、改善脏器功能、提高活动耐力、减轻胰岛素抵抗,指导轻症患者选择适当的运动,如慢跑、健身操、骑自行车、游泳等(避免竞技性、力量型的运动),一般每周 3～5 次,每次 30～40 分钟,出现头晕、心慌、气短、极度疲乏等症状时应立即停止运动。

(3)合理膳食,每天摄钠量不超过 6 g,减少热量、胆固醇、脂肪摄入,适当增加蛋白质,多吃蔬菜、水果,摄入足量的钾、镁、钙,避免过饱,戒烟、酒及刺激性的饮料,可以降低血压,减轻体重,防止高血脂和动脉硬化,防止便秘,减轻心脏负荷。

（二）病情观察与护理

（1）注意神志、血压、心率、尿量、呼吸频率等生命体征的变化，每天定时测量并记录血压。血压有持续升高时，密切注意有无剧烈头痛、呕吐、心动过速、抽搐等高血压脑病和高血压危象的征象。出现上述现象时应给予氧气吸入，建立静脉通路，通知病危，准备各种抢救物品及急救药物，详细书写特别护理记录单；配合医师采取紧急抢救措施，加快速降压、制止抽搐，以防脑血管疾病的发生。

（2）注意用药及观察：高血压患者服药后应注意观察服药反应，并根据病情轻重、血压的变化决定用药剂量与次数，详细做好记录。若有心、脑、肾严重并发症，则药物降压不宜过快，否则供血不足易发生危险。血压变化大时，要立即报告医师予以及时处理。要告诉患者按时服药及观察，忌乱用药或随意增减剂量与擅自停药。用降压药期间要经常测量血压并做好记录，以提供治疗参考，注意起床动作要缓慢，防止直立性低血压引起摔倒。用利尿剂降压时注意记录液体出入量，排尿多的患者应注意补充含钾高的食物和饮料，如玉米面、海带、蘑菇、枣、桃、香蕉、橘子汁等。用普萘洛尔药物要逐渐减量至停药，避免突然停用引起心绞痛发作。

（3）患者若出现肢体麻木，活动欠灵，言语含糊不清时，应警惕高血压并发脑血管疾病。对已有高血压心脏病者，要注意有无呼吸困难、水肿等心力衰竭表现；同时检查心率、心律，有无心律失常的发生。观察尿量及尿的化验变化，以发现肾脏是否受累。发现上述并发症时，要协助医师治疗及做好护理工作。

（4）高血压急症时，应迅速、准确按医嘱给予降压药、脱水剂及镇痉药物，注意观察药物疗效及不良反应，严格按药物剂量调节滴速，以免血压骤降引起意外。

（5）出现脑血管意外、心力衰竭、肾衰竭者，给予相应抢救配合。

八、健康教育

（1）向患者提供有关本病的治疗知识，注意休息和睡眠，避免劳累。

（2）同患者共同讨论改变生活方式的重要性，采取低盐、低脂、低胆固醇、低热量饮食，禁烟、酒及刺激性饮料。肥胖者应节制饮食。

（3）教会患者进行自我心理平衡调整，自我控制活动量，保持良好的情绪，掌握劳逸适度，懂得愤怒会使舒张压升高，恐惧焦虑会使收缩压升高的道理，并竭力避免。

（4）定期、准确、及时服药，定期复查。

（5）保持排便通畅，规律的性生活，避免婚外性行为。

（6）教会患者怎样测量血压及记录。让患者掌握药物的作用及不良反应，告诉患者不能突然停药。

（7）指导患者适当地进行运动，可增加患者的健康感觉和松弛紧张的情绪。推荐做渐进式的有氧运动，如散步、慢跑，也可打太极拳、练气功；避免举高重物及做等长运动（如举重、哑铃）。

九、高血压合并常见病的护理

（一）高血压合并脑卒中的护理要点

1.生活起居护理

（1）外感风寒者，病室宜温暖，汗出时忌当风，恶风严重时，头部可用毛巾包裹或戴帽，以免复感外邪。

（2）阴虚阳亢者病室宜凉润通风，阳虚者病室宜温暖、阳光充足。

（3）眩晕发作时卧床休息，闭目养神，起坐下床动作要缓慢，尽量减少头部的活动，防止跌仆，协助其生活护理。座椅、床铺避免晃动、摇动。

（4）神昏或脑卒中患者要加强口腔、眼睛、皮肤及会阴的护理，用盐水或中药漱口液清洗口腔；眼睑不能闭合者，覆盖生理盐水湿纱布，并按医嘱滴眼药水或眼药膏；保持床单位清洁，定时为患者翻身拍背；尿失禁患者给予留置导尿。

2.情志护理

（1）脑卒中患者多心肝火盛，易心烦易怒，可安抚鼓励患者，使其舒神开心，指导患者适当看一些喜剧电影、小说和赏心悦目的金色、杏色或白色的五行图片，听大自然的轻音乐，对应中医学的音乐疗法，五音调试可选角调，如《碧叶烟云》，其音韵可清肝泻火、平肝清阳，可缓解头晕胀痛、烦躁易怒、失眠多梦等。

（2）合并郁证患者可用“喜疗法”，所谓“喜则气和志达，营卫通利”。指导患者看笑话集、喜剧以及红色、紫色、绿色等色彩鲜艳的五行图片，多交友谈心，听一些喜庆的音乐，如徵调《雨后彩虹》、角调的《春江花月夜》与宫调的《青花瓷》。还可运用中医学芳香治疗法，如选择柠檬可以轻度兴奋，缓解压力，减轻消沉和抑郁。

3.饮食护理

（1）宜清淡、低盐、低脂饮食，忌辛辣、肥甘厚味、咸食等，禁烟、浓茶、咖啡等。

（2）吞咽困难、饮水呛咳者，指导患者取平卧位喂食流质食物，取坐位或半卧位进食半流质或固体食物。

（3）风痰上扰证应多食雪梨、橘子、杏仁、冰糖、萝卜等，忌食肥腻、公鸡肉等助痰生风的食物。

（4）肝阳上亢证宜食山楂、淡菜、紫菜、甲鱼、芹菜、海蜇、香菇等。

（5）痰湿中阻证可多食薏苡仁、红小豆、西瓜、冬瓜、玉米、竹笋等清热利湿的食物。

（6）气血两亏者应着重补益，如黑芝麻、胡桃肉、红枣、怀山药、羊肝、猪肾等。

4.用药护理

（1）外感风寒者，中药宜热服，服药后可饮热粥或热汤以助药力。其他中药宜温服。恶心、呕吐较重者，可少量多次频服，或舌上滴姜汁数滴。

（2）长期服药者，不可擅自骤然停药，以免引起病情反复。若停药一定要遵医嘱缓慢逐步减量，直至停药。注意观察药物引起的不良反应。

（3）服降压药、利尿脱水药时，应观察血压变化，防止头晕，注意安全。

5.病情观察

（1）严密观察神志、瞳孔、生命体征、汗出、肢体活动、大小便失禁、液体出入量等，防止脑疝及脱证的发生。

（2）观察疾病发作的时间、性质、程度、伴随症状、诱发因素等，做好实时记录。

6.脑卒中的急症处理

（1）应就地处理，给予吸氧，针刺人中、十宣、涌泉等穴紧急救治，遵医嘱使用降压药、脱水药或镇静药。

（2）脑卒中患者取头高脚低位，尽量避免搬动。保持呼吸道通畅，头转向一侧，除去义齿，清除口咽部分泌物，解开其衣领、衣扣、腰带，及时吸痰。使用压舌板、舌钳和牙垫防止舌后坠、舌咬伤、颊部咬伤。

(3)严重者应专人守护，注意安全，卧床设床栏，防止坠床，必要时使用保护性约束，防止意外伤害。抽搐时切忌强拉、捆绑患者拘急挛缩的肢体，以免造成骨折。床旁备气管切开包、气管插管、呼吸机等急救用物。

(4)做好鼻饲、导尿的护理。

7.健康指导

(1)起居：劳逸有节，适寒温，防外感，保证充足睡眠，避免用脑过度，不宜长时间看书学习等。

(2)饮食：可多食健脑的食物，如灵芝、桂圆、核桃、蚕豆、动物的骨髓等。忌辛辣、肥甘厚味、咸食等，禁烟、浓茶、咖啡等。

(3)情志：顺其自然，为所能为。

(4)用药：遵医嘱用药，不可擅自停药和减量。

(5)康复：脑卒中患者常有肢体瘫痪、语言不利、吞咽困难等功能障碍。应根据患者的具体情况，指导其做被动或主动的肢体功能活动、语言训练及吞咽功能训练。运用针灸、推拿、按摩、理疗等治疗方法，帮助患者恢复功能。预防或减少失用性萎缩、失语等并发症的发生。注意患肢保暖防寒，保持肢体功能位置。

(6)强身：散步、打太极拳、做脑或颈保健操，以疏通经脉，调畅气血，濡养脑髓。

(7)定期复查，不适随诊。

(二)高血压合并糖尿病的护理要点

1.生活起居护理

(1)病室要保持整洁安静、光线柔和，室温在 18～22 ℃，相对湿度 50%～70%为宜。

(2)根据患者具体情况选择运动疗法：如快步走、打太极拳、练八段锦、骑自行车等。时间安排在饭后 1 小时开始，每次持续 20～30 分钟。以运动后脉搏在 120 次/分左右、不感到疲劳为宜。外出时携带糖果、饼干和水，以预防低血糖。

(3)指导患者注意个人卫生，保持全身和局部清洁，加强口腔、皮肤和阴部的清洁，做到勤换内衣。

(4)衣服、鞋袜穿着要宽松，寒冷季节要注意四肢关节末端保暖。肢痛、肢麻者应避免局部刺激，可用乳香、当归、红花煎水熏洗，要注意温度，以免烫伤。

(5)注意保护足部，鞋袜不宜过紧，保持趾间干燥、清洁。经常检查有无外伤、鸡眼、水泡、趾甲异常等，并及时处理。剪趾甲时注意剪平，不要修剪过短。

(6)出现视物模糊者，应减少活动，外出时需有专人陪同。

2.情志护理

(1)消渴患者多为肝失调畅，气机紊乱，应多与患者沟通，正确对待疾病，针对每个患者的病情和心理、性格特点，循循善诱，耐心开导，让患者保持乐观情绪，积极配合治疗。

(2)嘱患者选用情调悠然、节奏徐缓、旋律清逸高雅、风格隽秀的古典乐曲与轻音乐，如《烛影摇红》《平湖秋月》《春江花月夜》《江南好》以及平静舒缓、朴实自然的牧曲等，优美悦耳的音乐可改善糖尿病患者孤独、忧郁、烦恼、沮丧等不良情绪。

(3)嘱患者在室外可选择花园、湖畔以及依山傍水、绿树成荫之处。选择的环境使人精神愉快，情绪稳定从而加强治疗的效果。

3.饮食护理

(1)计算标准体重，控制总热量。严格定时、定量进餐，饮食搭配均匀。

(2)碳水化合物、蛋白质、脂肪分配比例占总热量的55%～65%、10%～15%、20%～25%。

(3)宜选用的食物:粗粮、杂粮、燕麦、玉米面和黄豆及其制品、新鲜蔬菜等;少吃的食物:奶油、动物油及内脏、芋头、莲藕、葵花籽等。

(4)禁食糖、烟、酒和高淀粉的食物,如薯类、香蕉等,少食煎炸食品。可适当增加蛋白质如瘦肉、鱼、牛奶、豆制品等。可食用洋葱、黄瓜、南瓜、茭白、怀山药等有治疗作用的蔬菜。按规定进食仍感饥饿者,应以增加水煮蔬菜充饥。

(5)在血糖和尿糖控制平稳后,可在两餐间限量吃一些梨、西瓜、橙子等。

4.用药护理

(1)中药宜饭后温服。

(2)了解各类降糖药物的作用、剂量、用法,掌握药物的不良反应和注意事项,指导患者正确服用,及时纠正不良反应。

(3)观察患者的血糖、尿糖、尿量和体重变化,评价药物疗效。

5.病情观察

(1)询问既往饮食习惯、饮食结构和进食情况,以及生活方式、休息状况、排泄状况、有无特殊嗜好、有无糖尿病家族史、有无泌尿道和皮肤等感染、有无糖尿病慢性并发症,注意观察有无血管、神经系统异常。

(2)定期检查空腹和饭后2小时的血糖变化。

(3)准确记录24小时液体出入量,每周定时测体重。

(4)观察患者饮水、进食量,尿量及尿的颜色和气味。观察患者的神志、视力、血压、舌象、脉象和皮肤情况,做好记录。若观察到以下情况应立即报告医师,医护协作处理:①患者突然出现心慌、头晕、出虚汗、软弱无力等低血糖现象时,应该马上检查血糖情况,如果是低血糖,应按低血糖处理。②头痛、头晕、食欲缺乏、恶心、呕吐、烦躁不安,甚至呼吸有烂苹果气味的酮症酸中毒时。③出现神昏、呼吸深快、血压下降、肢冷脉微欲绝等症状。

6.健康指导

(1)饮食护理:①定时、定量进餐,避免进食时间延迟或提早,没有低血糖时避免吃糖。②避免吃浓缩的碳水化合物,避免饮用酒精饮料,避免食用高胆固醇、高脂肪食物。

(2)胰岛素使用:①向患者解释所使用胰岛素的作用时间及注意事项。②指导低血糖反应的表现和紧急处理措施。

(3)测血糖:指导患者掌握正确的血糖测试方法。

(4)足部护理:①定期检查足部皮肤,以早期发现病变。②促进足部血液循环,以温水浸泡双脚,时间不可过长,5分钟左右。冬季应注意保暖,避免将双脚长时间暴露于冷空气中。③以润滑剂按摩足部,避免穿过紧的长裤、袜、鞋。④避免穿拖鞋、凉鞋、赤脚走路,禁用暖水袋,以免因感觉迟钝而造成踢伤、烫伤。

(5)注意个人卫生:①勤洗澡,不可用过热的水,以免烫伤。②女患者阴部用温水清洗,以减轻不适。③阴部及脚趾皮肤避免潮湿,应随时保持干燥。

(6)休息:适当的休息,睡眠时间以能够恢复精神为原则。

(7)运动:运动可减少身体对胰岛素的需要量,依患者喜好和能力,共同计划规律运动,鼓励肥胖患者多运动。

(8)其他:保持情绪稳定,生活规律。按医嘱服用降糖药,定期复查,如有不适,随时就诊。

 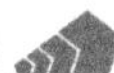

(三)高血压合并心力衰竭的护理要点

1.生活起居护理

(1)创造安静舒适的环境是本病护理工作的关键,避免一切不良刺激,特别要避免突然而来的噪声、高音。病室空气要清新,经常通气换气,温湿度适宜。注意保暖、避风寒、防外感,保证充足的睡眠。

(2)久病体弱、动则心悸怔忡、饮停心下、水邪泛滥水肿及重症卧床患者,一切活动应由护理人员协助,加强生活护理,预防压疮等并发症发生;取半卧位,两腿下垂,配合吸氧、强心、利尿等不同的治疗。

(3)指导患者排便时勿过于用力,养成每天定时排便习惯,平时饮食中可增加粗纤维食物或蜂蜜等润肠之物。便秘者适当应用缓泻剂。

(4)病症轻者应适当进行锻炼:打太极拳、八段锦、气功等,以利脏腑气血的功能调节;但久病怔忡或心阳不足的患者应以卧床休息为宜,以免劳力耗伤心气加重病情。

2.饮食护理

(1)本病以虚证多见,需注意加强营养补益气血:多用莲子、桂圆、大枣、怀山药、甲鱼等;水肿者要限制水盐的摄入,忌食肥甘厚味、生冷、辛辣、烈酒、烟、浓茶、咖啡等刺激性物品。

(2)体虚者可配以养血安神八宝粥(原料:芡实、薏苡仁、白扁豆、莲肉、怀山药、红枣、桂圆、百合各 6 g、粳米 150 g)。实证者则多配用重镇安神之物如朱砂安神丸(原料:朱砂、黄连、生地黄、当归、甘草)。

(3)饮食宜有节制,应做到定时定量、少食多餐、不宜过饱。

(4)适当饮用低度红酒有温阳散寒,活血通痹的作用。

(5)适当控制钠盐及液体摄入量,保证热量供应的正常,进食蛋白质含量多的食物,如瘦肉、鸡蛋、鱼等。

3.用药护理

(1)补益药宜早晚温服;使用中成药或西药者,要严格按照医嘱的剂量和时间给药,不应发给患者自行掌握服用。

(2)服用洋地黄类药、扩冠药及抗心律失常药物等抢救药物时要注意观察药物不良反应。附子服用过量后出现乌头碱中毒表现为心律失常,久煎 1～2 小时可减毒;洋地黄中毒可出现心率减慢、恶心、呕吐、头痛、黄视、绿视等毒性反应。

(3)安神定志药物宜在睡前 0.5～1 小时服用。

4.情志护理

(1)情志不遂是诱发本病的重要因素。故应做好情志护理,注重消除患者紧张、惧怕、焦虑等不良情绪,要使患者怡情悦志,避免思虑过度伤脾。

(2)当病症发作时,患者常自觉六神无主、心慌不宁、恐惧,此时应在旁守护患者以稳定情绪,使其感到放心,同时进行救治。

5.病情观察

(1)本病症常在夜间发作及加重,故夜间应加强巡视及观察。

(2)若见脉结代、呼吸不畅、面色苍白等心气衰微表现时,立即予以吸氧,通知医师,可予口服红参粉或按医嘱给服救心丸、丹参滴丸同时针刺心俞、内关、神门、三阴交或耳针心、肾、副交感等穴。

(3)对阵发性心悸的患者,发作时脉搏明显加速而并无结代者,可试用憋气法、引吐法、压迫眼球法、压迫颈动脉窦法来控制心悸。

(4)中医适宜技术:根据不同辨证分型可给予中药泡脚、熏蒸、中频脉冲电刺激、穴位敷贴、耳穴埋豆、拔火罐、艾灸等方法进行辅助治疗。

6.健康指导

(1)起居:有序,居住环境安静,避免恶性刺激及突发而来的高音、噪声,忌恼怒、紧张。

(2)饮食:有节,食勿过饱,勿食肥甘厚味,戒烟慎酒,忌浓茶、咖啡及烈性酒;限制钠盐摄入。

(3)情志:重视自我调节情志,保持乐观开朗的情绪,丰富生活内容,怡情悦志,使气机条达,心气和顺。

(4)用药:积极防治有关的疾病,如痰饮、肺胀、喘证、消渴等证。

(5)强身:注意锻炼身体,以增强心脏、肺脏的功能,预防外邪的侵袭,保持充足的睡眠。

(6)器质性心脏病的妇女不宜怀孕,怀孕时应予终止妊娠。

(7)定期复查:指导患者按照医嘱定时服药,定时复诊,随身携带急救药如硝酸甘油、硝酸异山梨酯、速效救心丸等,以便发作时服用,及时缓解症状。

(四)高血压患者自我调护要点

自我调护与高血压的发生、发展及预后有密切的关系,正确的自我调护可以改善血压。

1.养成良好的生活习惯

如坚持起床三部曲:醒来睁开眼睛后,继续平卧半分钟,再在床上坐半分钟,然后双腿下垂于床沿半分钟,最后才下地活动。

2.穿衣宜松

高血压患者穿衣宜松不宜紧,保持三松(衣领宜松、腰带宜松、穿鞋宜松)。

3.居住环境宜舒适

环境应保持舒适、安静、整洁,室内保持良好的通风。

4.正确洗漱

每天早晚坚持温水洗漱、漱口最为适宜,因水过热、过凉都会刺激皮肤感受器,引起周围血管的舒缩,影响血压;洗澡时间不能过长,特别要注意安全,防止跌倒。

5.正确作息

坚持午休 30～60 分钟/天,如无条件,可闭目养神或静坐,有利于降压。夜间睡前,可用温水浸泡双足或按摩脚底穴位,可促进血液循环,提高睡眠质量。老年人每天睡眠时间为 6～8 小时即可。

6.其他

(1)戒烟限酒,控制体重。

(2)预防便秘:增加粗纤维食物摄入,行腹部穴位按摩以促进肠蠕动,或晨起空腹喝一大杯白开水,必要时可在医师指导下于药物辅助通便。

(3)掌握血压监测、预防和处理直立性低血压的方法。

(4)自行进行耳穴、体穴按压,用指尖或指节按压所选的穴位,每次按压 5～10 分钟,以有酸胀感觉为宜,14 天 1 个疗程。

(5)自行足疗法:双足浸泡,尽量让水浸没过足踝(有足浴桶者可至膝以下),水温保持在 40 ℃,每天可进行 2 次,下午与晚间各 1 次,每次 30～40 分钟。

随着医学的不断发展，人们已开始日益重视高血压的危害，护理人员及家庭应不断更新调护观念，拓宽知识面，学习心理学、教育学等其他学科知识，把握教学技巧，不断提高整体素质，为患者提供最佳的服务，最终达到降低高血压人群心脑血管病发病率的目标。

（五）预防和处理直立性低血压

1.直立性低血压的表现

乏力、头晕、心悸、出汗、恶心、呕吐等临床表现，在联合用药、服首剂药物或加量时应特别注意。

2.指导患者预防直立性低血压的方法

（1）避免长时间站立，尤其在服药后最初几个小时。

（2）改变姿势，特别是从卧、坐位起立时动作宜缓慢。

（3）服药时间可选在平静休息时，服药后继续休息一段时间再下床活动，如在睡前服药，夜间起床排尿时应注意。

（4）避免用太热的水洗澡或蒸汽浴，更不宜大量饮酒。

（5）指导患者在直立性低血压发生时采取下肢抬高平卧，以促进下肢血液回流。

（娄雪芳）

第二节　心　绞　痛

一、稳定型心绞痛

（一）概念和特点

稳定型心绞痛也称劳力性心绞痛，是在冠状动脉固定性严重狭窄基础上，由于心肌负荷的增加引起心肌急剧的、暂时的缺血缺氧的临床综合征。其特点为阵发性的前胸压榨性疼痛或憋闷感觉，主要位于胸骨后部，可放射至心前区和左上肢尺侧，常发生于劳力负荷增加时，持续数分钟，休息或用硝酸酯类药物后疼痛消失。疼痛发作的程度、频度、性质及诱发因素在数周至数月内无明显变化。

（二）相关病理生理

患者在心绞痛发作之前，常有血压增高、心律增快、肺动脉压和肺毛细血管压增高的变化，反映心脏和肺的顺应性减低。发作时可有左心室收缩力和收缩速度降低、射血速度减慢、左心室收缩压下降、心排血量降低、左心室舒张末期压和血容量增加等左心室收缩和舒张功能障碍的病理生理变化。左心室壁可呈不协调收缩或部分心室壁有收缩减弱的现象。

（三）主要病因及诱因

本病的基本病因是冠状动脉粥样硬化。正常情况下，冠状动脉循环血流量具有很大的储备力量，其血流量可随身体的生理情况有显著的变化，休息时无症状。当劳累、激动、心力衰竭等使心脏负荷增加，心肌耗氧量增加时，对血液的需求增加，而冠状动脉的供血已不能相应增加，即可引起心绞痛。

(四)临床表现

1.症状

心绞痛以发作性胸痛为主要临床表现，典型疼痛的特点如下。

(1)部位：主要在胸骨体中、上段之后，可波及心前区，界限不清楚。常放射至左肩、左臂尺侧达无名指和小指，偶有疼痛放射至颈、咽或下颌部。

(2)性质：胸痛常有压迫、憋闷或紧缩感，也可有烧灼感，偶尔伴有濒死感。

(3)持续时间：疼痛出现后常逐步加重，持续3～5分钟，休息或含服硝酸甘油可迅速缓解，很少超过半小时。可数天或数周发作1次，亦可一天内发作数次。

2.体征

心绞痛发作时，患者面色苍白、出冷汗、心率增快、血压升高、表情焦虑。心尖部听诊有时出现“奔马律”，可有暂时性心尖部收缩期杂音，是由乳头肌缺血从而功能失调引起二尖瓣关闭不全所致。

3.诱因

发作常由体力劳动、情绪激动、饱餐、寒冷、吸烟、心动过速、休克等因素引起。

(五)辅助检查

1.心电图

(1)静息时心电图：约有50%的患者在正常范围，也可有陈旧性心肌梗死的改变或非特异性ST和T波异常。有时出现心律失常。

(2)心绞痛发作时心电图：绝大多数患者可出现暂时性心肌缺血引起的ST压低(≥0.1 mV)，有时出现T波倒置，在平时有T波持续倒置的患者，发作时可变为直立(假性正常化)。

(3)心电图负荷试验：做运动负荷试验及24小时动态心电图，可显著提高缺血性心电图的检出率。

2.X线检查

心脏X线检查可无异常，若已伴发缺血性心肌病可见心影增大、肺充血等。

3.放射性核素

利用放射性铊心肌显像所示灌注缺损，提示心肌供血不足或血供消失，对心肌缺血诊断较有价值。

4.超声心动图

多数稳定型心绞痛患者静息时超声心动图检查无异常；有陈旧性心肌梗死者或严重心肌缺血者二维超声心动图可探测到坏死区或缺血区心室壁的运动异常。运动或药物负荷超声心动图检查可以评价心肌灌注和存活性。

5.冠状动脉造影

选择性冠状动脉造影可使左、右冠状动脉及主要分支得到清楚的显影，具有确诊价值。

(六)治疗原则

治疗原则是改善冠状动脉血供和降低心肌耗氧量以改善患者症状，提高生活质量，同时治疗冠状动脉粥样硬化，预防心肌梗死和死亡，以延长生存期。

1.发作时的治疗

(1)休息：发作时立即休息，一般患者停止活动后症状即可消失。

（2）药物治疗：宜选用作用快的硝酸酯类药物，这类药物除可扩张冠状动脉增加冠状动脉血流量外，还可扩张外周血管，减轻心脏负荷，从而缓解心绞痛。如硝酸甘油 0.3～0.6 mg 或硝酸异山梨酯 3～10 mg 舌下含化。

2.缓解期的治疗

缓解期一般不需卧床休息，应避免各种已知的诱因。

（1）药物治疗：以改善预后的药物和减轻症状、改善缺血的药物为主，如阿司匹林、氯吡格雷、β受体阻滞剂、他汀类药物、血管紧张素转换酶抑制剂、硝酸酯类药物，其他如代谢性药物、中医中药。

（2）非药物治疗：包括运动锻炼疗法、血管重建治疗、增强型体外反搏等。

二、不稳定型心绞痛

（一）概念和特点

目前已趋向将典型的稳定型劳力性心绞痛以外的缺血性胸痛统称为不稳定型心绞痛。不稳定型心绞痛根据临床表现可分为静息型心绞痛、初发型心绞痛、恶化型心绞痛 3 种类型。

（二）相关病理生理

与稳定型心绞痛的差别主要在于冠状动脉内不稳定的粥样斑块继发的病理改变，使局部的心肌血流量明显下降，如斑块内出血、斑块纤维帽出现裂隙、表面有血小板聚集和/或刺激冠状动脉痉挛，导致缺血性心绞痛，虽然也可因劳力负荷诱发，但劳力负荷终止后胸痛并不能缓解。

（三）主要病因及诱因

少部分不稳定型心绞痛患者心绞痛发作有明显的诱因。

1.增加心肌氧耗

感染、甲状腺功能亢进或心律失常。

2.冠状动脉血流减少

低血压。

3.血液携氧能力下降

贫血和低氧血症。

（四）临床表现

1.症状

不稳定型心绞痛患者胸部不适的性质与典型的稳定型心绞痛相似，通常程度更重，持续时间更长，可达数十分钟，胸痛在休息时也可发生。

2.体征

体检可发现一过性第三心音或第四心音，以及由于二尖瓣反流引起的一过性收缩期杂音，这些非特异性体征也可出现在稳定型心绞痛和心肌梗死患者，但详细的体格检查可发现潜在的加重心肌缺血的因素，并成为判断预后非常重要的依据。

（五）辅助检查

1.心电图

（1）大多数患者胸痛发作时有一过性 ST（抬高或压低）和 T 波（低平或倒置）改变，其中 ST 的动态改变（≥0.1 mV 的抬高或压低）是严重冠状动脉疾病的表现，可能会发生急性心肌梗死或猝死。

(2)连续24小时心电监测发现,85%～90%的心肌缺血,可不伴有心绞痛症状。

2.冠状动脉造影检查

在长期稳定型心绞痛基础上出现的不稳定型心绞痛患者,常有多支冠状动脉病变,而新发作静息型心绞痛患者,可能只有单支冠状动脉病变。在所有的不稳定型心绞痛患者中,3支血管病变占40%,2支血管病变占20%,左冠状动脉主干病变约占20%,单支血管病变约占10%,没有明显血管狭窄者占10%。

3.心脏标志物检查

心脏肌钙蛋白T及I较传统的肌酸激酶(creatine kinase,CK)和肌酸激酶同工酶(CK-MB)更为敏感、更可靠。

4.其他

胸部X线、心脏超声和放射性核素检查的结果,与稳定型心绞痛患者的结果相似,但阳性发现率会更高。

(六)治疗原则

不稳定型心绞痛是严重、具有潜在危险的疾病,病情发展难以预料,应使患者处于监控之下,疼痛发作频繁或持续不缓解及高危组的患者应立即住院。其治疗包括抗缺血治疗、抗血栓治疗和根据危险度分层进行的优创治疗。

1.一般治疗

发作时立即卧床休息,床边行24小时心电监护,严密观察血压、脉搏、呼吸、心率、心律变化,有呼吸困难、发绀者应给氧吸入,维持血氧饱和度达95%以上。如有必要,重测心肌坏死标志物。

2.止痛

烦躁不安、疼痛剧烈者,可考虑应用镇静剂如吗啡5～10 mg皮下注射;硝酸甘油或硝酸异山梨酯持续静脉滴注或微量泵输注,以10 μg/min开始,每3～5分钟增加10 μg/min,直至症状缓解或出现血压下降为止。

3.抗凝

抗血小板和抗凝治疗是不稳定型心绞痛治疗至关重要的措施,应尽早应用阿司匹林、氯吡格雷、肝素或低分子肝素,以有效防止血栓形成,阻止病情进展为心肌梗死。

4.其他

对于个别病情极严重患者,若保守治疗效果不佳,心绞痛发作时ST≥0.1 mV,持续时间>20分钟,或血肌钙蛋白含量升高者,在有条件的医院可行急诊冠状动脉造影,考虑经皮冠状动脉成形术。

二、护理评估

(一)一般评估

(1)患者有无面色苍白、出冷汗、心率加快、血压升高。

(2)患者主诉有无心绞痛发作症状。

(二)身体评估

(1)有无表情焦虑、皮肤湿冷、出冷汗。

(2)有无心律增快、血压升高。

(3)心尖区听诊是否闻及收缩期杂音,或听到第三心音或第四心音。

(三)心理-社会评估

患者能否控制情绪,避免激动或愤怒,以减少心悸耗氧量;家属能否做到给予患者安慰及细心的照顾,并督促定期复查。

(四)辅助检查结果的评估

(1)心电图有无 ST 及 T 波异常改变。

(2)24 小时连续心电监测有无心肌缺血的改变。

(3)冠状动脉造影检查结果有无显示单支或多支病变。

(4)心脏标志物肌钙蛋白 T 的峰值是否超过正常对照值的百分数。

(五)常用药物治疗效果的评估

1.硝酸酯类药物

心绞痛发作时,能及时舌下含化,迅速缓解疼痛。

2.他汀类药物

长期服用可以维持低密度脂蛋白胆固醇(low-density lipoprotein cholesterol,LDL-C)的目标值<70 mg/dL,且不出现肝酶和肌酶升高等不良反应。

三、主要护理诊断

(一)胸痛

胸痛与心肌缺血、缺氧有关。

(二)活动无耐力

活动无耐力与心肌氧的供需失调有关。

(三)知识缺乏

缺乏控制诱发因素及预防心绞痛发作的知识。

(四)潜在并发症

心肌梗死。

四、护理措施

(一)休息与活动

1.适量运动

运动应以有氧运动为主,运动的强度和时间因病情和个体差异而不同,必要时在监测下进行。

2.心绞痛发作

立即停止活动,就地休息。不稳定型心绞痛患者,应卧床休息,并密切观察。

(二)用药的指导

1.心绞痛发作

立即舌下含化硝酸甘油,用药后注意观察患者胸痛变化情况,如 3～5 分钟后仍不缓解,隔 5 分钟后可重复使用。对于心绞痛发作频繁者,静脉滴注硝酸甘油时,患者及家属不要擅自调整滴速,以防低血压发生。部分患者用药后出现面部潮红、头部胀痛、头晕、心动过速、心悸等不适,应告知患者是药物的扩血管作用所致,不必有顾虑。

2.应用他汀类药物

应严密监测转氨酶及肌酸激酶等生化指标，及时发现药物可能引起的肝脏损害和肌病。采用强化降脂治疗时，应注意监测药物的安全性。

（三）心理护理

安慰患者，缓解紧张不安情绪，改变急躁易怒性格，保持心理平衡。告知患者及家属过劳、情绪激动、饱餐、用力排便、寒冷刺激等都是心绞痛发作的诱因，应注意避免。

（四）健康教育

1.疾病知识指导

（1）合理膳食：宜摄入低热量、低脂、低胆固醇、低盐饮食，多食蔬菜、水果和粗纤维食物如芹菜、糙米等，避免暴饮暴食，应少食多餐。

（2）戒烟、限酒。

（3）适量运动：应以有氧运动为主，运动的强度和时间因病情和个体差异而不同，必要时在监测下进行。

（4）心理调适：保持心理平衡，可采取放松技术或与他人交流的方式缓解压力，避免接触心绞痛发作的诱因。

2.用药指导

指导患者出院后遵医嘱用药，不擅自增减药量，自我检测药物的不良反应。外出时随身携带硝酸甘油以备急用。硝酸甘油遇光易分解，应放在棕色瓶内存放于干燥处，以免潮解失效。药瓶开封后每 6 个月更换 1 次，以确保疗效。

3.病情检测指导

教会患者及家属心绞痛发作时的缓解方法，胸痛发作时应立即停止活动或舌下含服硝酸甘油。如连续含服 3 次仍不缓解，或心绞痛发作比以往频繁、程度加重、疼痛时间延长，应及时就医，警惕心肌梗死的发生。不典型心绞痛发作时，可能表现为牙痛、肩周炎、上腹痛等，为防治误诊，应尽快到医院做相关检查。

4.及时就诊的指标

（1）心绞痛发作时，舌下含化硝酸酯类药物无效或重复用药仍未缓解。

（2）心绞痛发作比以往频繁、程度加重、疼痛时间延长。

五、护理效果评估

（1）患者能坚持长期遵医嘱用药物治疗。

（2）心绞痛发作时，能立即停止活动，并舌下含服硝酸甘油。

（3）能预防和控制缺血症状，减少心肌梗死的发生。

（4）能戒烟、控制饮食。

（5）能坚持定期门诊复查。

（龚鸽鸽）

第三节　心　肌　炎

一、疾病概述

(一)概念和特点

心肌炎是心肌的炎症性疾病。最常见病因为病毒感染,细菌、真菌、螺旋体、立克次体、原虫、蠕虫等感染也可引起心肌炎,但相对少见。肺感染性心肌炎的病因包括药物、毒物、放射、结缔组织病、血管炎、巨细胞心肌炎、结节病等。起病急缓不定,少数呈暴发性,可导致急性泵衰竭或猝死。病程多有自限性,但也可进展为扩张型心肌病。本节重点叙述病毒性心肌炎。

病毒性心肌炎指由嗜心肌性病毒感染引起的,以心肌非特异性间质性炎症为主要病变的心肌炎。病毒性心肌炎包括无症状的心肌局灶性炎症和心肌弥漫性炎症所致的重症心肌炎。

(二)相关病理生理

病毒性心肌炎的病理改变轻重不等。轻者常以局灶性病变为主,而重者则多呈弥漫性病变。局灶性病变的心肌外观正常,而弥漫性者则心肌苍白、松软,心脏呈不同程度的扩大、增重。镜检可见病变部位的心肌纤维变性或断裂,心肌细胞溶解、水肿、坏死。间质有不同程度水肿以及淋巴细胞、单核细胞和少数多核细胞的浸润。病变以左心室及室间隔最显著,可波及心包、心内膜及传导系统。慢性病例可有心脏扩大,心肌间质炎症浸润及心肌纤维化并有瘢痕组织形成,心内膜呈弥漫性或局限性增厚,血管内皮肿胀等变化。

(三)主要病因与诱因

近年来,由于病毒学及免疫病理学的迅速发展,通过大量动物试验及临床观察,证明多种病毒皆可引起心肌炎。其中柯萨奇病毒 B_6 最常见,占 30%～50%。其他如埃柯病毒、脊髓灰质炎病毒也较常见。此外,人类腺病毒、流感、风疹、单纯疱疹、肝炎病毒、EB 病毒、巨细胞病毒和人类免疫缺陷病毒等,都能引起心肌炎。

(四)临床表现

1.症状

病毒性心肌炎患者的临床表现取决于病变的广泛程度和部位。轻者可无症状,重者可出现心源性休克及猝死。

(1)病毒感染症状:半数患者发病前 1～3 周有病毒感染前驱症状,如发热、全身倦怠、肌肉酸痛,或恶心、呕吐等消化道症状。

(2)心脏受累症状:患者常出现心悸、胸痛、呼吸困难、胸痛、乏力等表现。严重者甚至出现阿-斯综合征、心源性休克、猝死。绝大多数就诊患者以心律失常为主诉或首见症状。

2.体征

可见各种心律失常,以房性与室性期前收缩及房室传导阻滞最多见。心率可增快且与体温升高不相称。听诊可闻及第三、第四心音或奔马律,部分患者于心尖部闻及收缩期吹风样杂音。心衰患者可有颈静脉怒张、肺部湿啰音、肝大等体征。重者可出现血压降低、四肢湿冷等心源性休克体征。

(五)辅助检查

1.血生化及心脏损伤标志物检查

红细胞沉降率加快,C反应蛋白阳性,急性期或心肌炎活动期心肌肌酸激酶、肌钙蛋白含量增高。

2.病原学检查

血清柯萨奇病毒IgM抗体滴度明显增高,外周血肠道病毒核酸阳性或肝炎病毒血清学检查阳性,心内膜心肌活检有助于病原学诊断。

3.胸部X线

胸部X线可见心影扩大,有心包积液时可呈烧瓶样改变。

4.心电图

心电图常见ST、T波改变,包括ST轻度移位和T波倒置。可出现各型心律失常,特别是室性心律失常和房室传导阻滞等。

5.超声心动图

超声心动图可正常,也可显示左心室增大,室壁运动减低,左心室收缩功能降低,附壁血栓等。合并心包炎者可有心包积液。

(六)治疗原则

急性病毒性心肌炎至今无特效治疗,一般都采用对症及支持疗法,以减轻心肌负担,注意休息和营养等综合治疗为主。多年实践证明心脏彩超诊断后,及时给予足够的休息,并避免再次病毒感染,可较快顺利恢复,减少后遗症。

1.一般治疗

目前尚无特异性治疗,以针对左心功能不全的支持治疗为主,注意休息和营养。卧床休息应延长到症状消失,心电图恢复正常,一般需3个月左右;心脏已扩大或曾经出现过心功能不全者应延长至半年,直至心脏不再缩小。心功能不全症状消失后,在密切观察下患者可逐渐增加活动量,恢复期仍应适当限制活动3～6个月。

2.抗病毒及免疫治疗

在心肌炎急性期,抗病毒是治疗的关键,应早期应用抗病毒药物,可抑制病毒复制。本病心肌受累之前,先有病毒血症过程,病毒在细胞内复制,可早期使用如黄芪、牛磺酸、干扰素、辅酶Q_{10}等中西医结合治疗病毒性心肌炎,有抗病毒、调节免疫和改善心脏功能等作用。

二、护理评估

(一)一般评估

了解患者有无上呼吸道、肠道或其他感染史,测量体温、脉搏、呼吸、血压,观察尿量及水肿情况。

(二)身体评估

1.测量心界

轻者心脏不扩大,或有暂时性扩大,不久即恢复。心脏扩大显著反映心肌炎广泛而严重。

2.测量心率

心率增快与体温不相称,或心率异常缓慢,均为心肌炎的可疑征象。

3.听诊

(1)心尖区 S_1 可减低或分裂。心音可呈胎心样。心包摩擦音的出现提示有心包炎存在。

(2)杂音：心尖区可能有收缩期吹风样杂音或舒张期杂音，前者为发热、贫血、心腔扩大所致，后者因左心室扩大造成的相对性二尖瓣狭窄所致。杂音响度都不超过 3 级，心肌炎好转后即消失。

(3)心律失常：极常见，各种心律失常都可出现，以房性与室性期前收缩最常见，其次为房室传导阻滞，此外，心房颤动、病态窦房结综合征均可出现。心律失常是造成猝死的原因之一。

4.心力衰竭

重症弥漫性心肌炎患者可出现急性心力衰竭，属于心肌泵血功能衰竭，左、右心同时发生衰竭，引起心排血量过低，故除一般心力衰竭表现外，易合并心源性休克。

(三)心理-社会评估

患者的焦虑、紧张程度，能否积极配合治疗，患者及家属是否存在不了解介入或手术治疗效果而产生较大的心理压力的情况。

(四)辅助检查结果的评估

1.一般检查

(1)细胞总数 1 万～2 万，中性粒细胞数偏高。抗链球菌溶血素“O”大多数正常。

(2)损伤标志物：CK 及其同工酶 CK-MB、乳酸脱氢酶、谷草转氨酶在病程早期可增高。肌钙蛋白也可升高，而且持续时间较长。

(3)分离：从心包、心肌或心内膜分离出病毒，或用免疫荧光抗体检查找到心肌中有特异的病毒抗原，或电镜检查心肌发现有病毒颗粒，均可以确定诊断；咽洗液、粪便、血液、心包液中分离出病毒，同时结合恢复期血清中同型病毒中和抗体滴度较第 1 份血清升高或下降 4 倍以上，则有助于病原诊断。

(4)测定与病毒核酸检测：病毒特异性抗体，补体结合抗体的测定以及用分子杂交法或聚合酶链反应检测心肌细胞内的病毒核酸也有助于病原诊断。部分病毒性心肌炎患者可有抗心肌抗体出现，一般于短期内恢复，若持续提高，表示心肌炎病变处于活动期。

2.心电图

心电图在急性期有多变与易变的特点，对可疑病例应反复检查，以助诊断，其主要变化为 ST-T 改变，各种心律失常和传导阻滞。上呼吸道感染、腹泻等病毒感染后 3 周内新出现下列心律失常或心电图改变。

(1)ST-T 及 QRS 波的改变：ST 下降(心包积液时可见抬高)，T 波低平、双向或倒置。可有低电压，Q-T 间期延长。大片心肌坏死时有宽大的 Q 波，类似心肌梗死。

(2)心律失常：除窦性心动过速、窦性心动过缓外，可见各种期前收缩(房性、室性、交界性)，其中以室性期前收缩多见。室上性或室性心动过速、心房扑动或颤动，心室颤动也可见。

(3)传导阻滞：窦房、房室或室内传导阻滞颇为常见，其中以一度、二度房室传导阻滞最多见。恢复期以各种类型的期前收缩为多见。少数慢性期患儿可有房室肥厚的改变。

3.胸部 X 线

心影正常或有不同程度的增大，多数为轻度增大。若反复迁延不愈或合并心力衰竭，则心脏扩大明显。后者可见心脏搏动减弱，伴肺淤血、肺水肿或胸腔少量积液。有心包炎时，有积液征。

4.超声心动图

超声心动图主要表现：①心肌收缩功能异常；②心室充盈异常；③室壁节段性运动异常；④心脏扩大，以左心室扩大常见，多数属轻度扩大，对此类心脏扩大超声心动图较 X 线检查更为敏感。病毒性心肌炎心脏扩大经治疗后，多数逐渐恢复正常，因此，超声心动图随诊观察对病毒性心肌炎的病程变化了解具有很大价值。

(五)常用药物治疗效果的评估

1.抗病毒及免疫治疗

抗病毒治疗主要用于疾病早期，可抑制病毒复制。本病心肌受累之前，先有病毒血症过程，病毒在细胞内复制，可早期使用如黄芪、牛磺酸、干扰素、辅酶 Q_{10} 等中西医结合治疗病毒性心肌炎，有抗病毒、调节免疫和改善心脏功能等作用。

2.心律失常的治疗

如果期前收缩无明显临床不适症状，不一定马上给予抗心律失常治疗，可以随访观察，并做好患者的解释工作，使其了解该病的预后，消除恐惧心理。

3.免疫抑制疗法

糖皮质激素治疗仍有争论。

4.改善心肌代谢及抗氧化治疗

大量研究证明，氧自由基升高与病毒性心肌炎的发病密切相关，采用抗氧化剂治疗病毒性心肌炎有肯定疗效。目前常用的药物有辅酶 Q_{10}、曲美他嗪、肌苷、ATP、1,6-二磷酸果糖等。大剂量维生素 C 清除氧自由基的疗效最为肯定，而且其酸度不影响心肌细胞代谢，也无明显毒副作用。

三、主要护理诊断

(一)活动无耐力

活动无耐力与心肌受损、心律失常有关。

(二)体温过高

体温过高与心肌炎症有关。

(三)焦虑

焦虑与病情加重担心疾病预后有关。

(四)潜在并发症

心律失常、心力衰竭。

四、护理措施

(一)休息与活动

提供一个安静、舒适的环境，急性期需卧床休息 2～3 个月，直到状态消失，血清心肌酶、心电图等恢复正常后，方可逐渐增加活动量。若出现心律失常，应延长卧床时间。心脏扩大或出现心力衰竭者应卧床休息半年。恢复期仍应适当限制活动 3～6 个月。

(二)饮食

给予高热量、高蛋白、高维生素饮食，易消化的饮食，多吃新鲜蔬菜和水果，以促进心肌细胞恢复。注意进食不宜过饱，禁食用咖啡、浓茶及其他刺激性食物，心力衰竭者限制钠盐摄入、忌烟

酒。保持排便通畅，必要时给予缓泻剂，避免因便秘而加重心脏负担。

（三）病情观察

密切监测患者生命体征，包括体温、脉搏、呼吸、血压。注意心率及心律的改变，观察有无频发室性期前收缩、短暂室速、房室传导阻滞。注意有无胸闷、呼吸困难、颈静脉怒张等表现。有无咯血、肺部啰音及肺水肿等。当患者出现呼吸困难、发绀、咳粉红色泡沫状痰、双肺布满干湿性啰音，提示出现急性肺水肿。

（四）用药指导

病毒性心肌炎患者可发生心力衰竭，对于应用洋地黄的患者应特别注意其毒性反应，因为心肌炎时心肌细胞对洋地黄的耐受性差。使用糖皮质激素时，注意遵医嘱用量，不可随意增加或减少剂量，更不可随意停药或延长服用时间。

（五）心理护理

向患者耐心解释卧床休息的必要性，解释病情和治疗方案，告诉患者不良情绪会加重心脏负荷，给予心理安慰，消除患者的焦虑、恐惧心理，减轻心理压力，避免环境和精神刺激，防止情绪激动，主动配合治疗，早日康复。

（六）健康教育

1.疾病知识指导

急性心肌炎患者出院后需继续休息 3～6 个月。严重心肌炎伴心界扩大者，应休息 6～12 个月，直到症状消失。

2.饮食指导

应进食高蛋白、高维生素、清淡易消化饮食。注意补充富含维生素 C 的新鲜蔬菜、水果，戒烟、酒及刺激性食物，以促进心肌代谢与修复。

3.生活与运动指导

养成定时排便的习惯防便秘，排便时不宜用力、屏气等，无并发症者鼓励患者适当锻炼身体以增强机体抵抗力。

4.自我检测指导

教会患者及家属测脉搏、节律，发现异常应随时就诊。坚持药物治疗，定期随访。

5.及时就诊的指标

(1)发现脉搏、节律异常，或有胸闷、心悸等症状时。

(2)发生晕厥、血压明显降低时。

五、护理效果评估

(1)患者掌握限制最大活动量的指征，能参与制订并实施活动计划，掌握活动中自我监测脉搏和活动过量症状的方法。

(2)患者能控制情绪，心理状态稳定。

(3)患者未发生猝死或发生致命性心律失常时能得到及时发现和处理。

（龚鸽鸽）

第四节 心脏瓣膜病

一、疾病概述

心脏瓣膜病是指心脏瓣膜存在结构和/或功能异常，是一组常见的心血管疾病。瓣膜开放使血流向前流动，瓣膜关闭则可防止血液反流。瓣膜狭窄，使心腔压力负荷增加；瓣膜关闭不全，使心腔容量负荷增加。这些血流动力学改变可导致心房或心室结构改变或功能异常，最终表现出心力衰竭、心律失常等临床表现。病变可累及一个或多个瓣膜。临床上以二尖瓣受累最为常见，其次为主动脉瓣。

风湿炎症导致的瓣膜损害称为风湿性心脏病，简称风心病。随着生活及医疗条件的改善，风湿性心脏病的人群患病率正在下降，但我国瓣膜性心脏病仍以风湿性心脏病最为常见。另外，黏液性变性及老年瓣膜钙化退行性改变所致的心脏瓣膜病日益增多。不同病因易累及的瓣膜也不一样，风湿性病心脏病患者中二尖瓣最常受累，其次是主动脉瓣；而老年退行性心脏瓣膜病以主动脉瓣膜病最为常见，其次是二尖瓣。在我国，二尖瓣狭窄 90％以上为风湿性，风心病二尖瓣狭窄多见于 20～40 岁的青、中年人，2/3 为女性。本节主要介绍二尖瓣狭窄与关闭不全，主动脉瓣狭窄与关闭不全。

二、二尖瓣狭窄

(一)概念和特点

二尖瓣狭窄最常见的病因是风湿热，急性风湿热后至少需 2 年形成明显的二尖瓣狭窄，故风湿性二尖瓣狭窄一般在 40～50 岁发病。女性患者居多约占 2/3。

(二)相关病理生理

正常二尖瓣口面积为 4～6 cm^2，瓣口面积减小至 1.5～2.0 cm^2 属轻度狭窄；1.0～1.5 cm^2 属中度狭窄；＜1.0 cm^2 属重度狭窄。

风湿性二尖瓣狭窄的基本病理变化为瓣叶和腱索的纤维化和挛缩，瓣叶交界面相互粘连，这些病变使瓣膜位置下移，严重者呈漏斗状，致瓣口狭窄，限制瓣膜活动和开放，瓣口面积缩小，血流受阻。

(三)主要病因及诱因

风湿热是二尖瓣狭窄的主要病因，是由 A 组 β 溶血性链球菌咽峡炎导致的一种反复发作的急性或慢性全身性结缔组织炎症。

(四)临床表现

1.症状

一般二尖瓣中度狭窄(瓣口面积＜1.5 cm^2)病初有临床症状。

(1)呼吸困难：是最常见的早期症状，常因劳累、情绪激动、妊娠、感染或快速性心房颤动时最易被诱发。随狭窄加重，可出现静息时呼吸困难、夜间阵发性呼吸困难和端坐呼吸。

(2)咳嗽：多为干咳无痰或泡沫痰，并发感染时咳黏液样痰或脓痰。

(3)咯血：可有痰中带血或血痰，突然大咯血常见于严重二尖瓣狭窄早期。伴有突发剧烈胸痛者要注意肺梗死。

(4)其他：少数患者可有声音嘶哑、吞咽困难、血栓栓塞等。

2.体征

重度狭窄患者呈“二尖瓣面容”，其口唇及双颧发绀。心前区隆起；心尖部可触及舒张期震颤；典型体征是心尖部可闻及局限性、低调、隆隆样的舒张中晚期杂音。

3.并发症

常见的并发症：心房颤动、急性肺水肿、血栓栓塞、右心衰竭、感染性心内膜炎、肺部感染等。

(五)辅助检查

1.X线检查

二尖瓣轻度狭窄时，X线表现可正常。中、重度狭窄而致左心房显著增大时，心影呈梨形。

2.心电图

左心房增大，可出现“二尖瓣型P波”，P波宽度>0.12秒伴切迹。QRS波群示电轴右偏和右心室肥厚。

3.超声心动图

M型超声示二尖瓣前叶活动曲线EF斜率降低，双峰消失，前后叶同向运动，呈“城墙样”改变。二维超声心动图可显示狭窄瓣膜的形态和活动度，测量瓣膜口面积。彩色多普勒血流显像可实时观察二尖瓣狭窄的射流。经食管超声心动图有利于左心房附壁血栓的检出。

(六)治疗原则

1.一般治疗

(1)有风湿活动者，应给予抗风湿治疗。长期甚至终身应用苄星青霉素120万U，每4周肌内注射1次，每次注射前应行常规皮试。

(2)呼吸困难者应减少体力活动，限制钠盐摄入，口服利尿剂，避免和控制诱发急性肺水肿的因素。

(3)无症状者应避免剧烈活动，每6～12个月门诊随访。

2.并发症治疗

(1)心房颤动：急性快速心房颤动时，要立即控制心室率；可先注射洋地黄类药物如毛花苷C注射液，效果不满意时，可静脉注射硫氮䓬酮或艾司洛尔。必要时采取电复律。慢性心房颤动患者应争取介入或者外科手术解决狭窄。对于心房颤动病史<1年，左心房内径<60 mm且窦房结或房室结功能障碍者，可考虑行电复律或药物复律。

(2)急性肺水肿：处理原则与急性左心衰竭所致的肺水肿相似。

(3)预防栓塞：若无抗凝禁忌，可长期服用华法林。

三、二尖瓣关闭不全

(一)概念和特点

二尖瓣关闭不全常与二尖瓣狭窄同时存在，亦可单独存在。二尖瓣的组成包括四个部分：瓣叶、瓣环、腱索和乳头肌，其中任何一个发生结构异常或功能失调，均可导致二尖瓣关闭不全。

(二)相关病理生理

风湿性炎症引起的瓣叶僵硬、变性、瓣缘卷缩、连接处融合及腱索融合缩短，均可使心室收缩时两瓣叶不能紧密闭合。

(三)主要病因及诱因

风湿性瓣叶损害最常见,占二尖瓣关闭不全的 1/3,女性为多。任何病因引起左心室增大、瓣环退行性病变及钙化均可造成二尖瓣关闭不全。腱索先天性异常、自发性断裂。冠状动脉灌注不足可引起乳头肌缺血、损伤、坏死、纤维化和功能障碍。

二尖瓣关闭不全的主要病理生理变化,使左心室每次搏动喷出的血流一部分反流入左心房,使前向血流减少,同时使左心房负荷和左心室舒张期负荷增加,从而引起一系列血流动力学变化。

(四)临床表现

1.症状

轻度二尖瓣关闭不全可终身无症状,或仅有轻微劳力性呼吸困难,严重反流时有心排血量减少,突出症状是疲劳无力,肺淤血的症状如呼吸困难出现较晚。

2.体征

心尖冲动明显,向左下移位。心尖区可闻及全收缩期高调吹风样杂音,向左腋下和左肩胛下区传导。

3.并发症

与二尖瓣狭窄相似,相对而言,感染性心内膜炎较多见,而体循环栓塞较少见。

(五)辅助检查

1.X 线检查

慢性重度狭窄常见左心房、左心室增大;左心衰竭时可见肺淤血和间质性肺水肿征。

2.心电图

慢性重度二尖瓣关闭不全,主要为左心房肥厚心电图表现,部分有左心室肥厚和非特异性 ST-T 改变,少数有右心室肥厚征,心房颤动常见。

3.超声心动图

M 型超声和二维超声心动图不能确定二尖瓣关闭不全。脉冲多普勒超声和彩色多普勒血流显像可在二尖瓣左心房侧探及明显收缩期反流束,确诊率几乎达到 100%,且可半定量反流程度。二维超声可显示二尖瓣结构的形态特征,有助于明确病因。

4.其他

放射性核素心室造影、左心室造影有助于评估反流程度。

(六)治疗原则

1.内科治疗

内科治疗包括预防风湿活动和感染性心内膜炎,针对并发症治疗,一般为术前过渡措施。

2.外科治疗

外科治疗是恢复瓣膜关闭完整性的根本措施,包括瓣膜修补术和人工瓣膜置换术。

四、主动脉瓣狭窄

(一)概念和特点

主动脉瓣狭窄指由于主动脉瓣病变引起主动脉瓣开放受限、狭窄,导致左心室到主动脉内的血流受阻。风湿性主动脉瓣狭窄大多伴有关闭不全或二尖瓣病变。

(二)相关病理生理

风湿性炎症导致瓣膜交界处粘连融合,瓣叶纤维化、僵硬、钙化和挛缩畸形,引起主动脉瓣狭窄。

正常成人主动脉瓣口面积≥3.0 cm^2,当瓣口面积减少一半时,收缩期仍无明显跨瓣压差;当瓣口面积≤1.0 cm^2时,左心室收缩压明显升高,跨瓣压差显著。主动脉瓣狭窄使左心室射血阻力增加,左心室发生向心性肥厚,室壁顺应性降低,引起左心室舒张末压进行性升高,左心房代偿性肥厚。最终因心肌缺血和纤维化等导致左心衰竭。

(三)主要病因及诱因

主动脉瓣狭窄的病因有 3 种,即先天性病变、退行性变和炎症性病变。单纯性主动脉瓣狭窄,多为先天性或退行性变,极少数为炎症性,且男性多见。

(四)临床表现

1.症状

早期可无症状,直至瓣口面积≤1.0 cm^2时才出现与心排血量减少及脉压增大有关的心悸、心前区不适、头部静脉强烈搏动感等症状。心绞痛、晕厥和心力衰竭是典型主动脉瓣狭窄的常见三联征。晚期并发左心衰时,可出现不同程度的心源性呼吸困难。

2.体征

心界向左下扩大,心尖区可触及收缩期抬举样搏动。第一心音正常,胸骨左缘第 3～4 肋间可闻及高调叹气样舒张期杂音。典型心脏杂音在胸骨右缘第 1～2 肋间可听到粗糙响亮的射流性杂音,并向颈部传导。

3.并发症

心律失常、心力衰竭常见,感染性心内膜炎、体循环栓塞、心脏性猝死少见。

(五)辅助检查

1.X 线检查

左心房轻度增大,75％～85％的患者可呈现升主动脉扩张。

2.心电图

轻度狭窄者心电图正常,中度狭窄者可出现 QRS 波群电压增高伴轻度 ST-T 改变,重度狭窄者可出现左心室肥厚伴劳损和左心房增大。

3.超声心动图

二维超声心动图可见主动脉瓣瓣叶增厚、回声增强提示瓣叶钙化。瓣叶收缩期开放幅度减小(<15 mm)、开放速度减慢。彩色多普勒超声心动图上可见血流于瓣口下方加速形成五彩镶嵌的射流,连续多普勒可测定心脏及血管内的血流速度。

(六)治疗原则

1.内科治疗

内科治疗是为了预防感染性心内膜炎,无症状者无需治疗,定期随访。

2.外科治疗

凡出现临床症状者均应考虑手术治疗,如经皮主动脉瓣成形、置换术;直视下主动脉瓣分离术、人工瓣膜置换术。

五、主动脉瓣关闭不全

(一)概念和特点

主动脉瓣关闭不全主要由主动脉瓣膜本身病变、主动脉根部疾病所致。根据发病情况又分急、慢性两种。

(二)相关病理生理

约 2/3 的主动脉瓣关闭不全为风心病所致。由于风湿性炎性病变使瓣叶纤维化、增厚、缩短、变形,影响舒张期瓣叶边缘对合,可造成关闭不全。

主动脉瓣反流引起左心室舒张期末容量增加,使每搏容量增加和主动脉收缩压增加,而有效每搏血容量降低。左心室心肌重量增加使心肌氧耗增多,主动脉舒张压降低使冠状动脉血流减少,两者引起心肌缺血、缺氧,促使左心室心肌收缩功能降低,直至发生左心衰竭。

(三)主要病因及诱因

1.急性主动脉瓣关闭不全

(1)感染性心内膜炎。

(2)胸部创伤致升主动脉根部、瓣叶支持结构和瓣叶破损或瓣叶脱垂。

(3)主动脉夹层血肿使主动脉瓣环扩大,瓣叶或瓣环被夹层血肿撕裂。

(4)人工瓣膜撕裂等。

2.慢性主动脉瓣关闭不全

(1)主动脉瓣本身病变:①风湿性心脏病。②先天性畸形。③感染性心内膜炎。④主动脉瓣退行性变。

(2)主动脉根部扩张:①马方综合征。②梅毒性主动脉炎。③其他病因,如原发性高血压性主动脉环扩张、特发性升主动脉扩张、主动脉夹层形成、强直性脊柱炎、银屑病性关节炎等。

(四)临床表现

1.症状

(1)急性主动脉瓣关闭不全:轻者可无症状,重者可出现呼吸困难、不能平卧、全身大汗、频繁咳嗽、咳白色或粉红色泡沫痰,更严重者出现烦躁不安、神志模糊,甚至昏迷。

(2)慢性主动脉瓣关闭不全:可在较长时间无症状。随反流量增大,出现与心排血量增大有关的症状,如心悸、心前区不适、头颈部强烈波动感等。

2.体征

(1)急性主动脉瓣关闭不全:可出现面色灰暗、唇甲发绀、脉搏细数、血压下降等休克表现。二尖瓣提前关闭致使第一心音减弱或消失;肺动脉高压时可闻及肺动脉瓣区第二心音亢进,常可闻及病理性第三心音和第四心音。由于左心室舒张压急剧增高,主动脉和左心室压力阶差急剧下降,因而舒张期杂音柔和、短促、低音调。肺部可闻及哮鸣音,或在肺底闻及细小水泡音,严重者满肺均有水泡音。

(2)慢性主动脉瓣关闭不全:①面色苍白,头随心搏摆动,心尖冲动向左下移位,心界向左下扩大。心底部、胸骨柄切迹、颈动脉可触及收缩期震颤。颈动脉搏动明显增强。②第一心音减弱,主动脉瓣区第二心音减弱或消失;心尖区可闻及第三心音。③主动脉瓣区可闻及高调递减型叹气样舒张早期杂音,坐位前倾位呼气末明显,向心尖区传导。④周围血管征,如点头征、水冲脉、股动脉枪击音和毛细血管波动征,听诊器压迫股动脉可闻及双期杂音。

3.并发症

感染性心内膜炎、室性心律失常、心力衰竭常见。

(五)辅助检查

1.X 线检查

急性主动脉瓣关闭不全者左心房稍增大,常有肺淤血和肺水肿表现。慢性者左心室明显增大,升主动脉结扩张,呈靴形心。

2.心电图

急性主动脉瓣关闭不全者常见窦性心动过速和非特异性 ST-T 改变。慢性者常见左心室肥厚劳损伴电轴左偏,如有心肌损害,可出现心室内传导阻滞,房性和室性心律失常。

3.超声心动图

M 型超声显示舒张期二尖瓣前叶快速高频的振动,二维超声可显示主动脉关闭时不能合拢。多普勒超声显示主动脉瓣下方(左心室流出道)探及全舒张期反流。

(六)治疗原则

1.内科治疗

内科治疗包括:①急性者一般为术前准备过渡措施,包括吸氧、镇静、多巴胺、血管活性药物等,应及早考虑外科治疗。②慢性者无症状且左心功能正常者,无需治疗,但需随访。随访内容包括临床症状、超声检查左心室大小和左心室射血分数。预防感染性心内膜炎及风湿活动。

2.外科治疗

外科治疗包括:①急性者在降低肺静脉压、增加心排血量、稳定血流动力学的基础上,实施人工瓣膜置换术或主动脉瓣膜修复术。②慢性者应在不可逆的左心室功能不全发生之前进行外科治疗,原发性主动脉关闭不全,主要采用主动脉瓣置换术;继发性主动脉瓣关闭不全,可采用主动脉瓣成形术;部分病例可行瓣膜修复术。

六、护理评估

(一)一般评估

(1)有无风湿活动,体温是否在正常范围。

(2)饮食及活动等日常生活是否受影响。

(3)能否平卧睡眠。

(二)身体评估

(1)是否呈现“二尖瓣面容”。

(2)是否出现呼吸困难及其程度。

(3)心尖区是否出现明显波动,是否出现颈静脉怒张、肝颈回流征阳性、肝大、双下肢水肿等心衰竭表现。

(4)二尖瓣狭窄特征性的杂音,为心尖区舒张中晚期低调的隆隆样杂音,呈递增型,局限,左侧卧位明显,运动或用力呼气可使其增强,常伴舒张期震颤。

(5)定期做超声心动图,注意有无心房、心室扩大及附壁血栓。尤其是有无心房颤动,或长期卧床。

(三)心理-社会评估

患者能保持良好心态、避免精神刺激、控制情绪激动,家属对患者的照顾与理解,能协助患者定期复查，均有利于控制和延缓病情进展。

（四）辅助检查结果的评估

1.X 线检查

左心房增大是否明显，有无肺淤血和肺水肿表现。

2.心电图

有无窦性心动过速和非特异性 ST-T 改变及左心室肥厚劳损伴电轴左偏。

3.超声心动图

有无舒张期二尖瓣前叶快速高频的振动，主动脉瓣下方是否探及全舒张期反流。

（五）常用药物治疗效果的评估

（1）能否遵医嘱使用苄星青霉素，预防感染性心内膜炎。

（2）能否坚持抗风湿药物治疗，是否出现风湿活动表现，如皮肤环形红斑、皮下结节、关节红肿及疼痛不适等。

（3）餐后服用阿司匹林，不出现胃肠道反应、牙龈出血、血尿、柏油样便等。

七、主要护理诊断

（一）体温过高

体温过高与风湿活动、并发感染有关。

（二）有感染的危险

感染与机体抵抗力下降有关。

（三）潜在并发症

感染性心内膜炎、心律失常、猝死。

八、护理措施

（一）体温过高的护理

（1）每 4 小时测体温一次，注意观察热型，以帮助诊断。

（2）卧床休息，限制活动量，以减少机体消耗。

（3）给予高热量、高蛋白、高维生素的清淡易消化饮食。

（4）遵医嘱给予抗生素及抗风湿治疗。

（二）并发症的护理

1.心力衰竭的护理

（1）避免诱因：预防和控制感染，纠正心律失常，避免劳累和情绪激动等。

（2）监测生命体征，评估患者有无呼吸困难、乏力、食欲减退、少尿等症状，检查有无肺部啰音、肝大、下肢水肿等体征。

2.栓塞的护理

（1）评估栓塞的危险因素：查阅超声心动图、心电图报告，看有无异常。

（2）休息与活动：左心房内有巨大附壁血栓者，应绝对卧床休息。病情允许时鼓励并协助患者翻身、活动下肢、按摩及用温水泡脚，或下床活动。

（3）遵医嘱给予药物：如抗心律失常、抗血小板聚集的药物。

（4）密切观察有无栓塞的征象，一旦发生，立即报告医师，给予抗凝或溶栓等处理。

(三)健康教育

1.疾病知识指导

告知患者及家属本病的病因及病程进展特点。避免居住环境潮湿、阴暗等不良条件,保持室内空气流通、温暖、干燥,阳光充足。适当活动,避免剧烈运动或情绪激动,加强营养、提高机体抵抗力,预防和控制风湿活动。注意防寒保暖,预防上呼吸道感染。

2.用药指导与病情检测

告知患者遵医嘱坚持用药的重要性,说明具体药物的使用方法。定期门诊复查。

3.心理指导

鼓励患者树立信心,做好长期与疾病做斗争的心理准备,育龄妇女应该避孕,征得配偶及家属的支持与配合。

4.及时就诊的指标

(1)出现明显乏力、胸闷、心悸等症状,休息后不好转。

(2)出现腹胀、食欲缺乏、下肢水肿等不适。

(3)长期服用地高辛者,出现脉搏增快(>120 次/分)或减慢(<60 次/分)、尿量减少、体重增加等异常时。

九、护理效果评估

(1)保持健康的生活方式,严格控制风湿活动,预防感冒。

(2)遵医嘱坚持长期用药,避免发生药物不良反应。

(3)患者无呼吸困难症状出现或急性左心房衰竭致急性肺水肿时,可咳粉红色泡沫样痰。

(4)做到预防及早期治疗各种感染,能按医嘱用药,定期门诊复查。

(龚鸽鸽)

第五章　呼吸内科护理

第一节　急性上呼吸道感染

一、概述

(一)疾病概述

急性上呼吸道感染简称上感,为外鼻孔至环状软骨下缘包括鼻腔、咽或喉部急性炎症的概称。主要病原体是病毒,少数是细菌,免疫功能低下者易感。通常病情较轻、病程短、可自愈,预后良好。但由于发病率高,不仅影响工作和生活,有时还可伴有严重并发症,并具有一定的传染性,应积极防治。

多发于冬春季节,多为散发,且可在气候突变时小规模流行。主要通过患者喷嚏和含有病毒的飞沫经空气传播,或经污染的手和用具接触传播。可引起上感的病原体大多为自然界中广泛存在的多种类型病毒,同时健康人群亦可携带,且人体对其感染后产生的免疫力较弱、短暂,病毒间也无交叉免疫,故可反复发病。

(二)相关病理生理

组织学上可无明显病理改变,亦可出现上皮细胞的破坏。可有炎症因子参与发病,使上呼吸道黏膜血管充血和分泌物增多,伴单核细胞浸润,浆液性及黏液性炎性渗出。继发细菌感染者可有中性粒细胞浸润及脓性分泌物。

(三)急性上呼吸道感染的病因与诱因

1.基本病因

急性上感有70%～80%由病毒引起,包括鼻病毒、冠状病毒、腺病毒、流感和副流感病毒以及呼吸道合胞病毒、埃可病毒和柯萨奇病毒等。另有20%～30%的上感为细菌引起,可单纯发生或继发于病毒感染之后发生,以口腔定植菌溶血性链球菌为多见,其次为流感嗜血杆菌、肺炎链球菌和葡萄球菌等,偶见革兰阴性杆菌。

2.常见诱因

淋雨、受凉、气候突变、过度劳累等可降低呼吸道局部防御功能,致使原存的病毒或细菌迅速繁殖,或者直接接触含有病原体的患者喷嚏、空气以及污染的手和用具诱发本病。老幼体弱,免

疫功能低下或有慢性呼吸道疾病如鼻窦炎、扁桃体炎者更易发病。

(四)临床表现

临床表现有以下几种类型。

1.普通感冒

普通感冒俗称“伤风”,又称急性鼻炎或上呼吸道卡他,为病毒感染引起。起病较急,主要表现为鼻部症状,如喷嚏、鼻塞、流清水样鼻涕,也可表现为咳嗽、咽干、咽痒或烧灼感,甚至鼻后滴漏感。咽干、咳嗽和鼻后滴漏与病毒诱发的炎症介质导致的上呼吸道传入神经高敏状态有关。2~3 天后鼻涕变稠,可伴咽痛、头痛、流泪、味觉迟钝、呼吸不畅、声嘶等,有时由于咽鼓管炎致听力减退。严重者有发热、轻度畏寒和头痛等。体检可见鼻腔黏膜充血、水肿、有分泌物,咽部可为轻度充血。一般经 5~7 天痊愈,伴并发症者可致病程迁延。

2.急性病毒性咽炎和喉炎

由鼻病毒、腺病毒、流感病毒、副流感病毒以及肠病毒、呼吸道合胞病毒等引起。临床表现为咽痒和灼热感,咽痛不明显。咳嗽少见。急性喉炎多为流感病毒、副流感病毒及腺病毒等引起,临床表现为明显声嘶、讲话困难、可有发热、咽痛或咳嗽,咳嗽时咽喉疼痛加重。体检可见喉部充血、水肿,局部淋巴结轻度肿大和触痛,有时可闻及喉部的喘息声。

3.急性疱疹性咽峡炎

多由柯萨奇病毒 A 引起,表现为明显咽痛、发热,病程约为一周。查体可见咽部充血,软腭、腭垂、咽及扁桃体表面有灰白色疱疹及浅表溃疡,周围伴红晕。多发于夏季,多见于儿童,偶见于成人。

4.急性咽结膜炎

主要由腺病毒、柯萨奇病毒等引起,表现为发热、咽痛、畏光、流泪、咽及结膜明显充血。病程 4~6 天,多发于夏季,由游泳传播,儿童多见。

5.急性咽扁桃体炎

病原体多为溶血性链球菌,其次为流感嗜血杆菌、肺炎链球菌、葡萄球菌等。起病急,咽痛明显、伴发热、畏寒,体温可达 39 ℃以上。查体可发现咽部明显充血,扁桃体肿大、充血,表面有黄色脓性分泌物。有时伴有颌下淋巴结肿大、压痛,而肺部查体无异常体征。

(五)辅助检查

1.血液学检查

因多为病毒性感染,白细胞计数常正常或偏低,伴淋巴细胞比例升高。细菌感染者可有白细胞计数与中性粒细胞增多和核左移现象。

2.病原学检查

因病毒类型繁多,且明确类型对治疗无明显帮助,一般无需明确病原学检查。需要时可用免疫荧光法、酶联免疫吸附法、血清学诊断或病毒分离鉴定等方法确定病毒的类型。细菌培养可判断细菌类型并做药物敏感试验以指导临床用药。

(六)主要治疗原则

由于目前尚无特效抗病毒药物,以对症处理为主,同时戒烟、注意休息、多饮水、保持室内空气流通和防治继发细菌感染。对有急性咳嗽、鼻后滴漏和咽干的患者应给予伪麻黄碱治疗以减轻鼻部充血,亦可局部滴鼻应用。必要时适当加用解热镇痛类药物。

(七)药物治疗

1.抗菌药物治疗

目前已明确普通感冒无需使用抗菌药物。除非有白细胞计数升高、咽部脓苔、咳黄痰和流鼻涕等细菌感染证据,可根据当地流行病学史和经验用药,可选口服青霉素、第一代头孢菌素、大环内酯类或喹诺酮类。

2.抗病毒药物治疗

由于目前有滥用造成流感病毒耐药现象,所以如无发热,免疫功能正常,发病超过 2 天一般无需应用。对于免疫缺陷患者,可早期常规使用。利巴韦林和奥司他韦有较广的抗病毒谱,对流感病毒、副流感病毒和呼吸道合胞病毒等有较强的抑制作用,可缩短病程。

二、护理评估

(一)病因评估

主要评估患者健康史和发病史,是否有受凉感冒史。对流行性感冒者,应详细询问患者及家属的流行病史,以有效控制疾病进展。

(二)一般评估

1.生命体征

患者体温可正常或发热;有无呼吸频率加快或节律异常。

2.患者主诉

有无鼻塞、流涕、咽干、咽痒、咽痛、畏寒、发热、咳嗽、咳痰、声嘶、畏光、流泪、眼痛等症状。

3.相关记录

体温、痰液颜色、性状和量等记录结果。

(三)身体评估

1.视诊

咽喉部有无充血;鼻腔黏膜有无充血、水肿及分泌物情况;扁桃体有无充血、肿大(肿大扁桃体的分度),有无黄色脓性分泌物;眼结膜有无充血等情况。

2.触诊

有无颌下、耳后等头颈部部位浅表淋巴结肿大,肿大淋巴结有无触痛。

3.听诊

有无异常呼吸音;双肺有无干、湿啰音。

(四)心理-社会评估

患者在疾病治疗过程中的心理反应与需求,家庭及社会支持情况,引导患者正确配合疾病的治疗与护理。

(五)辅助检查结果评估

1.血常规检查

有无白细胞计数降低或升高、有无淋巴细胞比值升高、有无中性粒细胞升高及核左移等。

2.胸部 X 线检查

有无肺纹理增粗、炎性浸润影等。

3.痰培养

有无细菌生长,药敏试验结果如何。

（六）治疗常用药效果的评估

对于呼吸道病毒感染，尚无特异的治疗药物。一般以对症处理为主，辅以中医治疗，并防治继发细菌感染。

三、主要护理诊断/问题

（一）舒适受损

鼻塞、流涕、咽痛、头痛与病毒、细菌感染有关。

（二）体温过高

与病毒、细菌感染有关。

四、护理措施

（一）病情观察

观察生命体征及主要症状，尤其是体温、咽痛、咳嗽等的变化。高热者联合使用物理降温与药物降温，并及时更换汗湿衣物。

（二）环境与休息

保持室内温、湿度适宜和空气流通，症状轻者应适当休息，病情重者或年老者卧床休息为主。

（三）饮食

选择清淡、富含维生素、易消化的食物，并保证足够热量。发热者应适当增加饮水量。

（四）口腔护理

进食后漱口或按时给予口腔护理，防止口腔感染。

（五）防止交叉感染

注意隔离患者，减少探视，以避免交叉感染。指导患者咳嗽时应避免对着他人。患者使用过的餐具、痰盂等用品应按规定及时消毒。

（六）用药护理

遵医嘱用药且注意观察药物的不良反应。为减轻马来酸氯苯那敏或苯海拉明等抗过敏药的头晕、嗜睡等不良反应，宜指导患者在临睡前服用，并告知驾驶员和高空作业者应避免使用。

（七）健康教育

1.疾病预防指导

生活规律、劳逸结合、坚持规律且适当的体育运动，以增强体质，提高抗寒能力和机体的抵抗力。保持室内空气流通，避免受凉、过度疲劳等感染的诱发因素。在高发季节少去人群密集的公共场所。

2.疾病知识指导

指导患者采取适当的措施避免疾病传播，防止交叉感染。患病期间注意休息，多饮水并遵医嘱用药。出现下列情况应及时应诊。

3.预防感染的措施

注意保暖，防止受凉，尤其是要避免呼吸道感染。

4.就诊的指标

告诉患者如果出现下列情况应及时到医院就诊。

(1)经药物治疗症状不缓解。

(2)出现耳鸣、耳痛、外耳道流脓等中耳炎症状。

(3)恢复期出现胸闷、心悸、眼睑水肿、腰酸或关节疼痛。

五、护理效果评估

(1)患者自觉症状好转(鼻塞、流涕、咽部不适感、发热、咳嗽咳痰等症状减轻)。

(2)患者体温恢复正常。

(3)身体评估。①视诊:患者咽喉部充血减轻;鼻腔黏膜充血、水肿减轻情况;扁桃体无充血、肿大程度减轻,无脓性分泌物;眼结膜无充血等情况。②听诊:患者无异常呼吸音;双肺无干、湿啰音。

(娄雪芳)

第二节　急性气管-支气管炎

一、概述

(一)疾病概述

急性气管-支气管炎是由生物、物理、化学刺激或过敏等因素引起的急性气管-支气管黏膜炎症。多为散发,无流行倾向,年老体弱者易感。临床症状主要为咳嗽和咳痰。常发生于寒冷季节或气候突变时。也可由急性上呼吸道感染迁延不愈所致。

(二)相关病理生理

由病原体、吸入冷空气、粉尘、刺激性气体或因吸入致敏原引起气管-支气管急性炎症反应。其共同的病理表现为气管、支气管黏膜充血水肿,淋巴细胞和中性粒细胞浸润;同时可伴纤毛上皮细胞损伤,脱落;黏液腺体肥大增生。合并细菌感染时,分泌物呈脓性。

(三)急性气管-支气管炎的病因与诱因

病原体导致的感染是最主要病因,过度劳累、受凉、年老体弱是常见诱因。

1.病原体

病原体与上呼吸道感染类似。常见病毒为腺病毒、流感病毒(甲、乙)、冠状病毒、鼻病毒、单纯疱疹病毒、呼吸道合胞病毒和副流感病毒。常见细菌为流感嗜血杆菌、肺炎链球菌、卡他莫拉菌等,近年来衣原体和支原体感染明显增加,在病毒感染的基础上继发细菌感染亦较多见。

2.物理、化学因素

冷空气、粉尘、刺激性气体或烟雾(如二氧化硫、二氧化氮、氨气、氯气等)的吸入,均可刺激气管-支气管黏膜引起急性损伤和炎症反应。

3.变态反应

常见的吸入致敏原包括花粉、有机粉尘、真菌孢子、动物毛皮排泄物;或对细菌蛋白质的过敏,钩虫、蛔虫的幼虫在肺内的移行均可引起气管-支气管急性炎症反应。

(四)临床表现

临床主要表现为咳嗽咳痰。一般起病较急,通常全身症状较轻,可有发热。初为干咳或少量

黏液痰，随后痰量增多，咳嗽加剧，偶伴血痰。咳嗽、咳痰可延续2～3周，如迁延不愈，可演变成慢性支气管炎。伴支气管痉挛时，可出现程度不等的胸闷气促。

（五）辅助检查

1.血液检查

病毒感染时，血常规检查白细胞计数多正常；细菌感染较重时，白细胞计数和中性粒细胞计数增高。红细胞沉降率检查可有红细胞沉降率加快。

2.胸部X线检查

多无异常，或仅有肺纹理的增粗。

3.痰培养

细菌或支原体衣原体感染时，可明确病原体；药物敏感试验可指导临床用药。

（六）治疗要点

1.对症治疗

咳嗽无痰或少痰，可用右美沙芬、喷托维林（咳必清）镇咳。咳嗽有痰而不易咳出，可选用盐酸氨溴索、溴己新（必嗽平），桃金娘油提取物化痰，也可雾化帮助祛痰。较为常用的为兼顾止咳和化痰的棕色合剂，也可选用中成药止咳祛痰。发生支气管痉挛时，可用平喘药如茶碱类、β_2受体激动剂等。发热可用解热镇痛药对症处理。

2.抗菌药物治疗

有细菌感染证据时应及时使用。可以首选新大环内酯类、青霉素类，亦可选用头孢菌素类或喹诺酮类等药物。多数患者口服抗菌药物即可，症状较重者可经肌内注射或静脉滴注给药，少数患者需要根据病原体培养结果指导用药。

3.一般治疗

多休息，多饮水，避免劳累。

二、护理评估

（一）病因评估

主要评估患者健康史和发病史，近期是否有受凉、劳累、是否有粉尘过敏史、是否有吸入冷空气或刺激性气体史。

（二）一般评估

1.生命体征

患者体温可正常或发热；有无呼吸频率加快或节律异常。

2.患者主诉

有无发热、咳嗽、咳痰、喘息等症状。

3.相关记录

体温、痰液颜色、性状和量等情况。

（三）身体评估

听诊有无异常呼吸音，有无双肺呼吸音变粗，两肺可否闻及散在的干、湿啰音，湿啰音部位是否固定，咳嗽后湿啰音是否减少或消失。有无闻及哮鸣音。

（四）心理-社会评估

患者在疾病治疗过程中的心理反应与需求，家庭及社会支持情况，引导患者正确配合疾病的治疗与护理。

(五)辅助检查结果评估

1.血液检查

有无白细胞总数和中性粒细胞百分比升高,有无红细胞沉降率加快。

2.胸部X线检查

有无肺纹理增粗。

3.痰培养

有无致病菌生长,药敏试验结果如何。

(六)治疗常用药效果的评估

1.应用抗生素的评估要点

(1)记录每次给药的时间与次数,评估有无按时,按量给药,是否足疗程。

(2)评估用药后患者发热、咳嗽、咳痰等症状有否缓解。

(3)评估用药后患者是否出现皮疹、呼吸困难等变态反应。

(4)评估用药后患者有无较明显的恶心、呕吐、腹泻等不良反应。

2.应用止咳祛痰剂效果的评估

(1)记录每次给药的时间与次量。

(2)评估用祛痰剂后患者痰液是否变稀,是否较易咳出。

(3)评估用止咳药后,患者咳嗽频繁是否减轻,夜间睡眠是否改善。

3.应用平喘药后效果的评估

(1)记录每次给药的时间与量。

(2)评估用药后,患者呼吸困难是否减轻,听诊哮鸣音有否消失。

(3)如应用氨茶碱时间较长,需评估有无茶碱中毒表现。

三、主要护理诊断/问题

(一)清理呼吸道无效

与呼吸道感染、痰液黏稠有关。

(二)气体交换受损

与过敏、炎症引起支气管痉挛有关。

四、护理措施

(一)病情观察

观察生命体征及主要症状,尤其咳嗽,痰液的颜色、性质、量等的变化;有无呼吸困难与喘息等表现;监测体温情况。

(二)休息与保暖

急性期应减少活动,增加休息时间,室内空气新鲜,保持适宜的温度和湿度。

(三)保证充足的水分及营养

鼓励患者多饮水,必要时由静脉补充。给予易消化营养丰富的饮食,发热期间进食流质或半流质食物为宜。

（四）保持口腔清洁

由于患者发热、咳嗽、痰多且黏稠，咳嗽剧烈时可引起呕吐，故要保持口腔卫生，以增加舒适感，增进食欲，促进毒素的排泄。

（五）发热护理

热度不高不需特殊处理，高热时要采取物理降温或药物降温措施。

（六）保持呼吸道通畅

观察呼吸道分泌物的性质及能否有效地咳出痰液，指导并鼓励患者有效咳嗽；若为细菌感染所致，按医嘱使用敏感的抗生素。若痰液黏稠，可采用超声雾化吸入或蒸气吸入稀释分泌物；对于咳嗽无力的患者，宜经常更换体位，拍背，使呼吸道分泌物易于排出，促进炎症消散。

（七）给氧与解痉平喘

有咳喘症状者可给予氧气吸入或按医嘱采用雾化吸入平喘解痉剂，严重者可口服。

（八）健康教育

1.疾病预防指导

预防急性上呼吸道感染的诱发因素。增强体质，可选择合适的体育活动，如健康操、太极拳、跑步等，可进行耐寒训练，如冷水洗脸、冬泳等。

2.疾病知识指导

患病期间增加休息时间，避免劳累；饮食宜清淡、富含营养；按医嘱用药。

3.就诊指标

如 2 周后症状仍持续应及时就诊。

五、护理效果评估

（1）患者自觉症状好转（咳嗽咳痰、喘息、发热等症状减轻）。

（2）患者体温恢复正常。

（3）患者听诊时双肺有无闻及干、湿啰音。

（娄雪芳）

第三节　支气管哮喘

支气管哮喘是一种慢性气管炎症性疾病，其支气管壁存在以肥大细胞、嗜酸性粒细胞和T淋巴细胞为主的炎性细胞浸润，可经治疗缓解或自然缓解。本病多发于青少年，儿童多于成人，城市多于农村。近年的流行病学显示，哮喘的发病率或病死率均有所增加，我国哮喘发病率为1%～2%。支气管哮喘的病因较为复杂，大多在遗传因素的基础上，受到体内外多种因素激发而发病，并反复发作。

一、临床表现

（一）症状和体征

典型的支气管哮喘，发作前多有鼻痒、打喷嚏、流涕、咳嗽、胸闷等先兆症状，进而出现呼气性的呼吸困难伴喘鸣，患者被迫呈端坐呼吸，咳嗽、咳痰。发作持续几十分钟至数小时后自行或经治疗缓解。此为速发性哮喘反应。迟发性哮喘反应时，患者气管呈持续高反应性状态，上述表现更为明显，较难控制。

少数患者可出现哮喘重度或危重度发作，表现为重度呼气性呼吸困难、焦虑、烦躁、端坐呼吸、大汗淋漓、嗜睡或意识模糊，经应用一般支气管扩张药物不能缓解。此类患者不及时救治，可危及生命。

（二）辅助检查

1.血液检查

嗜酸性粒细胞、血清总免疫球蛋白 E(IgE)及特异性免疫球蛋白 E 均可增高。

2.胸部 X 线检查

哮喘发作期由于肺脏充气过度，肺部透亮度增高，合并感染时可见肺纹理增多及炎症阴影。

3.肺功能检查

哮喘发作期有关呼气流速的各项指标，如第一秒用力呼气容积(FEV)、最大呼气流速峰值(PEF)等均降低。

二、治疗原则

本病的防治原则是去除病因，控制发作和预防发作。控制发作应根据患者发作的轻重程度，抓住解痉、抗炎两个主要环节，迅速控制症状。

（一）解痉

哮喘轻、中度发作时，常用氨茶碱稀释后静脉注射或加入液体中静脉滴注。根据病情吸入或口服β_2 受体激动剂。常用的 β_2 受体激动剂气雾吸入剂有喘康速、喘乐宁、舒喘灵等。

哮喘重度发作时，应及早静脉给予足量氨茶碱及琥珀酸氢化可的松或甲泼尼松龙琥珀酸钠，待病情得到控制后再逐渐减量，改为口服泼尼松龙，或根据病情吸入糖皮质激素，应注意不宜骤然停药，以免复发。

（二）抗感染

肺部感染的患者，应根据细菌培养及药敏结果选择应用有效抗生素。

（三）稳定内环境

及时纠正水、电解质及酸碱失衡。

（四）保证气管通畅

痰多而黏稠不易咳出或有严重缺氧及二氧化碳潴留者，应及时行气管插管吸出痰液，必要时行机械通气。

三、护理

（一）一般护理

(1)将患者安置在清洁、安静、空气新鲜、阳光充足的房间，避免接触变应原，如花粉、皮毛、油烟等。护理操作时防止灰尘飞扬。喷洒灭蚊蝇剂或某些消毒剂时要转移患者。

(2)患者哮喘发作呼吸困难时应给予适宜的靠背架或过床桌，让患者伏桌而坐，以帮助呼吸，减少疲劳。

(3)给予营养丰富的易消化的饮食，多食蔬菜、水果，多饮水。同时注意保持大便通畅，减少因用力排便所致的疲劳。严禁食用与患者发病有关的食物，如鱼、虾、蟹等，并协助患者寻找变应原。

(4)危重期患者应保持皮肤清洁干燥，定时翻身，防止褥疮发生。因大剂量使用糖皮质激素，应做好口腔护理，防止发生口腔炎。

(5)哮喘重度发作时，由于大汗淋漓，呼吸困难甚至有窒息感，所以患者极度紧张、烦躁、疲倦。要耐心安慰患者，及时满足患者需求，缓解紧张情绪。

(二)观察要点

1.观察哮喘发作先兆

如患者主诉有鼻、咽、眼部发痒及咳嗽、流鼻涕等黏膜过敏症状时，应及时报告医师采取措施，减轻发作症状，尽快控制病情。

2.观察药物毒副作用

氨茶碱 0.25 g 加入 25%～50%葡萄糖注射液 20 mL 中静脉推注，时间至少要在 5 分钟以上，因浓度过高或推注过快可使心肌过度兴奋而产生心悸、惊厥、血压骤降等严重反应。使用时要现配现用，静脉滴注时，不宜和维生素 C、促皮质激素、去甲肾上腺素、四环素类等配伍。糖皮质激素类药物久用可引起钠潴留、血钾降低、消化道溃疡病、高血压、糖尿病、骨质疏松、停药反跳等，须加强观察。

3.根据患者缺氧情况调整氧流量

一般为 3～5 L/min。保持气体充分湿化，氧气湿化瓶每天更换、消毒，防止医源性感染。

4.观察痰液黏稠度

哮喘发作患者由于过度通气，出汗过多，因而身体丢失水分增多，致使痰液黏稠形成痰栓，阻塞小支气管，导致呼吸不畅，感染难以控制。应通过静脉补液和饮水补足水分和电解质。

5.严密观察有无并发症

如自发性气胸、肺不张、脱水、酸碱失衡、电解质紊乱、呼吸衰竭、肺性脑病等并发症。监测动脉血气、生化指标，如发现异常需及时对症处理。

6.注意呼吸频率、深浅幅度和节律

重度发作患者喘鸣音减弱乃至消失，呼吸变浅，神志改变，常提示病情危急，应及时处理。

(三)家庭护理

1.增强体质，积极防治感染

平时注意增加营养，根据病情做适量体力活动，如散步、做简易操、打太极拳等，以提高机体免疫力。当感染发生时应及时就诊。

2.注意防寒避暑

寒冷可引起支气管痉挛，分泌物增加，同时感冒易致支气管及肺部感染。因此，冬季应适当提高居室温度，秋季进行耐寒锻炼防治感冒，夏季避免大汗，防止痰液过稠不易咳出。

3.尽量避免接触变应原

患者应戒烟，尽量避免到人员众多、空气污浊的公共场所。保持居室空气清新，室内可安装空气净化器。

4.防止呼吸肌疲劳

坚持进行呼吸锻炼。

5.稳定情绪

一旦哮喘发作,应控制情绪,保持镇静,及时吸入支气管扩张气雾剂。

6.家庭氧疗

又称缓解期氧疗,对于患者的病情控制,存活期的延长和生活质量的提高有着重要意义。家庭氧疗时应注意氧流量的调节,严禁烟火,防止火灾。

7.缓解期处理

哮喘缓解期的防治非常重要,对于防止哮喘发作及恶化,维持正常肺功能,提高生活质量,保持正常活动量等均具有重要意义。哮喘缓解期患者,应坚持吸入糖皮质激素,可有效控制哮喘发作,吸入色甘酸钠和口服酮替酚亦有一定的预防哮喘发作的作用。

(龚鸽鸽)

第四节　慢性阻塞性肺疾病

慢性阻塞性肺疾病(chronic obstructive pulmonary disease,COPD)是一种以不完全可逆性气流受限为特征,呈进行性发展的肺部疾病。COPD是呼吸系统疾病中的常见病和多发病,由于其患者数多,死亡率高,社会经济负担重,已成为一个重要的公共卫生问题。在世界范围内,COPD的死亡率居所有死因的第四位。根据世界银行/世界卫生组织发表的研究,至2020年COPD将成为世界疾病经济负担的第五位。在我国,COPD同样是严重危害人民群体健康的重要慢性呼吸系统疾病,近年对我国北部及中部地区农村102 230名成人调查显示,COPD约占15岁以上人群的3%,近年来对我国7个地区20 245名成年人进行调查,COPD的患病率占40岁以上人群的8.2%,患病率之高是十分惊人的。

COPD与慢性支气管炎及肺气肿密切相关。慢性支气管炎(简称慢支)是指气管、支气管黏膜及其周围组织的慢性、非特异性炎症。如患者每年咳嗽、咳痰达3个月以上,连续两年或以上,并排除其他已知原因的慢性咳嗽,即可诊断为慢性支气管炎。阻塞性肺气肿(简称肺气肿)是指肺部终末细支气管远端气腔出现异常持久的扩张,并伴有肺泡壁和细支气管的破坏而无明显肺纤维化。当慢性支气管炎和/或肺气肿患者肺功能检查出现气流受限并且不能完全可逆时,可视为COPD。如患者只有慢性支气管炎和/或肺气肿,而无气流受限,则不能视为COPD,而视为COPD的高危期。支气管哮喘也具有气流受限。但支气管哮喘是一种特殊的气道炎症性疾病,其气流受限具有可逆性,它不属于COPD。

一、护理评估

(一)病因及发病机制

确切的病因不清,可能与下列因素有关。

1.吸烟

吸烟是最危险的因素。国内外的研究均证明吸烟与慢支的发生有密切关系,吸烟者慢性支气管炎的患病率比不吸烟者高2～8倍,吸烟时间愈长,量愈大,COPD患病率愈高。烟草中的多种有害化学成分,可损伤气道上皮细胞使巨噬细胞吞噬功能降低和纤毛运动减退;黏液分泌增加，使气道净化能力减弱；支气管黏膜充血水肿、黏液积聚，而易引起感染。慢性炎症及吸烟刺激黏膜下感受器，引起支气管平滑肌收缩，气流受限。烟草、烟雾还可使氧自由基增多，诱导中性粒细胞释放蛋白酶，抑制抗蛋白酶系统，使肺弹力纤维受到破坏，诱发肺气肿形成。

2.职业性粉尘和化学物质

职业性粉尘及化学物质，如烟雾、变应原、工业废气及室内污染空气等，浓度过大或接触时间过长，均可导致与吸烟无关的COPD。

3.空气污染

大气污染中的有害气体（如二氧化硫、二氧化氮、氯气等）可损伤气道黏膜，并有细胞毒作用，使纤毛清除功能下降，黏液分泌增多，为细菌感染创造条件。

4.感染

感染是COPD发生发展的重要因素之一。长期、反复感染可破坏气道正常的防御功能，损伤细支气管和肺泡。主要病毒为流感病毒、鼻病毒和呼吸道合胞病毒等；细菌感染以肺炎链球菌、流感嗜血杆菌、卡他莫拉菌及葡萄球菌为多见，支原体感染也是重要因素之一。

5.蛋白酶-抗蛋白酶失衡

蛋白酶对组织有损伤和破坏作用；抗蛋白酶对弹性蛋白酶等多种蛋白酶有抑制功能。在正常情况下，弹性蛋白酶与其抑制因子处于平衡状态。其中α_1-抗胰蛋白酶（α_1-AT）是活性最强的一种。蛋白酶增多和抗蛋白酶不足均可导致组织结构破坏产生肺气肿。

6.其他

机体内在因素，如呼吸道防御功能及免疫功能降低、自主神经功能失调、营养、气温的突变等都可能参与COPD的发生、发展。

（二）病理生理

COPD的病理改变主要为慢性支气管炎和肺气肿的病理改变。COPD对呼吸功能的影响，早期病变仅局限于细小气道，表现为闭合容积增大。病变侵入大气道时，肺通气功能明显障碍；随肺气肿的日益加重，大量肺泡周围的毛细血管受膨胀的肺泡挤压而退化，使毛细血管大量减少，肺泡间的血流量减少，导致通气与血流比例失调，使换气功能障碍。由通气和换气功能障碍引起缺氧和二氧化碳潴留，进而发展为呼吸衰竭。

（三）健康史

询问患者是否存在引起慢支的各种因素，如感染、吸烟、大气污染、职业性粉尘和有害气体的长期吸入、过敏等；是否有呼吸道防御功能及免疫功能降低、自主神经功能失调等。

（四）身体状况

1.主要症状

（1）慢性咳嗽：晨间起床时咳嗽明显，白天较轻，睡眠时有阵咳或排痰。随病程发展可终生不愈。

（2）咳痰：一般为白色黏液或浆液性泡沫痰，偶可带血丝，清晨排痰较多。急性发作伴有细菌感染时，痰量增多，可有脓性痰。

（3）气短或呼吸困难：早期仅在体力劳动或上楼等活动时出现，随着病情发展逐渐加重，日常活动甚至休息时也感到气短，是COPD的标志性症状。

（4）喘息和胸闷：重度患者或急性加重时出现喘息，甚至静息状态下也感气促。

（5）其他：晚期患者有体重下降、食欲减退等全身症状。

2.护理体检

早期可无异常，随疾病进展慢性支气管炎病例可闻及干啰音或少量湿啰音。有喘息症状者可在小范围内出现轻度哮鸣音。肺气肿早期体征不明显，随疾病进展出现桶状胸，呼吸活动减弱，触觉语颤减弱或消失；叩诊呈过清音，心浊音界缩小或不易叩出，肺下界和肝浊音界下移，听诊心音遥远，两肺呼吸音普遍减弱，呼气延长，并发感染时，可闻及湿啰音。

3.COPD 严重程度分级

根据第一秒用力呼气容积占用力肺活量的百分比（FEV_1/FVC）、第一秒用力呼气容积占预计值百分比（FEV_1 预计值）和症状对 COPD 的严重程度做出分级。

Ⅰ级：轻度，FEV_1/FVC＜70％、FEV_1≥80％预计值，有或无慢性咳嗽、咳痰症状。

Ⅱ级：中度，FEV_1/FVC＜70％、50％预计值≤FEV_1＜80％预计值，有或无慢性咳嗽、咳痰症状。

Ⅲ级：重度，FEV_1/FVC＜70％、30％预计值≤FEV_1＜50％预计值，有或无慢性咳嗽、咳痰症状。

Ⅳ级：极重度，FEV_1/FVC＜70％、FEV_1＜30％预计值或 FEV_1＜50％预计值，伴慢性呼吸衰竭。

4.COPD 病程分期

COPD 按病程可分为急性加重期和稳定期，前者指在短期内咳嗽、咳痰、气短和/或喘息加重、脓痰量增多，可伴发热等症状；稳定期指咳嗽、咳痰、气短症状稳定或轻微。

5.并发症

COPD 可并发慢性呼吸衰竭、自发性气胸、慢性肺源性心脏病。

（五）实验室及其他检查

1.肺功能检查

肺功能检查是判断气流受限的主要客观指标，对 COPD 诊断、严重程度评价、疾病进展、预后及治疗反应等有重要意义。第一秒用力呼气容积（FEV_1）占用力肺活量（FVC）的百分比（FEV_1/FVC）是评价气流受限的敏感指标。第一秒用力呼气容积（FEV_1）占预计值百分比（FEV_1 预计值），是评估 COPD 严重程度的良好指标。当 FEV_1/FVC＜70％及 FEV_1＜80％预计值者，可确定为不能完全可逆的气流受限。FEV_1 的逐渐减少，大致提示肺部疾病的严重程度和疾病进展的阶段。

肺气肿呼吸功能检查示残气量增加，残气量占肺总量的百分比增大，最大通气量低于预计值的 80％；第一秒时间肺活量常低于 60％；残气量占肺总量的百分比增大，往往超过 40％；对阻塞性肺气肿的诊断有重要意义。

2.胸部 X 线检查

早期胸部 X 线片可无变化，可逐渐出现肺纹理增粗、紊乱等非特异性改变，肺气肿的典型 X 线表现为胸廓前后径增大，肋间隙增宽，肋骨平行，膈低平。两肺透亮度增加，肺血管纹理减少或有肺大泡征象。X 线检查对 COPD 诊断特异性不高。

3.动脉血气分析

早期无异常，随病情进展可出现低氧血症、高碳酸血症、酸碱平衡失调等，用于判断呼吸衰竭的类型。

4.其他

COPD 合并细菌感染时，血白细胞增高，核左移。痰培养可能检出病原菌。

（六）心理-社会评估

COPD 由于病程长、反复发作，每况愈下，给患者带来较重的精神和经济负担，病现焦虑、悲观、沮丧等心理反应，甚至对治疗丧失信心。病情一旦发展到影响工作和会导致患者心理压力增加，生活方式发生改变，也会影响到工作，甚至因无法工作孤独。

二、主要护理诊断及医护合作性问题

（一）气体交换受损

与气道阻塞、通气不足、呼吸肌疲劳、分泌物过多和肺泡呼吸有关。

（二）清理呼吸道无效

与分泌物增多而黏稠、气道湿度减低和无效咳嗽有关。

（三）低效性呼吸形态

与气道阻塞、膈肌变平及能量不足有关。

（四）活动无耐力

与疲劳、呼吸困难、氧供与氧耗失衡有关。

（五）营养失调，低于机体需要量

与食欲降低、摄入减少、腹胀、呼吸困难、痰液增多关。

（六）焦虑

与健康状况的改变、病情危重、经济状况有关。

三、护理目标

患者痰能咳出，喘息缓解；活动耐力增强；营养得到改善；焦虑减轻。

四、护理措施

（一）一般护理

1.休息和活动

患者采取舒适的体位，晚期患者宜采取身体前倾位，使辅助呼吸肌参与呼吸。发热、咳喘时应卧床休息，视病情安排适当的活动量，活动以不感到疲劳、不加重症状为宜。室内保持合适的温湿度，冬季注意保暖，避免直接吸入冷空气。

2.饮食护理

呼吸功的增加可使热量和蛋白质消耗增多，导致营养不良。应制订出高热量、高蛋白、高维生素的饮食计划。正餐进食量不足时，应安排少量多餐，避免餐前和进餐时过多饮水。餐后避免平卧，有利于消化。为减少呼吸困难，保存能量，患者饭前至少休息 30 分钟。每天正餐应安排在患者最饥饿、休息最好的时间。指导患者采用缩唇呼吸和腹式呼吸减轻呼吸困难。为促进食欲，提供给患者舒适的就餐环境和喜爱的食物，餐前及咳痰后漱口，保持口腔清洁；腹胀的患者应进软食，细嚼慢咽。避免进食产气的食物，如汽水、啤酒、豆类、马铃薯和胡萝卜等；避免易引起便秘的食物，如油煎食物、干果、坚果等。如果患者通过进食不能吸收足够的营养，可应用管喂饮食或全胃肠外营养。

(二)病情观察

观察咳嗽、咳痰的情况,痰液的颜色、量及性状,咳痰是否顺畅;呼吸困难的程度,能否平卧,与活动的关系,有无进行性加重;患者的营养状况、肺部体征及有无慢性呼吸衰竭、自发性气胸、慢性肺源性心脏病等并发症产生。监测动脉血气分析和水、电解质、酸碱平衡情况。

(三)氧疗的护理

呼吸困难伴低氧血症者,遵医嘱给予氧疗。一般采用鼻导管持续低流量吸氧,氧流量1～2 L/min。对COPD慢性呼吸衰竭者提倡进行长期家庭氧疗(LTOT)。LTOT为持续低流量吸氧它能改变疾病的自然病程,改善生活质量。LTOT是指一昼夜吸入低浓度氧15小时以上,并持续较长时间,使 $PaO_2 \geq 8.0$ kPa(60 mmHg),或 SaO_2 升至90%的一种氧疗方法。LTOT指征:① $PaO_2 \leq 7.3$ kPa(55 mmHg)或 $SaO_2 \leq 88\%$,有或没有高碳酸血症。② PaO_2 7.3～8.0 kPa(55～60 mmHg)或 $SaO_2 < 88\%$,并有肺动脉高压、心力衰竭所致的水肿或红细胞增多症(血细胞比容>0.55)。LTOT对血流动力学、运动耐力、肺生理和精神状态均会产生有益的影响,从而提高COPD患者的生活质量和生存率。

COPD患者因长期二氧化碳潴留,主要靠缺氧刺激呼吸中枢,如果吸入高浓度的氧,反而会导致呼吸频率和幅度降低,引起二氧化碳潴留。而持续低流量吸氧维持 $PaO_2 \geq 8.0$ kPa(60 mmHg),既能改善组织缺氧,也可防止因缺氧状态解除而抑制呼吸中枢。护理人员应密切注意患者吸氧后的变化,如观察患者的意识状态、呼吸的频率及幅度、有无窒息或呼吸停止和动脉血气复查结果。氧疗有效指标:患者呼吸困难减轻、呼吸频率减慢、发绀减轻、心率减慢、活动耐力增加。

(四)用药护理

1.稳定期治疗用药

(1)支气管舒张药:短期应用以缓解症状,长期规律应用预防和减轻症状。常选用 β_2 肾上腺素受体激动剂、抗胆碱药、氨茶碱或其缓(控)释片。

(2)祛痰药:对痰不易咳出者可选用盐酸氨溴索或羧甲司坦。

2.急性加重期的治疗用药

使用支气管舒张药及对低氧血症者进行吸氧外,应根据病原菌类型及药物敏感情况合理选用抗生素治疗。如给予β内酰胺类/β内酰胺酶抑制剂;第二代头孢菌素、大环内酯类或喹诺酮类。如出现持续气道阻塞,可使用糖皮质激素。

3.遵医嘱用药

遵医嘱应用抗生素、支气管舒张药、祛痰药物,注意观察疗效及不良反应。

(五)呼吸功能锻炼

COPD患者需要增加呼吸频率来代偿呼吸困难,这种代偿多数是依赖于辅助呼吸肌参与呼吸,即胸式呼吸,而非腹式呼吸。然而胸式呼吸的有效性要低于腹式呼吸,患者容易疲劳。因此,护理人员应指导患者进行缩唇呼气、腹式呼吸、膈肌起搏(体外膈神经电刺激)、吸气阻力器等呼吸锻炼,以加强胸、膈呼吸肌肌力和耐力,改善呼吸功能。

1.缩唇呼吸

缩唇呼吸的技巧是通过缩唇形成的微弱阻力来延长呼气时间,增加气道压力,延缓气道塌陷。患者闭嘴经鼻吸气,然后通过缩唇(吹口哨样)缓慢呼气,同时收缩腹部。吸气与呼气时间比为1∶2或1∶3。缩唇大小程度与呼气流量,以能使距口唇15～20 cm处,与口唇等高点水平的蜡烛火焰随气流倾斜又不至于熄灭为宜。

2.膈式或腹式呼吸

患者可取立位、平卧位或半卧位，两手分别放于前胸部和上腹部。用鼻缓慢吸气时，膈肌最大程度下降，腹肌松弛，腹部凸出，手感到腹部向上抬起。呼气时用口呼出，腹肌收缩，膈肌松弛，膈肌随腹腔内压增加而上抬，推动肺部气体排出，手感到腹部下降。

另外，可以在腹部放置小枕头、杂志或书锻炼腹式呼吸。如果吸气时，物体上升，证明是腹式呼吸。缩唇呼吸和腹式呼吸每天训练 3～4 次，每次重复 8～10 次。腹式呼吸需要增加能量消耗，因此指导患者只能在疾病恢复期如出院前进行训练。

(六)心理护理

COPD 患者因长期患病，社会活动减少、经济收入降低等方面发生的变化，容易形成焦虑和压抑的心理状态，失去自信，躲避生活。也可由于经济原因，患者可能无法按医嘱常规使用某些药物，只能在病情加重时应用。医护人员应详细了解患者及其家庭对疾病的态度，关心体贴患者，了解患者心理、性格、生活方式等方面发生的变化，与患者和家属共同制订和实施康复计划，定期进行呼吸肌功能锻炼、合理用药等，减轻症状，增强患者战胜疾病的信心；对表现焦虑的患者，教会患者缓解焦虑的方法，如听轻音乐、下棋、做游戏等娱乐活动，以分散注意力，减轻焦虑。

(七)健康指导

1.疾病知识指导

使患者了解 COPD 的相关知识，识别和消除使疾病恶化的因素，戒烟是预防 COPD 的重要且简单易行的措施，应劝导患者戒烟；避免粉尘和刺激性气体的吸入；避免和呼吸道感染患者接触，在呼吸道传染病流行期间，尽量避免去人群密集的公共场所。指导患者要根据气候变化，及时增减衣物，避免受凉感冒。学会识别感染或病情加重的早期症状，尽早就医。

2.康复锻炼

使患者理解康复锻炼的意义，充分发挥患者进行康复的主观能动性，制订个体化的锻炼计划，选择空气新鲜、安静的环境，进行步行、慢跑、气功等体育锻炼。在潮湿、大风、严寒气候时，避免室外活动。教会患者和家属依据呼吸困难与活动之间的关系，判断呼吸困难的严重程度，以便合理的安排工作和生活。

3.家庭氧疗

对实施家庭氧疗的患者，护理人员应指导患者和家属做到以下几点。

(1)了解氧疗的目的、必要性及注意事项；注意安全，供氧装置周围严禁烟火，防止氧气燃烧爆炸；吸氧鼻导管需每天更换，以防堵塞，防止感染；氧疗装置定期更换、清洁、消毒。

(2)告诉患者和家属宜采取低流量(氧流量 1～2 L/min 或氧浓度 25%～29%)吸氧，且每天吸氧的时间不宜少于 10 小时，因夜间睡眠时，部分患者低氧血症更为明显，故夜间吸氧不宜间断；监测氧流量，防止随意调高氧流量。

4.心理指导

引导患者适应慢性病并以积极的心态对待疾病，培养生活乐趣，如听音乐、培养养花种草等爱好，以分散注意力，减少孤独感，缓解焦虑、紧张的精神状态。

五、护理评价

氧分压和二氧化碳分压维持在正常范围内；能坚持药物治疗；能演示缩唇呼吸和腹式呼吸技

术;呼吸困难发作时能采取正确体位,使用节能法;清除过多痰液,保持呼吸道通畅;使用控制咳嗽方法;增加体液摄入;减少症状恶化;根据身高和年龄维持正常体重;减少急诊就诊和入院的次数。

(龚鸽鸽)

第五节 肺　　炎

一、概述

肺炎是指终末气道、肺泡和肺间质的炎症,可由病原微生物、理化因素、免疫损伤、过敏及药物所致。细菌性肺炎是最常见的肺炎。也是最常见的感染性疾病之一。尽管新的强效抗生素不断投入应用,但其发病率和病死率仍很高,其原因可能有社会人口老龄化、吸烟人群的低龄化、伴有基础疾病、免疫功能低下,加之病原体变迁、医院获得性肺炎发病率增加、病原学诊断困难、抗生素的不合理使用导致细菌耐药性增加和部分人群贫困化加剧等因素有关。

(一)分类

肺炎可按解剖、病因或患病环境加以分类。

1.解剖分类

(1)大叶性(肺泡性)肺炎:为肺实质炎症,通常并不累及支气管。病原体先在肺泡引起炎症,经肺泡间孔(Cohn)向其他肺泡扩散,导致部分或整个肺段、肺叶发生炎症改变。致病菌多为肺炎链球菌。

(2)小叶性(支气管)肺炎:指病原体经支气管入侵,引起细支气管、终末细支气管和肺泡的炎症。病原体有肺炎链球菌、葡萄球菌、病毒、肺炎支原体以及军团菌等。常继发于其他疾病,如支气管炎、支气管扩张、上呼吸道病毒感染以及长期卧床的危重患者。

(3)间质性肺炎:以肺间质炎症为主,病变累及支气管壁及其周围组织,有肺泡壁增生及间质水肿。可由细菌、支原体、衣原体、病毒或肺孢子菌等引起。

2.病因分类

(1)细菌性肺炎:如肺炎链球菌、金黄色葡萄球菌、甲型溶血性链球菌、肺炎克雷伯杆菌、流感嗜血杆菌、铜绿假单胞菌、棒状杆菌、梭形杆菌等引起的肺炎。

(2)非典型病原体所致肺炎:如支原体、军团菌和衣原体等。

(3)病毒性肺炎:如冠状病毒、腺病毒、呼吸道合胞病毒、流感病毒、麻疹病毒、巨细胞病毒、单纯疱疹病毒等。

(4)真菌性肺炎:如白念珠菌、曲霉、放射菌等。

(5)其他病原体所致的肺炎:如立克次体(如 Q 热立克次体)、弓形虫(如鼠弓形虫)、寄生虫(如肺包虫、肺吸虫、肺血吸虫)等。

(6)理化因素所致的肺炎:如放射性损伤引起的放射性肺炎、胃酸吸入、药物等引起的化学性肺炎等。

3.患病环境分类

由于病原学检查阳性率低，培养结果滞后，病因分类在临床上应用较为困难，目前多按肺炎的获得环境分成两类，有利于指导经验治疗。

(1)社区获得性肺炎(community acquired pneumonia，CAP)是指在医院外罹患的感染性肺实质炎症，也称院外肺炎，包括具有明确潜伏期的病原体感染而在入院后平均潜伏期内发病的肺炎。常见致病菌为肺炎链球菌、流感嗜血杆菌、卡他莫拉菌和非典型病原体。

(2)医院获得性肺炎(hospital acquired pneumonia，HAP)简称医院内肺炎，是指患者入院时既不存在、也不处于潜伏期，而于入院48小时后在医院(包括老年护理院、康复院等)内发生的肺炎，也包括出院后48小时内发生的肺炎。无感染高危因素患者的常见病原体依次为肺炎链球菌、流感嗜血杆菌、金黄色葡萄球菌、铜绿假单胞菌、大肠埃希菌、肺炎克雷伯杆菌等；有感染高危因素患者的常见病原体依次为金黄色葡萄球菌、铜绿假单胞菌、肠杆菌属、肺炎克雷伯杆菌等。

(二)病因及发病机制

正常的呼吸道免疫防御机制(支气管内黏液-纤毛运载系统、肺泡巨噬细胞防御的完整性等)使气管隆凸以下的呼吸道保持无菌。肺炎的发生主要由病原体和宿主两个因素决定。如果病原体数量多、毒力强和/或宿主呼吸道局部和全身免疫防御系统损害，即可发生肺炎。病原体可通过空气吸入、血行播散、邻近感染部位蔓延、上呼吸道定植菌的误吸引起社区获得性肺炎。医院获得性肺炎还可通过误吸胃肠道的定植菌(胃食管反流)和通过人工气道吸入环境中的致病菌引起。

二、肺炎链球菌肺炎

肺炎链球菌肺炎或称肺炎球菌肺炎，是由肺炎链球菌或称肺炎球菌所引起的肺炎，约占社区获得性肺炎的半数以上。通常急骤起病，以高热、寒战、咳嗽、血痰及胸痛为特征。胸部X线片呈肺段或肺叶急性炎性实变，近年来因抗菌药物的广泛使用，致使本病的起病方式、症状及X线改变均不典型。

肺炎链球菌为革兰染色阳性球菌，多成双排列或短链排列。有荚膜，其毒力大小与荚膜中的多糖结构及含量有关。根据荚膜多糖的抗原特性，肺炎链球菌可分为86个血清型。成人致病菌多属1～9及12型，以第3型毒力最强，儿童则多为6、14、19及23型。肺炎链球菌在干燥痰中能存活数月，但在阳光直射1小时，或加热至52 ℃ 10分钟即可杀灭，对石炭酸等消毒剂亦甚敏感。机体免疫功能正常时，肺炎链球菌是寄居在口腔及鼻咽部的一种正常菌群，其带菌率常随年龄、季节及免疫状态的变化而有差异。机体免疫功能受损时，有毒力的肺炎链球菌入侵人体而致病。肺炎链球菌除引起肺炎外，少数可发生菌血症或感染性休克，老年人及婴幼儿的病情尤为严重。

本病以冬季与初春多见，常与呼吸道病毒感染相伴行。患者常为原先健康的青壮年或老年与婴幼儿，男性较多见。吸烟者、痴呆者、慢性支气管炎、支气管扩张、充血性心力衰竭、慢性病患者以及免疫抑制宿主均易受肺炎链球菌侵袭。肺炎链球菌不产生毒素，不引起原发性组织坏死或形成空洞。其致病力是由于有高分子多糖体的荚膜对组织的侵袭作用，首先引起肺泡壁水肿，出现白细胞与红细胞渗出，含菌的渗出液经肺泡间孔(Cohn)向肺的中央部分扩展，甚至累及几个肺段或整个肺叶，因病变开始于肺的外周，故叶间分界清楚，易累及胸膜，引起渗出性胸膜炎。

病理改变有充血期、红肝变期、灰肝变期及消散期。表现为肺组织充血水肿，肺泡内浆液渗出及红、白细胞浸润，白细胞吞噬细菌，继而纤维蛋白渗出物溶解、吸收、肺泡重新充气。在肝变期病理阶段实际上并无确切分界，经早期应用抗菌药物治疗，此种典型的病理分期已很少见。病变消散后肺组织结构多无损坏，不留纤维瘢痕。极个别患者肺泡内纤维蛋白吸收不完全，甚至有成纤维细胞形成，形成机化性肺炎。老年人及婴幼儿感染可沿支气管分布（支气管肺炎）。若未及时使用抗菌药物，5%～10%的患者可并发脓胸，10%～20%的患者因细菌经淋巴管、胸导管进入血循环，可引起脑膜炎、心包炎、心内膜炎、关节炎和中耳炎等肺外感染。

（一）护理评估

1.健康史

肺炎的发生与细菌的侵入和机体防御能力的下降有关。吸入口咽部的分泌物或空气中的细菌、周围组织感染的直接蔓延、菌血症等均可成为细菌入侵的途径；吸烟、酗酒、年老体弱、长期卧床、意识不清、吞咽和咳嗽反射障碍、慢性或重症患者、长期使用糖皮质激素或免疫抑制剂、接受机械通气及大手术者均可因机体防御机制降低而继发肺炎。注意询问患者起病前是否存在机体抵抗力下降、呼吸道防御功能受损的因素，了解患者既往的健康状况。

2.身体状况

发病前常有受凉、淋雨、疲劳、醉酒、病毒感染史，多有上呼吸道感染的前驱症状。

(1)主要症状：起病多急骤，高热、寒战，全身肌肉酸痛，体温通常在数小时内升至39～40 ℃，高峰在下午或傍晚，或呈稽留热，脉率随之增速。可有患侧胸部疼痛，放射到肩部或腹部，咳嗽或深呼吸时加剧。痰少，可带血或呈铁锈色，食欲锐减，偶有恶心、呕吐、腹痛或腹泻，易被误诊为急腹症。

(2)护理体检：患者呈急性病容，面颊绯红，鼻翼翕动，皮肤灼热、干燥，口角及鼻周有单纯疱疹；病变广泛时可出现发绀。有败血症者，可出现皮肤、黏膜出血点，巩膜黄染。早期肺部体征无明显异常，仅有胸廓呼吸运动幅度减小，叩诊稍浊，听诊可有呼吸音减低及胸膜摩擦音。肺实变时叩诊浊音、触觉语颤增强并可闻及支气管呼吸音。消散期可闻及湿啰音。心率增快，有时心律不齐。重症患者有肠胀气，上腹部压痛多与炎症累及膈胸膜有关。重症感染时可伴休克、急性呼吸窘迫综合征及神经精神症状，表现为神志模糊、烦躁、呼吸困难、嗜睡、谵妄、昏迷等。累及脑膜时有颈抵抗及出现病理性反射。

本病自然病程大致1～2周。发病5～10天，体温可自行骤降或逐渐消退；使用有效的抗菌药物后可使体温在1～3天内恢复正常。患者的其他症状与体征亦随之逐渐消失。

(3)并发症：肺炎链球菌肺炎的并发症近年来已很少见。严重败血症或毒血症患者易发生感染性休克，尤其是老年人。表现为血压降低、四肢厥冷、多汗、发绀、心动过速、心律失常等，而高热、胸痛、咳嗽等症状并不突出。其他并发症有胸膜炎、脓胸、心包炎、脑膜炎和关节炎等。

3.实验室及其他检查

(1)血常规检查：血白细胞计数$(10\sim20)\times10^9/L$，中性粒细胞多在80%以上，并有核左移，细胞内可见中毒颗粒。年老体弱、酗酒、免疫功能低下者的白细胞计数可不增高，但中性粒细胞的百分比仍增高。

(2)痰直接涂片做革兰染色及荚膜染色镜检：发现典型的革兰染色阳性、带荚膜的双球菌或链球菌，即可初步作出病原诊断。

(3)痰培养：24～48小时可以确定病原体。痰标本送检应注意器皿洁净无菌，在抗菌药物应用之前漱口后采集，取深部咳出的脓性或铁锈色痰。

(4)聚合酶链反应(PCR)检测及荧光标记抗体检测:可提高病原学诊断率。

(5)血培养:10%～20%患者合并菌血症,故重症肺炎应做血培养。

(6)细菌培养:如合并胸腔积液,应积极抽取积液进行细菌培养。

(7)X线检查:早期仅见肺纹理增粗,或受累的肺段、肺叶稍模糊。随着病情进展,肺泡内充满炎性渗出物,表现为大片炎症浸润阴影或实变影,在实变阴影中可见支气管充气征,肋膈角可有少量胸腔积液。在消散期,X线显示炎性浸润逐渐吸收,可有片状区域吸收较快,呈现"假空洞"征,多数病例在起病3～4周后才完全消散。老年患者肺炎病灶消散较慢,容易出现吸收不完全而成为机化性肺炎。

4.心理-社会评估

肺炎起病多急骤,短期内病情严重,加之高热和全身中毒症状明显,患者及家属常深感不安。当出现严重并发症时,患者会表现出忧虑和恐惧。

(二)主要护理诊断及医护合作性问题

1.体温过高

与肺部感染有关。

2.气体交换受损

与肺部炎症、痰液黏稠等引起呼吸面积减少有关。

3.清理呼吸道无效

与胸痛、气管、支气管分泌物增多、黏稠及疲乏有关。

4.疼痛

胸痛与肺部炎症累及胸膜有关。

5.潜在并发症

感染性休克。

(三)护理目标

体温恢复正常范围;患者呼吸平稳,发绀消失;症状减轻呼吸道通畅;疼痛减轻,感染控制未发生休克。

(四)护理措施

1.一般护理

(1)休息与环境:保持室内空气清新,病室保持适宜的温、湿度,环境安静、清洁、舒适。限制患者活动,限制探视,避免因谈话过多影响体力。要集中安排治疗和护理活动,保证足够的休息,减少氧耗量,缓解头痛、肌肉酸痛、胸痛等症状。

(2)体位:协助或指导患者采取合适的体位。对有意识障碍患者,如病情允许可取半卧位,增加肺通气量;或侧卧位,以预防或减少分泌物吸入肺内。为促进肺扩张,每2小时变换体位1次,减少分泌物淤积在肺部而引起并发症。

(3)饮食与补充水分:给予高热量、高蛋白质、高维生素、易消化的流质或半流质饮食,以补充高热引起的营养物质消耗。宜少食多餐,避免压迫膈肌。若有明显麻痹性肠梗阻或胃扩张,应暂时禁食,遵医嘱给予胃肠减压,直至肠蠕动恢复。鼓励患者多饮水(1～2 L/d),来补充发热、出汗和呼吸急促所丢失的水分,并利于痰液排出。轻症者无须静脉补液,脱水严重者可遵医嘱补液,补液有利于加快毒素排泄和热量散发,尤其是食欲差或不能进食者。心脏病或老年人应注意补液速度,过快过多易导致急性肺水肿。

2.病情观察

监测患者神志、体温、呼吸、脉搏、血压和尿量,并做好记录。尤其应注意密切观察体温的变化。观察有无呼吸困难及发绀,及时适宜给氧。重点观察儿童、老年人、久病体弱者的病情变化,注意是否伴有感染性休克的表现。观察痰液颜色、性状和量,如肺炎球菌肺炎呈铁锈色,葡萄球菌肺炎呈粉红色乳状,厌氧菌感染者痰液多有恶臭等。

3.对症护理

(1)高热护理:寒战时注意保暖,及时添加被褥,给予热水袋时防止烫伤。高热时采用温水擦浴、冰袋、冰帽等物理降温措施,以逐渐降温为宜,防止虚脱。患者大汗时,及时协助擦汗和更换衣物,避免受凉。必要时遵医嘱使用退烧药。必要时遵医嘱静脉补液,补充因发热丢失的水分和盐,加快毒素排泄的热量散发。心脏病患者或老年人应注意补液速度,避免过快导致急性肺水肿。

(2)咳嗽、咳痰的护理:协助和鼓励患者有效咳嗽、排痰,及时清除口腔和呼吸道内痰液、呕吐物。痰液黏稠不易咳出时,在病情允许情况下可扶患者坐起,给予拍背,协助咳痰,遵医嘱应用祛痰药以及超声雾化吸入,稀释痰液,促进痰的排出。必要时吸痰,预防窒息。吸痰前,注意告知病情。

(3)气急发绀的护理:监测动脉血气分析值,给予吸氧,提高血氧饱和度,改善发绀,增加患者的舒适度。氧流量一般为每分钟 4～6 L,若为 COPD 患者,应给予低流量低浓度持续吸氧。注意观察患者呼吸频率、节律、深度等变化,皮肤色泽和意识状态有无改变,如果病情恶化,准备气管插管和呼吸机辅助通气。

(4)胸痛的护理:维持患者舒适的体位。患者胸痛时,常随呼吸、咳嗽加重,可采取患侧卧位,在咳嗽时可用枕头等物夹紧胸部,必要时用宽胶布固定胸廓,以降低胸廓活动度,减轻疼痛。疼痛剧烈者,遵医嘱应用镇痛、止咳药,缓解疼痛和改善肺通气,如口服可待因。此外可用物理止痛和中药止痛擦剂。物理止痛,如按摩、针灸、经皮肤电刺激止痛穴位或局部冷敷等,可降低疼痛的敏感性。中药经皮肤吸收,无创伤,且发挥药效快,对轻度疼痛效果好。中药止痛擦剂具有操作简便、安全,毒副作用小,无药物依赖现象等优点。

(5)其他:鼓励患者经常漱口,做好口腔护理。口唇疱疹者局部涂液状石蜡或抗病毒软膏,防止继发感染。烦躁不安、谵妄、失眠者酌情使用地西泮或水合氯醛,禁用抑制呼吸的镇静药。

4.感染性休克的护理

(1)观察休克的征象:密切观察生命体征、实验室检查和病情的变化。发现患者神志模糊、烦躁、发绀、四肢湿冷、脉搏细数、脉压变小、呼吸浅快、面色苍白、尿量减少(每小时少于 30 mL)等休克早期症状时,及时报告医师,采取救治措施。

(2)环境与体位:应将感染性休克的患者安置在重症监护室,注意保暖和安全。取仰卧中凹位,抬高头胸部 20°,抬高下肢约 30°,有利于呼吸和静脉回流,增加心排血量。尽量减少搬动。

(3)吸氧:应给高流量吸氧,维持动脉氧分压在 8.0 kPa(60 mmHg)以上,改善缺氧状况。

(4)补充血容量:快速建立两条静脉通路,遵医嘱给予右旋糖苷或平衡液以维持有效血容量,降低血液的黏稠度,防止弥散性血管内凝血。随时监测患者一般情况、血压、尿量、尿比重、血细胞比容等;监测中心静脉压,作为调整补液速度的指标,中心静脉压$<$0.5 kPa(5 cmH_2O)可放心输液,达到 1.0 kPa(10 cmH_2O)应慎重。以中心静脉压不超过 1.0 kPa(10 cmH_2O)、尿量每小时在 30 mL 以上为宜。补液不宜过多过快,以免引起心力衰竭和肺水肿。若血容量已补足而24 小

时尿量仍<400 mL、尿比重<1.018 时，应及时报告医师，注意是否合并急性肾衰竭。

(5)纠正酸中毒：有明显酸中毒可静脉滴注 5%的碳酸氢钠，因其配伍禁忌较多，宜单独输入。随时监测和纠正电解质和酸碱失衡等。

(6)应用血管活性药物的护理：遵医嘱在应用血管活性药物，如多巴胺、间羟胺(阿拉明)时，滴注过程中应注意防止液体溢出血管外，引起局部组织坏死和影响疗效。可应用输液泵单独静脉输入血管活性药物，根据血压随时调整滴速，维持收缩压在 12.0～13.3 kPa(90～100 mmHg)，保证重要器官的血液供应，改善微循环。

(7)对因治疗：应联合、足量应用强有力的广谱抗生素控制感染。

(8)病情转归观察：随时监测和评估患者意识、血压、脉搏、呼吸、体温、皮肤、黏膜、尿量的变化，判断病情转归。如患者神志逐渐清醒、皮肤及肢体变暖、脉搏有力、呼吸平稳规则、血压回升、尿量增多，预示病情已好转。

5.用药护理

遵医嘱及时使用有效抗感染药物，注意观察药物疗效及不良反应。

(1)抗菌药物治疗：一经诊断即应给予抗菌药物治疗，不必等待细菌培养结果。首选青霉素 G，用药途径及剂量视病情轻重及有无并发症而定：对于成年轻症患者，可用 240 万 U/d，分 3 次肌内注射，或用普鲁卡因青霉素每 12 小时肌内注射 60 万 U。病情稍重者，宜用青霉素 G 240 万～480 万 U/d，分次静脉滴注，每 6～8 小时 1 次；重症及并发脑膜炎者，可增至 1 000 万～3 000 万 U/d，分 4 次静脉滴注。对青霉素过敏者或耐青霉素或多重耐药菌株感染者，可用呼吸氟喹诺酮类、头孢噻肟或头孢曲松等药物，多重耐药菌株感染者可用万古霉素、替考拉宁等。药物治疗 48～72 小时后应对病情进行评价，治疗有效表现为体温下降、症状改善、白细胞计数逐渐降低或恢复正常等。如用药 72 小时后病情仍无改善，需及时报告医师并作相应处理。

(2)支持疗法：患者应卧床休息，注意补充足够蛋白质、热量及维生素。密切监测病情变化，注意防止休克。剧烈胸痛者，可酌情用少量镇痛药，如可待因 15 mg。不用阿司匹林或其他解热药，以免过度出汗、脱水及干扰真实热型，导致临床判断错误。鼓励饮水每天 1～2 L，轻症患者不需常规静脉输液，确有失水者可输液，保持尿比重在 1.020 以下，血清钠保持在 145 mmol/L 以下。中等或重症患者[PaO_2<8.0 kPa(60 mmHg)或有发绀]应给氧。若有明显麻痹性肠梗阻或胃扩张，应暂时禁食、禁饮和胃肠减压，直至肠蠕动恢复。烦躁不安、谵妄、失眠者酌用地西泮 5 mg 或水合氯醛 1～1.5 g，禁用抑制呼吸的镇静药。

(3)并发症的处理：经抗菌药物治疗后，高热常在 24 小时内消退，或数天内逐渐下降。若体温降而复升或 3 天后仍不降者，应考虑肺炎链球菌的肺外感染，如脓胸、心包炎或关节炎等。持续发热的其他原因尚有耐青霉素的肺炎链球菌(PRSP)或混合细菌感染、药物热或并存其他疾病。肿瘤或异物阻塞支气管时，经治疗后肺炎虽可消散，但阻塞因素未除，肺炎可再次出现。约 10%～20%肺炎链球菌肺炎伴发胸腔积液者，应酌情取胸液检查及培养以确定其性质。若治疗不当，约 5%并发脓胸，应积极排脓引流。

6.心理护理

患病前健康状态良好的患者会因突然患病而焦虑不安；病情严重或患有慢性基础疾病的患者则可能出现消极、悲观和恐慌的心理反应。要耐心给患者讲解疾病的有关知识，解释各种症状和不适的原因，讲解各项诊疗、护理操作目的、操作程序和配合要点，使患者清楚大部分肺炎治疗、预后良好。询问和关心患者的需要，鼓励患者说出内心感受，与患者进行有效的沟通。帮助患者祛除不良心理反应，树立治愈疾病的信心。

7.健康指导

(1)疾病知识指导：让患者及家属了解肺炎的病因和诱因，有皮肤疖、痈、伤口感染、毛囊炎、蜂窝织炎时应及时治疗。避免受凉、淋雨、酗酒和过度疲劳，特别是年老体弱和免疫功能低下者，如糖尿病、慢性肺病、慢性肝病、血液病、营养不良、艾滋病等。天气变化时随时增减衣服，预防上呼吸道感染。可注射流感或肺炎免疫疫苗，使之产生免疫力。

(2)生活指导：劝导患者要注意休息，劳逸结合，生活有规律。保证摄取足够的营养物质，适当参加体育锻炼，增强机体抗病能力。对有意识障碍、慢性病、长期卧床者，应教会家属注意帮助患者经常改变体位、翻身、拍背，协助并鼓励患者咳出痰液，有感染征象时及时就诊。

(3)出院指导：出院后需继续用药者，应指导患者遵医嘱按时服药，向患者介绍所服药物的疗效、用法、疗程、不良反应，不能自行停药或减量。教会患者观察疾病复发症状，如出现发热、咳嗽、呼吸困难等不适表现时，应及时就诊。告知患者随诊的时间及需要准备的有关资料，如胸部X线片等。

(五)护理评价

患者体温恢复正常；能进行有效咳嗽，痰容易咳出，显示咳嗽次数减少或消失，痰量减少；休克发生时及时发现并给予及时的处理。

三、其他类型肺炎

(一)葡萄球菌肺炎评估

葡萄球菌肺炎是由葡萄球菌引起的急性肺部化脓性炎症。葡萄球菌的致病物质主要是毒素与酶，具有溶血、坏死、杀白细胞和致血管痉挛等作用。其致病力可用血浆凝固酶来测定，阳性者致病力较强，是化脓性感染的主要原因。但其他凝固酶阴性的葡萄球菌亦可引起感染。随着医院内感染的增多，由凝固酶阴性葡萄球菌引起的肺炎也不断增多。

医院获得性肺炎中，葡萄球菌感染占11%～25%。常发生于有糖尿病、血液病、艾滋病、肝病或慢性阻塞性肺疾病等原有基础疾病者。若治疗不及时或不当，病死率甚高。

1.临床表现

起病多急骤，寒战、高热，体温高达39～40 ℃，胸痛，咳大量脓性痰，带血丝或呈脓血状。全身肌肉和关节酸痛，精神萎靡，病情严重者可出现外周循环衰竭。院内感染者常起病隐袭，体温逐渐上升，咳少量脓痰。老年人症状可不明显。

早期可无体征，晚期可有双肺散在湿啰音。病变较大或融合时可出现肺实变体征。但体征与严重的中毒症状和呼吸道症状不平行。

2.实验室及其他检查

(1)血常规：白细胞计数及中性粒细胞显著增加，核左移，有中毒颗粒。

(2)细菌学检查：痰涂片可见大量葡萄球菌和脓细胞，血、痰培养多为阳性。

(3)X线检查：胸部X线显示短期内迅速多变的特征，肺段或肺叶实变，可形成空洞，或呈小叶状浸润，可有单个或多个液气囊腔，2～4周后完全消失，偶可遗留少许条索状阴影或肺纹理增多等。

3.治疗要点

为早期清除原发病灶，强有力的抗感染治疗，加强支持疗法，预防并发症。通常首选耐青霉素酶的半合成青霉素或头孢菌素，如苯唑西林、头孢呋辛等。对甲氧西林耐药株（MRSA）可用万古霉素、替考拉宁等治疗。疗程2～3周，有并发症者需4～6周。

（二）肺炎支原体肺炎评估

肺炎支原体肺炎是由肺炎支原体引起的呼吸道和肺部的急性炎症。常同时有咽炎、支气管炎和肺炎。肺炎支原体是介于细菌和病毒之间，兼性厌氧、能独立生活的最小微生物。健康人吸入患者咳嗽、打喷嚏时喷出的口鼻分泌物可感染，即通过呼吸道传播。病原体通常吸附宿主呼吸道纤毛上皮细胞表面，不侵入肺实质，抑制纤毛活动和破坏上皮细胞。其致病性可能与患者对病原体及其代谢产物的变态反应有关。

支原体肺炎约占非细菌性肺炎的1/3以上，或各种原因引起的肺炎的10%。以秋冬季发病较多，可散发或小流行，患者以儿童和青年人居多，婴儿间质性肺炎亦应考虑本病的可能。

1.临床表现

通常起病缓慢，潜伏期2～3周，症状主要为乏力、咽痛、头痛、咳嗽、发热、食欲缺乏、肌肉酸痛等。多为刺激性咳嗽，咳少量黏液痰，发热可持续2～3周，体温恢复正常后可仍有咳嗽。偶伴有胸骨后疼痛。

可见咽部充血、颈部淋巴结肿大等体征。肺部可无明显体征，与肺部病变的严重程度不相称。

2.实验室及其他检查

（1）血常规：血白细胞计数正常或略增高，以中性粒细胞为主。

（2）免疫学检查：起病2周后，约2/3的患者冷凝集试验阳性，滴度效价大于1∶32，尤以滴度逐渐升高更有价值。约半数患者对链球菌MG凝集试验阳性。还可评估肺炎支原体直接检测、支原体IgM抗体、免疫印迹法和聚合酶链反应（PCR）等检查结果。

（3）X线检查：肺部可呈多种形态的浸润影，呈节段性分布，以肺下野为多见，有的从肺门附近向外伸展。3～4周后病变可自行消失。

3.治疗要点

肺炎支原体肺炎首选大环内酯类抗生素，如红霉素。疗程一般为2～3周。

（三）病毒性肺炎评估

病毒性肺炎评估是由上呼吸道病毒感染，向下蔓延所致的肺部炎症。常见病毒为甲、乙型流感病毒、腺病毒、副流感病毒、呼吸道合胞病毒和冠状病毒等。患者可同时受一种以上病毒感染，气道防御功能降低，常继发细菌感染。病毒性肺炎为吸入性感染，常有气管-支气管炎。呼吸道病毒通过飞沫与直接接触而迅速传播，可暴发或散发流行。

病毒性肺炎约占需住院的社区获得性肺炎的8%，大多发生于冬春季节。密切接触的人群或有心肺疾病者、老年人等易受感染。

1.临床表现

一般临床症状较轻，与支原体肺炎症状相似。起病较急，发热、头痛、全身酸痛、乏力等较突出。有咳嗽、少痰或白色黏液痰、咽痛等症状。老年人或免疫功能受损的重症患者，可表现为呼吸困难、发绀、嗜睡、精神萎靡，甚至并发休克、心力衰竭和呼吸衰竭，严重者可发生急性呼吸窘迫综合征。

本病常无显著的胸部体征，病情严重者有呼吸浅速、心率增快、发绀、肺部干湿性啰音。

2.实验室及其他检查

(1)血常规:白细胞计数正常、略增高或偏低。

(2)病原体检查:呼吸道分泌物中细胞核内的包涵体可提示病毒感染,但并非一定来自肺部。需进一步评估下呼吸道分泌物或肺活检标本培养是否分离出病毒。

(3)X线检查:可见肺纹理增多,小片状或广泛浸润。病情严重者,显示双肺呈弥漫性结节浸润,而大叶实变及胸腔积液者不多见。

3.治疗要点

病毒性肺炎以对症治疗为主,板蓝根、黄芪、金银花、连翘等中药有一定的抗病毒作用。对某些重症病毒性肺炎应采用抗病毒药物,如选用利巴韦林(病毒唑)、阿昔洛韦(无环鸟苷)等。

(龚鸽鸽)

第六章 消化内科护理

第一节 反流性食管炎

反流性食管炎(reflux esophagitis,RE)是指胃十二指肠内容物反流入食管所引起的食管黏膜炎症、糜烂、溃疡和纤维化等病变,甚至引起咽喉、气道等食管以外的组织损害。其发病男性多于女性,男女比例为(2～3)∶1,发病率为1.92%。随着年龄的增长,食管下段括约肌收缩力的下降,胃十二指肠内容物自发性反流,而使老年人反流性食管炎的发病率有所增加。

一、病因与发病机制

(一)抗反流屏障削弱

食管下括约肌是指食管末端3～4 cm长的环形肌束。正常人静息时压力为1.3～4.0 kPa(10～30 mmHg),为一高压带,防止胃内容物反流入食管。由于年龄的增长,机体老化导致食管下括约肌的收缩力下降引起食物反流。一过性食管下括约肌松弛也是反流性食管炎的主要发病机制。

(二)食管清除作用减弱

正常情况下,一旦发生食物的反流,大部分反流物通过1～2次食管自发和继发性的蠕动性收缩将食管内容物排入胃内,即容量清除,剩余的部分则由唾液缓慢地中和。老年人食管蠕动缓慢和唾液产生减少,影响了食管的清除作用。

(三)食管黏膜屏障作用下降

反流物进入食管后,可以凭借食管上皮表面黏液、不移动水层和表面HCO_3^-、复层鳞状上皮等构成上皮屏障,以及黏膜下丰富的血液供应构成的后上皮屏障,发挥其抗反流物对食管黏膜损伤的作用。随着机体老化,食管黏膜逐渐萎缩,黏膜屏障作用下降。

二、护理评估

(一)健康史

询问患者的饮食结构及习惯、有无长期服用药物史。

(二)身体评估

1.反流症状

反酸、反食、反胃(指胃内容物在无恶心和不用力的情况下涌入口腔)、嗳气等,多在餐后明显或加重,平卧或躯体前屈时易出现。

2.反流物引起的刺激症状

胸骨后或剑突下烧灼感、胸痛、吞咽困难等。常由胸骨下段向上伸延,常在餐后1小时出现,平卧、弯腰或腹压增高时可加重。反流物刺激食管痉挛导致胸痛,常发生在胸骨后或剑突下。严重时可为剧烈刺痛,可放射到后背、胸部、肩部、颈部、耳后,有的酷似心绞痛的特点。

3.其他症状

咽部不适,有异物感、棉团感或堵塞感,可能与酸反流引起食管上段括约肌压力升高有关。

4.并发症

(1)上消化道出血:因食管黏膜炎症、糜烂及溃疡可以导致上消化道出血。

(2)食管狭窄:食管炎反复发作致使纤维组织增生,最终导致瘢痕性狭窄。

(3)Barrett食管:在食管黏膜的修复过程中,食管-贲门交界处2 cm以上的食管鳞状上皮被特殊的柱状上皮取代,称之为Barrett食管。Barrett食管发生溃疡时,又称Barrett溃疡。Barrett食管是食管癌的主要癌前病变,其腺癌的发生率较正常人高30～50倍。

(三)辅助检查

1.内镜检查

内镜检查是反流性食管炎最准确、最可靠的诊断方法,能判断其严重程度和有无并发症,结合活检可与其他疾病相鉴别。

2. 24小时食管pH监测

应用便携式pH记录仪在生理状态下对患者进行24小时食管pH连续监测,可提供食管是否存在过度酸反流的客观依据。在进行该项检查前3天,应停用抑酸药与促胃肠动力的药物。

3.食管吞钡X线检查

对不愿意接受或不能耐受内镜检查者行该检查。严重患者可发现阳性X线征。

(四)心理-社会状况

反流性食管炎长期持续存在,病情反复、病程迁延,因此患者会出现食欲缺乏,体重下降,导致患者心情烦躁、焦虑;合并消化道出血时会使患者紧张、恐惧。应注意评估患者的情绪状态及对本病的认知程度。

三、常见护理诊断及问题

(一)疼痛

胸痛与胃食管黏膜炎性病变有关。

(二)营养失调

低于机体需要量与害怕进食、消化吸收不良等有关。

(三)有体液不足的危险

体液不足的危险与合并消化道出血引起活动性体液丢失、呕吐及液体摄入量不足有关。

(四)焦虑

焦虑与病情反复、病程迁延有关。

(五)知识缺乏

缺乏对反流性食管炎病因和预防知识的了解。

四、诊断要点与治疗原则

(一)诊断要点

临床上有明显的反流症状;内镜下有反流性食管炎的表现,食管过度酸反流的客观依据即可做出诊断。

(二)治疗原则

以药物治疗为主,对药物治疗无效或发生并发症者可做手术治疗。

1.药物治疗

目前多主张采用递减法,即开始使用质子泵抑制剂加促胃肠动力药,迅速控制症状,待症状控制后再减量维持。

(1)促胃肠动力药:目前主要常用的药物是西沙必利。常用量为每次 5～15 mg,每天 3～4 次,疗程 8～12 周。

(2)抑酸药。①H_2 受体拮抗剂(H_2RA):西咪替丁 400 mg、雷尼替丁 150 mg、法莫替丁 20 mg,每天 2 次,疗程 8～12 周;②质子泵抑制剂(PPI):奥美拉唑 20 mg、兰索拉唑 30 mg、泮托拉唑 40 mg、雷贝拉唑 10 mg 和埃索美拉唑 20 mg,一天 1 次,疗程 4～8 周;③抗酸药:仅用于症状轻、间歇发作的患者作为临时缓解症状用。反流性食管炎有并发症或停药后很快复发者,需要长期维持治疗。H_2RA、西沙必利、PPI 均可用于维持治疗,其中以 PPI 效果最好。维持治疗的剂量因患者而异,以调整至患者无症状的最低剂量为合适剂量。

2.手术治疗

手术为不同术式的胃底折叠术。手术指征:①严格内科治疗无效;②虽经内科治疗有效,但患者不能忍受长期服药;③经反复扩张治疗后仍反复发作的食管狭窄;④确证由反流性食管炎引起的严重呼吸道疾病。

3.并发症的治疗

(1)食管狭窄:大部分狭窄可行内镜下食管扩张术治疗。扩张后予以长程 PPI 维持治疗可防止狭窄复发。少数严重瘢痕性狭窄需行手术切除。

(2)Barrett 食管:药物治疗是预防 Barrett 食管发生和发展的重要措施,必须使用 PPI 治疗及长期维持。

五、护理措施

(一)一般护理

为减少平卧时及夜间反流可将床头抬高 15～20 cm。避免睡前 2 小时内进食,白天进餐后亦不宜立即卧床。应避免食用使食管下括约肌压力降低的食物和药物,如高脂肪、巧克力、咖啡、浓茶及硝酸甘油、钙通道阻滞剂等。应戒烟及禁酒。减少一切影响腹压增高的因素,如肥胖、便秘、紧束腰带等。

(二)用药护理

遵医嘱给予药物治疗,注意观察药物的疗效及不良反应。

1.H_2 受体拮抗剂

药物应在餐中或餐后即刻服用，若需同时服用抗酸药，则两药应间隔 1 小时以上。若静脉给药应注意控制速度，过快可引起低血压和心律失常。西咪替丁对雄性激素受体有亲和力，可导致男性乳腺发育、阳痿以及性功能紊乱，应做好解释工作。该药物主要通过肾排泄，用药期间应监测肾功能。

2.质子泵抑制剂

奥美拉唑可引起头晕，应嘱患者用药期间避免开车或做其他必须高度集中注意力的工作。兰索拉唑的不良反应包括荨麻疹、皮疹、瘙痒、头痛、口苦、肝功能异常等，轻度不良反应不影响继续用药，较严重时应及时停药。泮托拉唑的不良反应较少，偶可引起头痛和腹泻。

3.抗酸剂

该药在饭后 1 小时和睡前服用。服用片剂时应嚼服，乳剂给药前应充分摇匀。抗酸剂应避免与奶制品、酸性饮料及食物同时服用。

(三)饮食护理

(1)指导患者有规律地定时进餐，饮食不宜过饱，选择营养丰富、易消化的食物。避免摄入过咸、过甜、过辣的刺激性食物。

(2)制订饮食计划：与患者共同制定饮食计划，指导患者及家属改进烹饪技巧，增加食物的色、香、味，刺激患者食欲。

(3)观察并记录患者每天进餐次数、量、种类，以了解其摄入营养素的情况。

六、健康指导

(一)疾病知识的指导

向患者及家属介绍本病的有关病因，避免诱发因素。保持良好的心理状态，平时生活要有规律，合理安排工作和休息时间，注意劳逸结合，积极配合治疗。

(二)饮食指导

指导患者加强饮食卫生和饮食营养，养成有规律的饮食习惯；避免过冷、过热、辛辣等刺激性食物及浓茶、咖啡等饮料；嗜酒者应戒酒。

(三)用药指导

根据病因及病情进行指导，嘱患者长期维持治疗，介绍药物的不良反应，如有异常及时复诊。

(娄雪芳)

第二节　消化性溃疡

消化性溃疡主要指发生于胃和十二指肠的慢性溃疡，即胃溃疡和十二指肠溃疡，因溃疡的形成与胃酸/胃蛋白酶的消化作用有关而得名。临床以慢性病程、周期性发作和节律性上腹部疼痛为主要特点。消化性溃疡是消化系统的常见病，我国总发病率为10%～12%，秋冬和冬春之交好发。临床上十二指肠溃疡较胃溃疡多见，两者之比约为 3∶1。男性患病较女性多见，男女之比为(3～4)∶1。十二指肠溃疡好发于青壮年，胃溃疡的发病年龄高峰比十二指肠溃疡约晚 10 年。

一、病因及诊断检查

（一）致病因素

1.幽门螺杆菌感染

大量研究表明幽门螺杆菌感染是消化性溃疡的主要病因，尤其是十二指肠溃疡。其机制尚未完全阐明，可能是幽门螺杆菌感染通过直接或间接作用于胃十二指肠黏膜，使黏膜屏障作用削弱，胃酸分泌增加，引起局部炎症和免疫反应，导致胃十二指肠黏膜损害和溃疡形成。

2.胃酸和胃蛋白酶

消化性溃疡的最终形成是由于胃酸/胃蛋白酶对黏膜的自身消化所致。胃酸分泌增多不仅破坏胃黏膜屏障，还能激活胃蛋白酶，从而降解蛋白质分子，损伤黏膜，故胃酸在溃疡的形成过程中起关键作用，是溃疡形成的直接原因。

3.非甾体抗炎药

如阿司匹林、吲哚美辛、糖皮质激素等可直接作用于胃十二指肠黏膜，损害黏膜屏障，还可抑制前列腺素合成，削弱其对黏膜的保护作用。

4.其他因素

（1）遗传：O 型血人群的十二指肠溃疡发病率高于其他血型。

（2）吸烟：烟草中的尼古丁成分可引起胃酸分泌增加、幽门括约肌张力降低、胆汁及胰液反流增多，从而削弱胃肠黏膜屏障。

（3）胃十二指肠运动异常：胃排空增快，可使十二指肠壶腹部酸负荷增大；胃排空延缓，可引起十二指肠液反流入胃，增加胃黏膜侵袭因素。

总之，胃酸/胃蛋白酶的损害作用增强和/或胃十二指肠黏膜防御/修复机制减弱是本病发生的根本环节。但胃和十二指肠溃疡发病机制也有所不同，胃溃疡的发病主要是防御/修复机制减弱，十二指肠溃疡的发病主要是损害作用增强。

（二）身体状况

临床表现轻重不一，部分患者可无症状或症状较轻，或以出血、穿孔等并发症为首发表现。典型的消化性溃疡有如下临床特点。①慢性病程：病史可达数年至数十年；②周期性发作：发作与缓解交替出现，发作常有季节性，多在秋冬和冬春之交好发；③节律性上腹部疼痛：腹痛与进食之间有明显的相关性和节律性。

1.症状

（1）上腹部疼痛：为本病的主要症状，疼痛部位多位于中上腹，可偏右或偏左。疼痛性质可为钝痛、胀痛、灼痛、剧痛或饥饿不适感。多数患者疼痛有典型的节律性，胃溃疡疼痛常在餐后 1 小时内发生，至下次餐前消失，即进食-疼痛-缓解，故又称饱食痛；十二指肠溃疡疼痛常在两餐之间发生，至下次进餐后缓解，即疼痛-进食-缓解，故又称空腹痛或饥饿痛，部分患者也可出现午夜痛。

（2）其他：可有反酸、嗳气、恶心、呕吐、腹胀、食欲缺乏等消化不良的症状，或有失眠、多汗等自主神经功能失调的表现，病程长者可出现消瘦、体重下降和贫血。

2.体征

溃疡发作期上腹部可有局限性轻压痛，胃溃疡压痛点常位于剑突下稍偏左，十二指肠溃疡压痛点多在剑突下稍偏右。缓解期无明显体征。

3.并发症

(1)出血:是最常见的并发症。出血引起的临床表现取决于出血的量和速度,轻者仅表现为呕血与黑粪,重者可出现休克征象。

(2)穿孔:急性穿孔是最严重的并发症,常见诱因有饮食过饱、饮酒、劳累、服用非甾体抗炎药等。表现为突发的剧烈腹痛,迅速蔓延至全腹,并出现腹肌紧张、弥漫性腹部压痛、反跳痛,肝浊音界缩小或消失,肠鸣音减弱或消失等体征,部分患者出现休克。慢性穿孔的症状不如急性穿孔剧烈,往往表现为腹痛节律的改变,常放射至背部。

(3)幽门梗阻:多由十二指肠溃疡或幽门管溃疡引起。溃疡急性发作时炎症水肿可引起暂时性梗阻,慢性溃疡愈合后形成瘢痕可致永久性梗阻。主要表现为上腹胀痛,餐后明显,频繁大量呕吐,呕吐物含酸性发酵宿食。严重呕吐可致脱水和低氯低钾性碱中毒,常继发营养不良和体重减轻。上腹部空腹振水音、胃蠕动波及插胃管抽液量超过 200 mL 是幽门梗阻的特征性表现。

(4)癌变:少数胃溃疡可发生癌变。对有长期胃溃疡病史、年龄在 45 岁以上、胃溃疡上腹痛的节律性消失、症状顽固且经严格内科治疗无效、粪便隐血试验持续阳性者,应考虑癌变,需进一步检查和定期随访。

(三)心理-社会状况

由于本病病程长、周期性发作和节律性腹痛,会使患者产生紧张、焦虑或抑郁等情绪,当并发出血、穿孔或癌变时,易产生恐惧心理。

(四)实验室及其他检查

1.胃镜及胃黏膜活组织检查

胃镜及胃黏膜活组织检查是确诊消化性溃疡首选的检查方法。胃镜检查可直接观察溃疡部位、病变大小和性质,还可在直视下取活组织做病理学检查及幽门螺杆菌检测。

2.X 线钡剂检查

龛影是溃疡的 X 线检查直接征象,对溃疡有确诊价值;激惹和变形等间接征象,提示可能有溃疡的发生。

3.幽门螺杆菌检测

幽门螺杆菌检测是消化性溃疡诊断的常规检查项目,因为有无幽门螺杆菌感染决定治疗方案的选择。

4.粪便隐血试验

隐血试验阳性提示溃疡活动期,胃溃疡患者如隐血试验持续阳性,提示癌变的可能。

二、护理诊断及医护合作性问题

(1)疼痛:腹痛与胃酸刺激溃疡面、引起化学性炎症或并发穿孔等有关。

(2)营养失调(低于机体需要量):与疼痛所致摄食减少或频繁呕吐有关。

(3)焦虑:与溃疡反复发作、迁延不愈或出现并发症使病情加重有关。

(4)潜在并发症:出血、穿孔、幽门梗阻、癌变。

(5)缺乏溃疡病防治知识。

三、治疗及护理措施

(一)治疗要点

本病的治疗目的是消除病因、控制症状、促进溃疡愈合、防止复发和防治并发症。

1.一般治疗

注意休息,劳逸结合,饮食规律,戒烟、酒,消除紧张、焦虑情绪,停用或慎用非甾体抗炎药等。

2.药物治疗

(1)降低胃酸药物:有碱性抗酸药和抑制胃酸分泌药两大类。

1)碱性抗酸药:如氢氧化铝、铝碳酸镁及其复方制剂等,能中和胃酸,缓解疼痛,因其疗效差,不良反应较多,现很少应用。

2)抑制胃酸分泌的药物:①H_2 受体拮抗药是目前临床使用最为广泛的抑制胃酸分泌、治疗消化性溃疡的药物。常用药物有西咪替丁、雷尼替丁和法莫替丁等,4～6 周为 1 个疗程。②质子泵抑制药是目前最强的抑制胃酸分泌药物,其解除溃疡疼痛,促进溃疡愈合的效果优于 H_2 受体拮抗药,且能抑制幽门螺杆菌的生长。常用药物有奥美拉唑、兰索拉唑和泮托拉唑等,疗程一般为 6～8 周。

(2)保护胃黏膜药物:常用硫糖铝、枸橼酸铋钾和米索前列醇。

(3)根除幽门螺杆菌药物:对于有幽门螺杆菌感染的消化性溃疡,无论初发或复发、活动或静止、有无并发症,均应予以根除幽门螺杆菌治疗。

3.手术治疗

对于大量出血经内科治疗无效、急性穿孔、瘢痕性幽门梗阻、胃溃疡疑有癌变、正规内科治疗无效的顽固性溃疡者可选择手术治疗。

(二)护理措施

1.病情观察

密切观察患者腹痛的规律和特点,与进食、服药的关系,呕吐物及粪便的颜色和性状;监测生命体征及腹部体征的变化。观察患者有无出血、穿孔、幽门梗阻和癌变征象,一旦发现及时通知医师,并配合做好各项护理工作。

2.生活护理

(1)适当休息:溃疡活动期且症状较重或有并发症者,应适当休息。

(2)饮食护理:基本要求同慢性胃炎。指导患者进餐定时定量、少食多餐、细嚼慢咽。选择营养丰富、易消化,低脂、适量蛋白质的食物,如脱脂牛奶、鸡蛋和鱼等;主食以面食为主,因其柔软、含碱且易消化,不习惯于面食则以软米饭或米粥代替;避免辛辣、油炸、过酸、过咸食物及浓茶、咖啡等刺激食物和饮料,以减少胃酸分泌。

3.药物治疗的护理

严格遵医嘱用药,注意观察药物的疗效及不良反应,并告知患者用药的注意事项。

(1)碱性抗酸药:应在饭后 1 小时和睡前服用,避免与奶制品、酸性食物及饮料同服。氢氧化铝凝胶能阻碍磷的吸收,引起磷缺乏症,长期大量服用还可引起严重便秘;服用镁制剂可引起腹泻。

(2)H_2 受体拮抗药:应在餐中或餐后即刻服用,也可将一天的剂量在睡前顿服,若与抗酸药联用时,两药间隔 1 小时以上。静脉给药时要注意控制速度,避免低血压和心律失常的发生。长期大量应用西咪替丁可出现男性乳房肿胀、性欲减退、腹泻、眩晕、头痛、肌肉痉挛或肌痛、皮疹、脱发，偶见粒细胞减少、精神错乱等。

(3)质子泵抑制药：奥美拉唑可引起头晕，告知患者服药期间避免从事注意力高度集中的工作；兰索拉唑的主要不良反应有荨麻疹、皮疹、瘙痒、头痛、口干、肝功能异常等，不良反应严重时应及时停药；泮托拉唑的不良反应较少，偶有头痛和腹泻。

(4)保护胃黏膜药物：硫糖铝片应在餐前 1 小时服用，可有便秘、口干、皮疹、眩晕、嗜睡等不良反应；米索前列醇可引起子宫收缩，孕妇禁用。

(5)根除幽门螺杆菌药物：应在餐后服用抗生素，尽量减少对胃黏膜的刺激，服药要定时定量，以达到根除幽门螺杆菌的目的。

4.并发症的护理

(1)穿孔：急性穿孔时，禁食并胃肠减压，做好术前准备工作；慢性穿孔时，密切观察疼痛的性质，指导患者遵医嘱用药。

(2)幽门梗阻：观察患者呕吐物的性状，准确记录出入液量，重者禁食禁水、胃肠减压，及时纠正水、电解质、酸碱平衡紊乱。

(3)出血：出血患者按出血护理常规护理。

5.心理护理

正确评估患者及家属的心理反应，告知患者及家属，经过正规治疗和积极预防，溃疡是可以痊愈的，并说明不良情绪会诱发和加重病情，使患者树立信心，消除紧张、恐惧心理。指导患者心理放松，转移注意力，保持乐观的情绪。

6.健康指导

(1)疾病知识指导：向患者及家属介绍导致溃疡发生及加重的相关因素；指导患者生活规律，保持乐观的心态，保证充足的睡眠和休息，适当锻炼，提高机体抵抗力；建立合理的饮食习惯和结构，戒除烟酒，避免摄入刺激性食物。

(2)用药指导：指导患者严格遵医嘱正确服药，学会观察药物疗效和不良反应，不可自行停药和减量，以避免溃疡复发；忌用或慎用对胃黏膜有损害的药物，如阿司匹林、咖啡因、糖皮质激素等；若用药后腹痛节律改变或出现并发症应及时就医。

（娄雪芳）

第三节 慢性胃炎

慢性胃炎是指由多种原因引起的胃黏膜慢性炎症。其发病率在各种胃病中居首位，男性多于女性，各个年龄段均可发病，且随年龄增长发病率逐渐增高。慢性胃炎的分类方法很多，全国慢性胃炎研讨会共识意见中采纳了国际上新悉尼系统的分类方法，将慢性胃炎分为浅表性（又称非萎缩性）、萎缩性和特殊类型 3 大类。慢性浅表性胃炎是指不伴有胃黏膜萎缩性改变的慢性炎症，幽门螺杆菌感染是其主要病因；慢性萎缩性胃炎是指胃黏膜已经发生了萎缩性改变，常伴有肠上皮化生，又分为多灶萎缩性胃炎和自身免疫性胃炎 2 大类；特殊类型胃炎种类很多，临床上较少见。

一、病因及诊断检查

(一)致病因素

1.幽门螺杆菌感染

幽门螺杆菌感染是慢性浅表性胃炎最主要的病因。幽门螺杆菌具有鞭毛,其分泌的黏液素可直接侵袭胃黏膜,释放的尿素酶可分解尿素产生 NH_3 中和胃酸,使幽门螺杆菌在胃黏膜定居和繁殖,同时可损伤上皮细胞膜;幽门螺杆菌产生的细胞毒素还可引起炎症反应和菌体壁诱导自身免疫反应的发生,导致胃黏膜慢性炎症。

2.饮食因素

高盐饮食,长期饮烈酒、浓茶、咖啡,摄取过热、过冷、过于粗糙的食物等,均易引起慢性胃炎。

3.自身免疫

患者血液中存在自身抗体,如抗壁细胞抗体和抗内因子抗体,可使壁细胞数目减少,胃酸分泌减少或缺失,还可使维生素 B_{12} 吸收障碍导致恶性贫血。

4.其他因素

各种原因引起的十二指肠液反流入胃,削弱或破坏胃黏膜的屏障功能;老年胃黏膜退行性病变;胃黏膜营养因子缺乏,如促胃液素(胃泌素)缺乏;服用非甾体抗炎药等,均可引起慢性胃炎。

(二)身体状况

慢性胃炎起病缓慢,病程迁延,常反复发作,缺乏特异性症状。由幽门螺杆菌感染引起的慢性胃炎患者多数无症状;部分患者有上腹不适、腹部隐痛、腹胀、食欲缺乏、恶心和呕吐等消化不良的表现;少数患者可有少量上消化道出血;自身免疫性胃炎患者可出现明显厌食、体重减轻和贫血。体格检查可有上腹部轻压痛。

(三)心理-社会状况

病情反复、病程迁延不愈可使患者出现烦躁、焦虑等不良情绪。

(四)实验室及其他检查

1.胃镜及活组织检查

胃镜及活组织检查是诊断慢性胃炎最可靠的方法。慢性浅表性胃炎可见红斑(点、片状或条状)、黏膜粗糙不平、出血点或出血斑;慢性萎缩性胃炎可见黏膜呈颗粒状、黏膜血管显露、色泽灰暗、皱襞细小。

2.幽门螺杆菌检测

可通过侵入性(如快速尿素酶试验、组织学检查和幽门螺杆菌培养等)和非侵入性(如 ^{13}C 或 ^{14}C 尿素呼气试验、粪便幽门螺杆菌抗原检测和血清学检查等)方法检测幽门螺杆菌。

3.胃液分析

自身免疫性胃炎时,胃酸缺乏;多灶萎缩性胃炎时,胃酸分泌正常或偏低。

4.血清学检查

自身免疫性胃炎时,血清抗壁细胞抗体和抗内因子抗体可呈阳性,血清胃泌素水平明显升高;多灶萎缩性胃炎时,血清胃泌素水平正常或偏低。

二、护理诊断及医护合作性问题

(一)疼痛

腹痛与胃黏膜炎性病变有关。

(二)营养失调

营养失调与厌食、消化吸收不良等有关。

(三)焦虑

焦虑与病情反复、病程迁延有关。

(四)潜在并发症

癌变。

(五)知识缺乏

缺乏对慢性胃炎病因和预防知识的了解。

三、治疗及护理措施

(一)治疗要点

治疗原则是积极祛除病因,根除幽门螺杆菌感染,对症处理,防治癌前病变。

1.病因治疗

根除幽门螺杆菌感染:目前多采用的治疗方案是以胶体铋剂或质子泵抑制药为基础加上两种抗生素的三联治疗方案。如常用奥美拉唑或枸橼酸铋钾,与阿莫西林及甲硝唑或克拉霉素3种药物联用,2周为1个疗程。治疗失败后再治疗比较困难,可换用两种抗生素,或采用胶体铋剂和质子泵抑制药合用的四联疗法。

其他病因治疗:因非甾体抗炎药引起者,应立即停药并给予制酸药或硫糖铝;因十二指肠液反流引起者,应用硫糖铝或氢氧化铝凝胶吸附胆汁;因胃动力学改变引起者,应给予多潘立酮或莫沙必利等。

2.对症处理

有胃酸缺乏和贫血者,可用胃蛋白酶合剂等以助消化;对于上腹胀满者,可选用胃动力药、理气类中药;有恶性贫血时可肌内注射维生素 B_{12}。

3.胃黏膜异型增生的治疗

异型增生是癌前病变,应定期随访,给予高度重视。对不典型增生者可给予维生素C、维生素E,β-胡萝卜素、叶酸和微量元素硒预防胃癌的发生;对已经明确的重度异型增生可手术治疗,目前多采用内镜下胃黏膜切除术。

(二)护理措施

1.病情观察

主要观察有无上腹不适、腹胀、食欲缺乏等消化不良的表现;观察腹痛的部位、性质,呕吐物与大便的颜色、量及性状;评估实验室及胃镜检查结果。

2.饮食护理

(1)营养状况评估:观察并记录患者每天进餐次数、量和品种,以了解机体的营养摄入状况。定期监测体重,监测血红蛋白浓度、血清蛋白等有关营养指标的变化。

(2)制定饮食计划:①与患者及其家属共同制定饮食计划,以营养丰富、易消化、少刺激为原则;②胃酸低者可适当食用刺激胃酸分泌或酸性的食物,如浓肉汤、鸡汤、山楂、食醋等;胃酸高者应指导患者避免食用酸性和多脂肪食物,可进食牛奶、菜泥、面包等;③鼓励患者养成良好的饮食习惯,进食应规律,少食多餐,细嚼慢咽;④避免摄入过冷、过热、过咸、过甜、辛辣和粗糙的食物,戒除烟酒;⑤提供舒适的进餐环境,改进烹饪技巧,保持口腔清洁卫生,以促进患者的食欲。

3.药物治疗的护理

(1)严格遵医嘱用药,注意观察药物的疗效及不良反应。

(2)枸橼酸铋钾:宜在餐前半小时服用,因其在酸性环境中方起作用;服药时要用吸管直接吸入,防止将牙齿、舌染黑;部分患者服药后出现便秘或黑粪,少数患者有恶心、一过性血清转氨酶升高,停药后可自行消失,极少数患者可能出现急性肾衰竭。

(3)抗菌药物:服用阿莫西林前应详细询问患者有无青霉素过敏史,用药过程中要注意观察有无变态反应的发生;服用甲硝唑可引起恶心、呕吐等胃肠道反应及口腔金属味、舌炎、排尿困难等不良反应,宜在餐后半小时服用。

(4)多潘立酮及西沙必利:应在餐前服用,不宜与阿托品等解痉药合用。

4.心理护理

护理人员应主动安慰、关心患者,向患者说明不良情绪会诱发和加重病情,经过正规的治疗和护理慢性胃炎可以康复。

5.健康指导

向患者及家属介绍本病的有关知识、预防措施等;指导患者避免诱发因素,保持愉快的心情,生活规律,养成良好的饮食习惯,戒除烟酒;向患者介绍服用药物后可能出现的不良反应,指导患者按医嘱坚持用药,定期复查,如有异常及时复诊。

(娄雪芳)

第四节　慢性胰腺炎

慢性胰腺炎是一种伴有胰实质进行性毁损的慢性炎症,我国以胆石症为常见原因,国外则以慢性酒精中毒为主要病因。慢性胰腺炎可伴急性发作,称为慢性复发性胰腺炎。由于本病临床表现缺乏特异性,可为腹痛、腹泻、消瘦、黄疸、腹部肿块、糖尿病等,易被误诊为消化性溃疡、慢性胃炎、胆管疾病、肠炎、消化不良、胃肠神经官能症等。本病虽发病率不高,但近年来有逐步增高的趋势。

一、病因

慢性胰腺炎的发病因素与急性胰腺炎相似,主要有胆管系统疾病、乙醇、腹部外伤、代谢和内分泌障碍、营养不良、高钙血症、高脂血症、血管病变、血色病、先天性遗传性疾病、肝脏疾病及免疫功能异常等。

二、临床表现

慢性胰腺炎的症状繁多且无特异性。典型病例可出现五联症,即上腹疼痛、胰腺钙化、胰腺假性囊肿、糖尿病及脂肪泻。但是同时具备上述五联症的患者较少，临床上常以某一或某些症状为主要特征。

(一)腹痛

腹痛为最常见症状，见于60%～100%的病例，疼痛常剧烈，并持续较长时间。一般呈钻痛或钝痛，绞痛少见。多局限于上腹部，放射至季肋下，半数以上病例放射至背部。疼痛发作的频度和持续时间不一，一般随着病变的进展，疼痛期逐渐延长，间歇期逐渐变短，最后整天腹痛。在无痛期，常有轻度上腹部持续隐痛或不适。

痛时患者取坐位，膝屈曲，压迫腹部可使疼痛部分缓解，躺下或进食则加重(这种体位称为胰体位)。

(二)体重减轻

是慢性胰腺炎常见的表现，约见于3/4以上病例。主要由于患者担心进食后疼痛而减少进食所致。少数患者因胰功能不全、消化吸收不良或糖尿病而有严重消瘦，经过补充营养及助消化剂后，体重减轻往往可暂时好转。

(三)食欲减退

常有食欲欠佳，特别是厌油类或肉食。有时食后腹胀、恶心和呕吐。

(四)吸收不良

吸收不良表现疾病后期，胰脏丧失90%以上的分泌能力，可引起脂肪泻。患者有腹泻，大便量多、带油滴、恶臭。由于脂肪吸收不良，临床上也可出现脂溶性维生素缺乏症状。碳水化合物的消化吸收一般不受影响。

(五)黄疸

少数病例可出现明显黄疸(血清胆红素高达20 mg/dL)，由胰腺纤维化压迫胆总管所致，但更常见假性囊肿或肿瘤的压迫所致。

(六)糖尿病症状

约2/3的慢性胰腺炎病例有葡萄糖耐量减低，半数有显性糖尿病，常出现于反复发作腹痛持续几年以后。当糖尿病出现时，一般均有某种程度的吸收不良存在。糖尿病症状一般较轻，易用胰岛素控制。偶可发生低血糖、糖尿病酸中毒、微血管病变和肾病变。

(七)其他

少数病例腹部可扪及包块，易误诊为胰腺肿瘤。个别患者呈抑郁状态或有幻觉、定向力障碍等。

三、并发症

慢性胰腺炎的并发症甚多，一些与胰腺炎有直接关系，另一些则可能是病因(如乙醇)作用的后果。

(一)假性囊肿

见于9%～48%的慢性胰腺炎患者。多数为单个囊肿。囊肿大小不一，表现多样。假性囊肿内胰液泄漏至腹腔，可引起胰性无痛性腹水，呈隐匿起病，腹水量甚大，内含高活性淀粉酶。

巨大假性囊肿，压迫胃肠道，可引起幽门或十二指肠近端狭窄，甚至压迫十二指肠空肠交接处和横结肠，引起不全性或完全性梗阻。假性囊肿破入邻近脏器可引起内瘘。囊肿内胰酶腐蚀囊肿壁内小血管可引起囊肿内出血，如腐蚀邻近大血管，可引起消化道出血或腹腔内出血。

(二)胆管梗阻

8%～55%的慢性胰腺炎患者发生胆总管的胰内段梗阻,临床上有无黄疸不定。有黄疸者中罕有需手术治疗者。

(三)其他

酒精性慢性胰腺炎可合并存在酒精性肝硬化。慢性胰腺炎患者好发口腔、咽、肺、胃和结肠癌肿。

四、实验室检查

(一)血清和尿淀粉酶测定

慢性胰腺炎急性发作时血尿淀粉酶浓度和 Cam/Ccr 比值可一过性地增高。随着病变的进展和较多的胰实质毁损,在急性炎症发作时可不合并淀粉酶升高。测定血清胰型淀粉酶同工酶(Pam)可作为反映慢性胰腺炎时胰功能不全的试验。

(二)葡萄糖耐量试验

可出现糖尿病曲线。有报告慢性胰腺炎患者中 78.7%试验阳性。

(三)胰腺外分泌功能试验

在慢性胰腺炎时有 80%～90%病例胰外分泌功能异常。

(四)吸收功能试验

最简便的是做粪便脂肪和肌纤维检查。

(五)血清转铁蛋白放射免疫测定

慢性胰腺炎血清转铁蛋白明显增高,特别对酒精性钙化性胰腺炎有特异价值。

五、护理

(一)体位

协助患者卧床休息,选择舒适的卧位。有腹膜炎者宜取半卧位,利于引流和使炎症局限。

(二)饮食

脂肪对胰腺分泌具有强烈的刺激作用并可使腹痛加剧。因此,一般以适量的优质蛋白、丰富的维生素、低脂无刺激性半流质或软饭为宜,如米粥、藕粉、脱脂奶粉、新鲜蔬菜及水果等。每天脂肪供给量应控制在 20～30 g,避免粗糙、干硬、胀气及刺激性食物或调味品。少食多餐、禁止饮酒。对伴糖尿病患者,应按糖尿病饮食进餐。

(三)疼痛护理

绝对禁酒、避免进食大量肉类饮食、服用大剂量胰酶制剂等均可使胰液与胰酶的分泌减少,缓解疼痛。护理中应注意观察疼痛的性质、部位、程度及持续时间,有无腹膜刺激征。协助取舒适卧位以减轻疼痛。适当应用非麻醉性镇痛剂,如阿司匹林、吲哚美辛、布洛芬、对乙酰氨基酚等非团体抗炎药。对腹痛严重,确实影响生活质量者,可酌情使用麻醉性镇痛剂,但应避免长期使用,以免导致患者对药物产生依赖性。给药20～30 分钟后须评估并记录镇痛药物的效果及不良反应。

(四)维持营养需要量

蛋白-热量营养不良在慢性胰腺炎患者是非常普遍的。进餐前 30 分钟为患者镇痛,以防止餐后腹痛加剧,使患者惧怕进食。进餐时胰酶制剂同食物一起服用,可以保证酶和食物适当混合,取得满意效果。同时,根据医嘱及时给予静脉补液,保证热量供给,维持水、电解质、酸碱平衡。严重的慢性胰腺炎患者和中至重度营养不良者,在准备手术阶段应考虑提供肠外或肠内营养支持。护理上需加强肠内、外营养液的输注护理,防止并发症。

(五)心理护理

因病程迁延,反复疼痛、腹泻等症状,患者常有消极悲观的情绪反应,对手术及预后的担心常引起焦虑和恐惧。护理上应关心患者,采用同情、安慰、鼓励法与患者沟通,稳定患者情绪,讲解疾病知识,帮助患者树立战胜疾病的信心。

(龚鸽鸽)

第七章 乳腺外科护理

第一节 急性乳腺炎

一、疾病概述

(一)概念

急性乳腺炎是乳腺的急性化脓性感染。多发生于产后3～4周的哺乳期妇女,以初产妇最常见。主要致病菌为金黄色葡萄球菌,少数为链球菌。

(二)相关病理生理

急性乳腺炎开始时局部出现炎性肿块,数天后可形成单房或多房性的脓肿。表浅脓肿可向外破溃或破入乳管自乳头流出;深部脓肿不仅可向外破溃,也可向深部穿至乳房与胸肌间的疏松结缔组织中,形成乳房后脓肿。感染严重者,还可并发脓毒血症。

(三)病因与诱因

1.乳汁淤积

乳汁是细菌繁殖的理想培养基,引起乳汁淤积的主要原因:①乳头发育不良(过小或凹陷)妨碍哺乳;②乳汁过多或婴儿吸乳过少导致乳汁不能完全排空;③乳管不通(脱落上皮或衣服纤维堵塞),影响乳汁排出。

2.细菌入侵

当乳头破损时,细菌沿淋巴管入侵是感染的主要途径。细菌也可直接侵入乳管,上行至腺小叶而致感染。细菌主要来自婴儿口腔、母亲乳头或外周皮肤。多数发生于初产妇,因其缺乏哺乳经验;也可发生于断奶时,6个月以后的婴儿已经长牙,易致乳头损伤。

(四)临床表现

1.局部表现

初期患侧乳房红、肿、胀、痛,可有压痛性肿块,随病情发展症状进行性加重,数天后可形成单房或多房性的脓肿。脓肿表浅时局部皮肤可有波动感和疼痛,脓肿向深部发展可穿至乳房与胸肌间的疏松结缔组织中,形成乳房后脓肿和腋窝脓肿,并出现患侧腋窝淋巴结肿大、压痛。局部表现可有个体差异,应用抗生素治疗的患者,局部症状可被掩盖。

2.全身表现

感染严重者,可并发败血症,出现寒战、高热、脉快、食欲减退、全身不适、白细胞计数上升等症状。

(五)辅助检查

1.实验室检查

白细胞计数及中性粒细胞比例增多。

2.B 超检查

确定有无脓肿及脓肿的大小和位置。

3.诊断性穿刺

在乳房肿块波动最明显处或压痛最明显的区域穿刺,抽出脓液可确诊脓肿已经形成。脓液应做细菌培养和药敏试验。

(六)治疗原则

主要原则为控制感染,排空乳汁。脓肿形成以前以抗菌药治疗为主,脓肿形成后,需及时切开引流。

1.非手术治疗

(1)一般处理:①患乳停止哺乳,定时排空乳汁,消除乳汁淤积。②局部外敷,用 25%硫酸镁湿敷,或采用中药蒲公英外敷,也可用物理疗法促进炎症吸收。

(2)全身抗菌治疗:原则为早期、足量应用抗生素。针对革兰阳性球菌有效的药物,如青霉素、头孢菌素等。由于抗生素可被分泌至乳汁,故避免使用对婴儿有不良影响的抗菌药,如四环素、氨基苷类、磺胺类和甲硝唑。如治疗后病情无明显改善,则应重复穿刺以了解有无脓肿形成,或根据脓液的细菌培养和药敏试验结果选用抗生素。

(3)中止乳汁分泌:患者治疗期间一般不停止哺乳,因停止哺乳不仅影响婴儿的喂养,且提供了乳汁淤积的机会。但患侧乳房应停止哺乳,并以吸乳器或手法按摩排出乳汁,局部热敷。若感染严重或脓肿引流后并发乳瘘(切口常出现乳汁)需回乳,常用方法:①口服溴隐亭 1.25 mg,每天 2 次,服用 7～14 天;或口服己烯雌酚 1～2 mg,每天 3 次,2～3 天。②肌内注射苯甲酸雌二醇,每次 2 mg,每天 1 次,至乳汁分泌停止。③中药炒麦芽,每天 60 mg,分 2 次煎服或芒硝外敷。

2.手术治疗

脓肿形成后切开引流。于压痛、波动最明显处先穿刺抽吸取得脓液后,于该处切开放置引流,脓液做细菌培养及药物敏感试验。脓肿切开引流时注意:①切口一般呈放射状,避免损伤乳管引起乳瘘;乳晕部脓肿沿乳晕边缘做弧形切口;乳房深部较大脓肿或乳房后脓肿,沿乳房下缘做弧形切口,经乳房后间隙引流。②分离多房脓肿的房间隔以利引流。③为保证引流通畅,引流条应放在脓腔最低部位,必要时另加切口做对口引流。

二、护理评估

(一)一般评估

1.生命体征

评估是否有体温升高,脉搏加快。急性乳腺炎患者通常有发热,可有低热或高热;发热时呼吸、脉搏加快。

 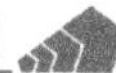

2.患者主诉

询问患者是否为初产妇,有无乳腺炎、乳房肿块、乳头异常溢液等病史;询问有无乳头内陷;评估有无不良哺乳习惯,如婴儿含乳睡觉、乳头未每天清洁等;询问有无乳房胀痛,浑身发热、无力、寒战等症状。

3.相关记录

体温、脉搏、皮肤异常等记录结果。

(二)身体评估

1.视诊

乳房皮肤有无红、肿、破溃、流脓等异常情况;乳房皮肤红肿的开始时间、位置、范围、进展情况。

2.触诊

评估乳房乳汁淤积的位置、范围、程度及进展情况;乳房有无肿块,乳房皮下有无波动感,脓肿是否形成,脓肿形成的位置、大小。

(三)心理-社会评估

评估患者心理状况,是否担心婴儿喂养与发育、乳房功能及形态改变。

(四)辅助检查阳性结果评估

患者血常规检查示血白细胞计数及中性粒细胞比例升高提示有炎症的存在;根据B超检查的结果判断脓肿的大小及位置,诊断性穿刺后方可确诊脓肿形成;根据脓液的药物敏感试验选择抗生素。

(五)治疗效果的评估

1.非手术治疗评估要点

应用抗生素是否有效果,乳腺炎症是否得到控制,患者体温是否恢复正常;回乳措施是否起效,乳汁淤积情况有无改善,患者乳房肿胀疼痛有无减轻或加重;患者是否了解哺乳卫生和预防乳腺炎的知识,情绪是否稳定。

2.手术治疗评估要点

手术切开排脓是否彻底;伤口愈合情况是否良好。

三、主要护理诊断

(一)疼痛

疼痛与乳汁淤积、乳房急性炎症使乳房压力显著增加有关。

(二)体温过高

体温过高与乳腺急性化脓性感染有关。

(三)知识缺乏

与不了解乳房保健和正确哺乳知识有关。

(四)潜在并发症

乳瘘。

四、主要护理措施

(一)对症处理

定时测患者体温、脉搏、呼吸、血压，监测白细胞计数及分类变化，必要时做血培养及药物敏感试验。密切观察患者伤口敷料引流、渗液情况。

(1)高热者，给予冰袋、乙醇擦浴等物理降温措施，必要时遵医嘱应用解热镇痛药；脓肿切开引流后，保持引流通畅，定时更换切口敷料。

(2)缓解疼痛：①患乳暂停哺乳，定时用吸乳器吸空乳汁。若乳房肿胀过大，不能使用吸乳器，应每天坚持用手揉挤乳房以排空乳汁，防止乳汁淤积。②用乳罩托起肿大的乳房以减轻疼痛。③疼痛严重时遵医嘱给予止痛药。

(3)炎症已经发生：①消除乳汁淤积用吸乳器吸出乳汁或用手顺乳管方向加压按摩，使乳管通畅。②局部热敷，每次 20～30 分钟，促进血液循环，利于炎症消散。

(二)饮食与运动

给予高蛋白、高维生素、低脂肪食物，保证足量水分摄入。注意休息，适当运动，劳逸结合。

(三)用药护理

遵医嘱早期使用抗菌药，根据药物敏感试验选择合适的抗菌药，注意评估患者有无药物不良反应。

(四)心理护理

观察了解患者心理状况，给予必要的疾病有关的知识宣教，抚慰其紧张急躁情绪。

(五)健康教育

1.保持乳头和乳晕清洁

每次哺乳前后清洁乳头，保持局部干燥清洁。

2.纠正乳头内陷

妊娠期每天挤捏、提拉乳头。

3.养成良好的哺乳习惯

定时哺乳，每次哺乳时让婴儿吸净乳汁，如有淤积及时用吸乳器或手法按摩排出乳汁；培养婴儿不含乳头睡眠的习惯；注意婴儿口腔卫生，及时治疗婴儿口腔炎症。

4.及时处理乳头破损

乳晕破损或皲裂时暂停哺乳，用吸乳器吸出乳汁哺乳婴儿；局部用温水清洁后涂以抗菌药软膏，待愈合后再行哺乳；症状严重时及时诊治。

五、护理效果评估

(1)患者的乳汁淤积情况有无改善，是否学会正确排出淤积乳汁的方法，是否坚持每天挤出已经淤积的乳汁，回乳措施是否产生效果，乳房胀痛有无逐渐减轻。

(2)患者乳房皮肤的红肿情况有无好转，乳房皮肤有无溃烂，乳房肿块有无消失或增大。

(3)患者应用抗生素后体温有无恢复正常，炎症有无消退，炎症有无进一步发展为脓肿。

(4)患者脓肿有无及时切开引流，伤口愈合情况是否良好。

(5)患者是否了解哺乳卫生和预防乳腺炎的知识，焦虑情绪是否改善。

(王　飞)

第二节　乳腺囊性增生病

乳腺囊性增生病也称慢性囊性乳腺病，或称纤维囊性乳腺病，是乳腺间质的良性增生。增生可发生于腺管周围，并伴有大小不等的囊肿形成；也可发生在腺管内而表现为上皮的乳头样增生，伴乳管囊性扩张；另一类型是小叶实质增生。本病是妇女的常见病之一，多发生于30～50岁妇女，临床特点是乳房胀痛、乳房肿块及乳头溢液。

一、病因病理

本病的症状常与月经周期有密切关系，且患者多有较高的流产率。一般多认为其发病与卵巢功能失调有关，可能是黄体素的减少及雌激素的相对增多，致使两者比例失去平衡，使月经前的乳腺增生变化加剧，疼痛加重，时间延长，月经后的“复旧”也不完全，日久就形成了乳腺囊性增生病。主要病理改变是导管、腺泡以及间质的不同程度的增生；病理类型可分为乳痛症型（生理性的单纯性乳腺上皮增生症）、普通型腺病小叶增生症型、纤维腺病型、纤维化型和囊肿型（即囊肿性乳腺上皮增生症），各型之间的病理改变都有不同程度的移行。

二、临床表现

乳房胀痛和肿块是本病的主要症状，其特点是部分患者具有周期性。疼痛与月经周期有关，往往在月经前疼痛加重，月经来潮后减轻或消失，有时整个月经周期都有疼痛，部分患者可伴有月经紊乱或既往有卵巢或子宫病史。体检发现一侧或两侧乳腺有弥漫性增厚，可局限于乳腺的一部分，也可分散于整个乳腺；肿块呈颗粒状、结节状或片状，大小不一，质韧而不硬；增厚区与周围乳腺组织分界不明显，与皮肤无粘连。少数患者可有乳头溢液，本病病程较长，发展缓慢。

三、治疗

主要是对症治疗，绝大多数患者不需要外科手术治疗。一般首选具有疏肝理气、调和冲任、软坚散结及调整卵巢功能的中药或中成药，如逍遥散等。由于本病有少数可发生癌变，确诊后应注意密切观察、随访。乳房胀痛严重，肿块较多、较大者，可酌情应用维生素E及激素类药物。在治疗过程中还应注意情志疏导，配合应用局部外敷药物、激光局部照射、磁疗等方法也有一定疗效。

四、护理评估

（一）健康史和相关因素

本病的发生与内分泌失调有关。一是体内雌、孕激素比例失调，黄体素分泌减少、雌激素量增多导致乳腺实质增生过度和复旧不全；二是部分乳腺实质中女性雌激素受体的质与量的异常，导致乳腺各部分发生不同程度的增生。

(二)身体状况

1.临床表现

(1)乳房疼痛特点是胀痛,具有周期性,常于月经来潮前疼痛发生或加重,月经来潮后减轻或消失,有时整个月经周期都有疼痛。

(2)乳房肿块一侧或双侧乳腺有弥漫性增厚,可呈局限性改变,对位于乳房外上象限,轻度触痛;也可分散于整个乳腺。肿块呈结节状或片状,大小不一。质韧而不硬,增厚区与周围乳腺组织分界不明显。

(3)乳头溢液少数患者可有乳腺溢液,呈黄绿色或血性,偶有无色浆液。

2.辅助检查

钼靶 X 线摄片、B 超或组织病理学检查等均有助于本病的诊断。

(三)处理原则

主要是观察、随访和对症治疗。

1.非手术治疗

主要是观察和药物治疗。观察期间可用中医中药调理,或口服乳康片、乳康宁等;抗雌激素治疗仅在症状严重时采用,可口服他莫昔芬。由于本病有恶变可能,应嘱患者每隔 2～3 个月到医院复查,有对侧乳腺癌或有乳腺癌家族史者应密切随访。

2.手术治疗

若肿块周围乳腺组织局灶性增生较为明显、形成孤立肿块,或 B 超、钼靶 X 线摄片发现局部有沙粒样钙化灶者,应尽早手术切除肿块并做病理学检查。

五、常见护理诊断问题

疼痛与内分泌失调致乳腺实质过度增生有关。

六、护理措施

(一)减轻疼痛

(1)解释疼痛发生的原因,消除患者的思想顾虑,保持心情舒畅。

(2)用宽松胸罩托起乳房。

(3)遵医嘱服用中药调理或其他对症治疗药物。

(二)定期复查

遵医嘱定期复查,以便及时发现恶性变。

(三)乳腺增生的日常护理

为预防乳腺疾病,成年女性每月都要自检。月经正常的妇女,月经来潮后第 2～11 天是检查的最佳时间。下向介绍几种自检的方法。

1.对镜向照法

面对镜子,将双臂高举过头,观察乳房的形状和轮廓有无变化,皮肤有无异常(主要是有无红肿、皮疹、浅静脉曲张、发肤皱褶、橘皮样改变等),观察乳头是含在同一水平线上,是否有抬高、回缩、凹陷等现象,用拇指和食指轻轻挤捏乳头,检查是否有异常分泌物从乳头溢出,乳晕颜色是否改变。

2.平卧触摸法

平卧，右臂高举过头，并在右肩下垫一小枕头，使右侧乳房变平。左手四指并拢，用指端掌而检查乳房各部位是否有肿块或其他变化。

3.淋浴检查法

淋浴时，因皮肤湿润更易发现问题，用一手指指端掌面慢慢滑动，仔细检查乳房的各个部位及腋窝处是否有肿块。

（王　飞）

第三节　乳腺良性肿瘤

一、乳腺纤维腺瘤

（一）疾病概述

乳腺纤维腺瘤是乳腺疾病中最常见的良性肿瘤，可发生于青春期后的任何年龄，多在20～30岁之间。其发生与雌激素刺激有关，所以很少发生在月经来潮前或绝经期后的妇女。单侧或双侧均可发生。少数可发生恶变，一般为单发，但有15%～20%的病例可以多发。

1.病因

本病产生的原因是小叶内纤维细胞对雌激素的敏感性异常增高，可能与纤维细胞所含雌激素受体的量或质的异常有关。

2.临床表现

除肿块外，患者常无明显自觉症状。肿块增大缓慢，质似硬橡皮球的弹性感，表面光滑，易于推动。

3.治疗原则

手术切除是治疗纤维腺瘤唯一有效的方法。

4.护理要点

(1)心理护理向患者介绍疾病的性质及治疗方法，打消患者的顾虑，消除其紧张恐惧心理，积极配合治疗。

(2)完善术前准备。

(3)术后注意生命体征的观察。

(4)术后伤口护理注意保护切口，观察切口有无渗血渗液。

(5)术后管路护理保持创腔引流通畅，妥善固定引流管，观察引流液的颜色、性质及量。

（二）健康教育

1.术前健康教育

(1)饮食指导：患者应合理饮食，加强营养，宜进食富含蛋白质、维生素、易消化的食物，增强机体抵抗力。

(2)呼吸道准备：吸烟者需戒烟，进行深呼吸、咳嗽等练习。

(3)饮食与营养：合理饮食，加强营养，食富含蛋白质、维生素且易消化的食物，增强机体抵抗力。

(4)术前一天准备:术区备皮。术前一天晚 22:00 后禁食、禁水。

(5)手术当天晨准备:术晨监测生命体征,若患者体温升高或女患者月经来潮,及时通知医师;高血压、糖尿病患者需口服药物者,术日晨 6:00 饮 5 mL 温水将药物吞服;协助患者更衣,检查活动性义齿是否取下,避免佩戴手表及饰物。

2.术后健康教育

(1)患者清醒后取半卧位,生命体征稳定,无头晕等不适,应早期下床活动。

(2)病情观察:给予鼻导管吸氧 3 L/min,应用心电监护仪监测心率、血压及血氧饱和度情况。

(3)伤口护理:注意保护切口,观察敷料是否干燥,如有大量渗血及时通知医师给予处理,术后第二天即可佩戴文胸,以减轻切口张力。

(4)管路护理:保持创腔引流管通畅,妥善固定。连接空针者,护士会定时抽吸引流液。

(5)并发症的预防和护理:观察伤口局部有无渗血、渗液,伤口周围有无瘀斑,患者应体会有无胀痛的感觉,保持引流的通畅,有异常及时通知医师。

(6)心理护理:保持心情开朗,学会自我调整,积极参加社会活动。

3.出院健康教育

(1)休息与运动:注意劳逸结合,通常术后 1 周即可参加轻体力劳动。

(2)饮食指导:饮食合理搭配,进高蛋白、高热量、富含维生素的饮食。

(3)康复指导:保持切口敷料干燥,特别在夏季要避免出汗,1 周后切口愈合良好方可沐浴,定期进行乳房自检。

(4)复诊须知:1 周复诊检查切口愈合情况。

二、乳管内乳头状瘤

乳管内乳头状瘤多见于 40~50 岁妇女,本病恶变率为 6%~8%,75%发生在大乳管近乳头的壶腹部,瘤体很小,且有很多壁薄的血管,容易出血。

(一)临床表现

一般无自觉症状,乳头溢出血性液为主要表现。因瘤体小,常不能触及;偶可在乳晕区扪及质软、可推动的小肿块,轻压此肿块,常可见乳头溢出血性液。

(二)治疗原则及要点

诊断明确者以手术治疗为主,行乳腺区段切除并作病理学检查,若有恶变应施行根治性手术。

(三)护理措施

(1)告之患者乳头溢液的病因、手术治疗的必要性,解除患者的思想顾虑。

(2)术后保持切口敷料清洁干燥,按时回院换药。

(3)定期回院复查。

(王　飞)

第四节　乳　腺　癌

一、疾病概述

(一)概念

乳腺癌是女性最常见的恶性肿瘤之一，占我国女性恶性肿瘤发病率的第一位。我国虽然是乳腺癌低发地区，但近年来年发病率呈 3%的趋势上升，且发病年龄逐渐年轻化，严重危害我国女性的身心健康。由于早期诊断和医疗方式的改进，乳腺癌的病死率有所下降。

(二)相关病理生理

1.病理分型

乳腺癌的病理分型。

(1)非浸润性癌：又称原位癌，指癌细胞局限在导管壁基底膜内的肿瘤，包括导管内癌、小叶原位癌及不伴发浸润性癌的乳头湿疹样乳腺癌。

(2)早期浸润性癌：指癌组织突破导管壁基底膜，开始向间质浸润的阶段，包括早期浸润性导管癌、早期浸润性小叶癌。此型仍属早期，预后较好。

(3)浸润性特殊癌：指癌组织向间质内广泛浸润，包括乳头状癌、髓样癌(伴有大量淋巴细胞浸润)、小管癌(高分化癌)、腺样囊性癌、黏液腺癌、鳞状细胞癌等。此型一般分化高，预后尚好。

(4)浸润性非特殊癌：包括浸润性小叶癌、浸润性导管癌、硬癌、髓样癌(无大量淋巴细胞浸润者)、单纯癌、腺癌等。此型一般分化程度低，预后较上述类型差，是乳腺癌最常见的类型。

(5)其他罕见癌：如炎性乳腺癌和乳头湿疹样癌。

2.转移途径

(1)直接浸润：直接浸润皮肤、胸筋膜、胸肌等周围组织。癌细胞沿导管或筋膜间隙蔓延，继而侵及 Cooper 韧带和皮肤。

(2)淋巴转移。主要途径：①沿胸大肌外侧缘淋巴管侵入同侧腋窝淋巴结，进一步则侵入锁骨下淋巴结、锁骨上淋巴结，进入血液循环向远处转移。②向内则侵入胸骨旁淋巴结，继而达到锁骨上淋巴结，进入血液循环。癌细胞淋巴转移以第 1 种途径为主，但也可通过逆行途径转移到对侧腋窝或腹股沟淋巴结。

(3)血运转移：乳腺癌是一种全身性疾病，早期乳腺癌亦可发生血运转移，最常见远处转移部位依次为肺、骨、肝。

(三)病因与诱因

乳腺癌的病因至今尚不明确，但研究发现其发病与许多因素有关，主要危险因素包括以下几点。

1.年龄

乳腺癌是激素依赖型肿瘤，主要与体内雌酮和雌二醇的水平直接相关，随着年龄的增加乳腺癌的发病率逐渐上升。

2.月经史及婚育史

月经初潮早于12岁，月经周期短，绝经晚于50岁，未婚、未哺乳及初产年龄35岁以上发病率高。

3.遗传因素

一级亲属中有乳腺癌患病史者，其发病危险性是普通人群的2～3倍。若一级亲属在绝经前患双侧乳腺癌，其相对危险度便高达9倍。

4.地区因素

欧美国家多，亚洲国家少。北美、北欧地区乳腺癌的发病率是亚、非、拉美地区的4倍，而低发地区居民移居至高发地区后，第二、三代移民的乳腺癌发病率逐渐上升，提示地区环境因素及早期生活经历与乳腺癌的发病有一定的关系。

5.不良的饮食习惯

首先，营养过剩、肥胖、长期高能量高脂饮食可加强和延长雌激素对乳腺上皮细胞的刺激，从而增加发病机会；其次，服用含有激素的美容保健品，也可增加患病危险度；还有，每天饮酒3次以上的妇女患乳腺癌的危险度增加50%～70%。

6.乳腺疾病史

某些乳腺良性疾病，如乳腺炎、乳腺导管扩张、乳腺囊肿及乳腺纤维腺瘤等与乳腺癌的发病有一定的关系。

7.药物因素

停经后长时间(≥5年)采用激素替代疗法的女性患乳腺癌危险度增高。

8.社会-心理因素

社会-心理应激(如夫妻关系不和、离异、丧偶、重大事故)造成的长期精神压力大、精神创伤、长期抑郁均增加患病风险。

9.其他因素

未成年时经过胸部放疗的人群成年后乳腺癌发病风险增加，暴露于放射线的年龄越小则危险性越大；从事美容业、药物制造等职业的妇女乳腺癌的危险性升高。

(四)临床表现

1.肿块

绝大多数就诊的患者表现为无意中发现的无痛、单发的小肿块，多位于乳房外上象限，质硬、不光滑，与周围组织边界不易分清，不易推动。当癌肿侵入胸膜和胸肌时，固定于胸壁不易推动。

2.皮肤改变

乳腺癌可引起乳房皮肤的多种改变，常见的有“酒窝征”“橘皮征”“卫星结节”“铠甲胸”。当癌肿侵入Cooper韧带后可使韧带收缩而失去弹性，导致皮肤凹陷，形成“酒窝征”；癌细胞阻塞淋巴管可引起局部淋巴回流障碍，出现真皮水肿，呈现“橘皮征”；晚期癌细胞浸润皮肤，皮肤表面出现多个坚硬小结，形成“卫星结节”；乳腺癌晚期，癌细胞侵入背部、对侧胸壁，可限制呼吸，称“铠甲胸”；晚期癌肿侵犯皮肤时，可出现菜花样有恶臭味的皮肤溃疡；快速生长的肿瘤压迫乳房表皮使皮肤变薄，可产生乳房浅表静脉曲张。

3.乳头改变

癌肿侵入乳管使之收缩将乳头牵向患侧，使乳头出现扁平、回缩、内陷。乳腺癌患者乳头的溢液可呈血性、浆液性或水样，以血性溢液多见，但并非出现乳头血性溢液就一定是乳腺癌。

4.区域淋巴结肿大

乳腺癌淋巴结转移最初多见于腋窝。患侧肿大淋巴结肿大最初为散在、少数、质硬、无痛、可活动的肿块，逐渐数量增多、粘连成团，甚至与皮肤粘连而固定，不易推动。大量癌细胞堵塞腋窝淋巴管可导致上肢淋巴水肿；胸骨旁淋巴结肿大，位置深，手术时才易被发现。晚期锁骨上淋巴结增大、变硬。少数出现对侧腋窝淋巴结转移。有少数乳腺癌患者仅表现为腋窝淋巴结肿大而摸不到乳腺肿块，称为隐匿性乳腺癌。

5.乳房疼痛

约 1/3 的乳腺癌患者伴有乳房疼痛，除癌肿直接侵犯神经外其他原因不明了，而且疼痛的强度与分期及病理类型等无明显相关性。

6.全身改变

血运转移至肺、骨、肝时，出现相应症状，如肺转移可出现胸痛、气急，骨转移可出现局部疼痛，肝转移可出现肝大、黄疸。

7.特殊乳腺癌表现

(1)炎性乳腺癌：少见，多发生于妊娠和哺乳期的年轻女性，发展迅速，转移快，预后极差。表现为乳房增大，局部皮肤红、肿、热、痛，似急性炎症，开始时比较局限，迅速扩展到乳房大部分皮肤，皮肤发红、水肿、增厚、粗糙、表面温度升高。触诊时整个乳房肿大、发硬，无明显局限性肿块。

(2)乳头湿疹样乳腺癌(Paget 病)：少见，恶性程度低，发展慢。发生在乳头区大乳管内，随病情进展发展到乳头。表现为乳头刺痒、灼痛，湿疹样改变，慢慢出现乳头、乳晕脱屑、糜烂、瘙痒，进而形成溃疡，有时覆盖黄褐色鳞屑样痂皮，病变继续发展则乳头内陷、破损。淋巴转移晚，常被误诊为湿疹而延误治疗。

(五)辅助检查

(1)钼靶 X 线：早期诊断乳腺癌的影像学诊断方法。适宜于 35 岁以上女性，每年 1 次。

(2)B 超检查：主要用于鉴别肿块的性质是囊性或实性。

(3)MRI 检查：近年来兴起，敏感性高，但是费用昂贵及特异性较低。浸润癌表现为形状不规则的星芒状、蟹足样阴影，与周围组织间分界不清，边缘有毛刺。

(4)全身放射性核素扫描(ECT)适用于骨转移可能性较大的乳腺癌患者。

(5)三大常规(血常规、尿常规、血生化)、肝肾功能、凝血功能、心电图等检查是判断患者能否耐受术后及后续治疗的重要参考指标。

(6)乳腺肿瘤标志物的检测：有利于综合评价病情变化。

(7)乳腺病灶活组织检查术：确诊的重要依据，在完成超声、钼靶和磁共振成像检查后进行。最常见的方法是 B 超定位下空芯穿刺，具有简便、快捷、准确的优点。穿刺前行普鲁卡因皮试，皮试阴性者才能接受穿刺术。

(六)治疗原则

以手术为主，辅以化学药物、放射、内分泌、生物治疗等综合治疗。

1.手术治疗

手术治疗是最根本的治疗方法。适应证为 0、Ⅰ、Ⅱ期及部分Ⅲ期患者。已有远处转移、全身情况差、主要脏器有严重疾病不能耐受手术者属于手术禁忌。早年以局部切除及全乳房切除术治疗乳腺癌，但是治疗结果并不理想，随着手术方式不断演化，直至 Fisher 首次提出乳腺癌是 1 个全身性疾病，手术范围的扩大并不能降低死亡率，主张缩小手术范围，并加强术后综合辅助治疗。目前我国国内以改良根治术为主，国外推广保乳术，取得了良好效果，保乳术将成为未来我国乳腺癌手术发展的趋势。

(1)乳腺癌根治术：手术范围包括整个乳房、胸大肌、胸小肌、腋窝及锁骨下淋巴结。该术式可清除腋下组(胸小肌外侧)、腋中组(胸小肌深面)及腋上组(胸小肌内侧)3 组淋巴结，手术创伤较大，现在已很少应用。

(2)乳腺癌扩大根治术：即在清除腋下、腋中、腋上 3 组淋巴结的基础上，同时切除胸廓内动、静脉及其周围的淋巴结(即胸骨旁淋巴结)。

(3)乳腺癌改良根治术：有两种术式。一种是保留胸大肌，切除胸小肌；一种是保留胸大、小肌。前者淋巴结清楚范围与根治术相仿，后者不能清除腋上组淋巴结。大量临床观察研究发现Ⅰ、Ⅱ期乳腺癌患者应用根治术与改良根治术的生存率无明显差异，且后者保留了胸肌，更易被患者接受，目前已成为常用术式。

(4)全乳房切除术：切除整个乳腺，包括腋尾部及胸大肌筋膜。该术式适用于原位癌、微小癌及年迈体弱不易做改良根治术者。

(5)保留乳房的乳腺癌切除术：手术包括完整切除肿块及腋淋巴结清扫。肿块切除时要求肿块周围包裹适量正常乳腺组织，确保切除标本的边缘无肿瘤细胞浸润。术后辅以放疗、化疗，全球范围内的大量临床随机对照试验证明，保乳术联合术后辅助治疗，与传统根治术或改良根治术相比，在总生存率上无统计学差异，现已被欧美国家广泛接受。

(6)前哨淋巴活检术：前哨淋巴是原发肿瘤发生淋巴结转移所必经的第 1 个淋巴结，通过前哨淋巴结活检，可以预测腋淋巴结是否转移的准确性已达 95%～98%。目前多采用注射染料和放射性核素作为前哨淋巴结活检的两种示踪剂，若活检为阴性，则可避免不必要的腋淋巴结清扫，进一步减少手术带来的并发症和上肢功能障碍。

(7)乳腺癌术后的乳房重建术：又称乳房再造术，指利用自身组织移植或乳房假体来重建因患乳房疾病行乳房切除术后的胸壁畸形和乳房缺损。乳房重建术根据重建的时间可分为一期重建和二期重建。一期重建术是指在实施乳腺癌根治术的同时进行乳房重建；二期重建是指患者乳腺癌切除术后 1～2 年，已完成术后放疗且无复发迹象者进行的乳房重建术。

关于手术方式的选择目前尚有分歧，但没有任何一种术式适用于所有情况的乳腺癌，手术方式选择还应根据病理分型、疾病分期、手术医师的习惯及辅助治疗的条件而定。总之，改良乳腺癌根治术是目前的应用较为广泛的术式，有胸骨旁淋巴结转移时行扩大根治术；晚期乳腺癌行乳腺癌姑息性切除。

2.化学药物治疗

(1)辅助化疗：乳腺癌是实体肿瘤中应用化疗最有效的肿瘤之一。化疗是必要的全身性辅助治疗方式，可降低术后复发率，提高生存率，一般在术后早期应用，采用联合化疗方式，治疗期以 6 个月左右为宜。常用方案有 CMF 方案(环磷酰胺、甲氨蝶呤、氟尿嘧啶)和 CEF 方案(环磷酰胺、表柔比星、氟尿嘧啶)。根据病情术后尽早用药，化疗前患者应无明显骨髓抑制，白细胞计数 $>4\times10^9/L$，血红蛋白含量 >80 g/L，血小板计数 $>50\times10^9/L$。化疗期间定期检查肝、肾功能，每次化疗前查白细胞计数，若白细胞计数 $<3\times10^9/L$，应延长用药间隔时间。表柔比星的心脏毒性和骨髓抑制作用较多柔比星低，因而其应用更为广泛。尽管如此，仍应定期心电图检查。其他效果好的有紫杉醇、多西紫杉醇、长春瑞滨和卡培他滨等。

(2)新辅助化疗：多用于由于肿物过大或已经转移导致不能手术的Ⅲ期患者，通过化疗使肿物缩小。化疗方案同辅助化疗，疗程根据个人疗效而定。

3.内分泌疗法

乳腺是雌激素靶器官，癌肿细胞中雌激素受体（ER）含量高者，称激素依赖性肿瘤，对内分泌治疗有效；ER 含量低者，称激素非依赖型肿瘤，对内分泌治疗效果差。因此，针对乳腺癌患者还应测定雌激素受体和孕激素受体，以选择辅助治疗方案及判断预后。

（1）他莫昔芬：又名三苯氧胺，是内分泌治疗常用药物，可降低乳腺癌术后复发及转移，同时可减少对侧乳腺癌的发生率；适用于雌激素受体（ER）阳性的绝经妇女。他莫昔芬的用量为每天 20 mg，服用 5 年。该药的主要不良反应有潮热、恶心、呕吐、静脉栓塞形成、眼部不良反应、阴道干燥或分泌物增多。他莫昔芬的第二代药物是托瑞米芬。

（2）芳香化酶抑制剂（AI、如来曲唑等）：新近发展的药物，能抑制肾上腺分泌的雄激素转变为雌激素过程中的芳香化环节，从而降低雌二醇，达到治疗乳腺癌的目的。适用于绝经后的患者，效果优于他莫昔芬，一般建议单独使用此类药物或他莫昔芬序贯芳香化酶抑制剂辅助治疗。目前临床上 AI 已代替他莫昔芬成为绝经后乳腺癌患者的一线治疗药物。

（3）卵巢去势治疗：包括药物、手术或放射去势，目前临床少用。

4.放疗

可在术前、术后采用，是乳腺癌局部治疗的手段之一。术前杀灭癌肿周围癌细胞，术后减少扩散及复发，提高 5 年生存率。一般在术后 2～3 周，在锁骨上、胸骨旁以及腋窝等区域进行照射。此外，骨转移灶及局部复发灶照射，可缓解症状。在保乳术后，放疗是重要组成部分；单纯乳房切除术后根据患者具体情况而定；根治术后一般不做常规放疗，但对于高危复发患者，放疗可降低局部复发率。

5.生物治疗

（1）曲妥珠单抗：近年来临床上推广应用的注射液，系通过转基因技术，对 *CerB*-2 过度表达的乳腺癌患者有一定效果。对于 *HER*2 基因扩增或过度表达的乳腺癌患者，曲妥珠单抗联合化疗的疗效明显优于单用化疗。

（2）拉帕替尼：是一种口服的小分子表皮生长因子酪氨酸激酶抑制剂，与曲妥珠单抗无交叉耐药，与其不同的是能够透过血-脑屏障，对乳腺癌脑转移有一定的治疗作用。

（3）贝伐单抗：是一种针对血管内皮生长因子的重组人源化单克隆抗体，联合其他化疗药物是晚期转移性乳腺癌的标准治疗方案之一。

二、护理评估

（一）一般评估

1.生命体征（T、P、R、BP）

乳腺癌患者乳房皮肤破溃有发炎感染者可有体温升高，癌肿深入浸润侵及肺部时可有呼吸加快。术后由于麻醉剂的作用或卧床太久没有活动，评估患者是否有短暂性的血压降低。术后 3 天内患者可出现手术吸收热，一般不超过 38.5 ℃，高热时可有脉搏、呼吸加快。

2.患者主诉

（1）现病史：是否触及肿块，肿块发生时间、增长速度，随月经周期肿块大小有无变化，有无乳头溢液及乳头溢液的性质、治疗情况；有无疼痛，疼痛的位置、程度、性质、持续时间；有无高血压、糖尿病等其他系统的疾病。

(2)过去史:了解患者的月经及婚育情况:初潮年龄、初产年龄、绝经年龄、月经周期、怀孕及生育次数,是否哺乳;绝经后是否应用激素替代疗法,是否患子宫及甲状腺功能性疾病。

(3)家族史:家族中是否有恶性肿瘤尤其是乳腺癌的患者。

(4)心理-社会史:了解患者有无遇到社会心理应激(如夫妻关系不和、离异、丧偶、重大事故),是否长期心理压抑。

(5)日常生活习惯:有无高脂、高糖、高热量饮食习惯,有无长期饮酒,有无长期使用激素类美容化妆品或药物。

(6)有无过敏史。

3.相关记录

术后记录每天引流液的量、色、性质。心电监护患者的血压、脉搏、呼吸、血氧饱和度。

(二)身体评估

1.术前一般情况

有无高血压、糖尿病、脑血管史等其他系统疾病,近期有无服用阿司匹林等药物,入院后睡眠情况。

2.术前专科情况

(1)检查方法。①视诊:面对镜子,两手叉腰,观察乳房的外形,然后将双臂高举过头,仔细观察两侧乳房的大小、形状、高低是否对称,如有差异,需询问是先天发育异常还是近期发生的或渐进性发生的;乳房皮肤有无红肿、皮疹、皮肤褶皱、橘皮样改变、浅表静脉扩张等异常;观察乳头是否在同一水平上,是否有抬高、回缩、凹陷,有无异常分泌物自乳头溢出,乳晕颜色是否有改变。②触诊乳房:仰卧,先查健侧,再查患侧。检查侧的手臂高举过头,在检查侧肩下垫一小枕头,使乳房变平。然后将对侧手四指并拢,用指端掌面检查乳房各部位是否有肿块或其他变化。依次从乳房外上、外下、内下、内上象限及中央区做全面检查。上至锁骨,下到肋弓边缘,内侧到胸骨旁,外侧到腋中线。然后用同样方法检查对侧乳房,最后用拇指和示指轻轻挤捏乳头,观察有无乳头溢液。注意腋窝有无肿块,对较小或深部的病灶,可再用指尖进行触诊。③触诊腋窝淋巴结:患者取坐位,检查右侧腋下时,以右手托住患者右臂,使胸大肌松弛,用左手自胸壁外侧向腋顶部、胸肌外侧及肩胛下逐步触诊,如触及肿大淋巴结,注意其部位、大小、形状、数量、硬度、表面是否光滑、有无压痛、边界是否清楚以及活动度,与周围组织间及淋巴结间有无粘连。检查左侧腋下时,方法同前。检查锁骨上淋巴结时可站在患者背后,乳腺癌锁骨上淋巴结转移多发生于胸锁乳突肌锁骨头外侧缘处,检查时可沿锁骨上和胸锁乳突肌外缘向左右和上下触诊,如触及肿大淋巴结,记录其特点。

(2)检查的内容。①肿块的大小、部位、形状、数量、质地、表面光滑度、有无压痛、与周围组织是否粘连、边界是否清楚及活动度。②乳房外形有无改变,双侧是否对称,乳头有无抬高、内陷,皮肤有无橘皮样改变,有无破溃,血性分泌物是否恶臭。③是否有乳头溢液,分泌物性质、量、气味等。④是否有腋窝淋巴结肿大,淋巴结肿大早期为散在、质硬、无痛、可以推动结节,后期则互相粘连融合,甚至与皮肤或深部组织粘连。

3.术后身体评估

(1)术后评估患者生命体征、意识状态、精神状态,有无烦躁、面色苍白、皮肤湿冷、呼吸急促、脉快等异常表现。评估患者的早期下床活动能力,有无直立性低血压,四肢活动能力如何。评估患者疼痛的部位、性质、评分、持续时间、伴随症状。评估患者拔除尿管后有无尿潴留。

(2)评估患肢水肿的程度：根据水肿的范围和程度可分为 3 度。① Ⅰ 度：上臂体积增加<10%，一般不明显，肉眼不易观察出，多发生在上臂近段内后区域；② Ⅱ 度：上臂体积增加为10%～80%，肿胀明显，但一般不影响上肢活动；③ Ⅲ 度：上臂体积增加>80%，肿胀明显，累及范围广，可影响整个上肢，并有严重的上肢活动障碍。可对比健侧与患侧上肢是否相同，测量不同点的臂围，手指按压。

(三)心理-社会评估

入院后当患者被确诊为乳腺癌时，常表现为怀疑、不接受现实、焦虑，甚至恐惧。充分了解患者对疾病认识情况，是否接受手术。了解患者对疾病预后、拟采取手术方案及手术后康复知识的了解程度。了解患者家属的心理状态、家庭对手术的经济承受能力。术后评估患者对自身形象的接受度，是否有抑郁表现，能否良好适应自身的变化。

(四)辅助检查阳性结果评估

1.乳腺钼靶检查

临床上主要采用 BI-RADS 分期，现有较为权威的钼靶检查报告分期标准如下。

BI-RADS 0 级：需要结合其他检查。

BI-RADS 1 级：阴性。

BI-RADS 2 级：良性。

BI-RADS 3 级：良性可能，需短期随访。

BI-RADS 4 级：可疑恶性，建议活检。

BI-RADS 4A：低度可疑。

BI-RADS 4B：中度可疑。

BI-RADS 4C：高度可疑但不确定。

BI-RADS 5 级：高度恶性。

BI-RADS 6 级：已经病理证实恶性。

2.三大常规

(1)血常规：白细胞和中性粒细胞是判断有无感染的基本指标；血红蛋白指数是贫血的诊断依据；血小板是判断凝血功能的重要因素。

(2)尿常规：判断有无泌尿系统感染。

(3)生化检查：检查肝肾功能是否正常。

(五)治疗效果的评估

1.非手术治疗评估要点

(1)评估接受新辅助化疗患者的乳房肿块有无缩小或变大。

(2)化疗患者的评估要点：有无肝肾功能不正常；有无出血性膀胱炎；有无贫血或白细胞计数过低；心电图检查有无异常；有无大量呕吐导致电解质紊乱，是否需要补液；有无化疗药变态反应的发生，如胸闷、呼吸急促。

(3)放疗患者的评估要点：患者有无贫血或白细胞计数过低；放疗区域皮肤有无发红、皮疹。

2.手术治疗评估要点

评估患者手术后患肢水肿的程度、切口愈合情况、有无患侧上肢活动障碍、有无自我形象紊乱。

三、主要护理诊断(问题)

(一)焦虑恐惧

焦虑恐惧与不适应住院环境,担心预后、手术影响女性形象及今后家庭、工作有关。

(二)有组织完整性受损的危险

危险与留置引流管、患侧上肢淋巴引流不畅有关。

(三)知识缺乏

缺乏术前准备、术后注意事项、术后康复锻炼的知识。

(四)睡眠障碍

睡眠障碍与不适应环境改变及担心手术有关。

(五)皮肤完整性受损

皮肤完整性受损与手术有关。

(六)身体活动障碍

身体活动障碍与手术影响患者活动有关。

(七)自我形象紊乱

自我形象紊乱与乳房或邻近组织切除及瘢痕形成有关。

(八)潜在并发症

皮下积液、皮瓣坏死、上肢水肿。

四、主要护理措施

(一)正确对待手术引起的自我形象改变

1.做好患者的心理护理

向患者和家属耐心解释手术的必要性和重要性,鼓励患者表达自己的想法与感受,介绍相同经历的已重塑自我形象的病友与之交流。告知患者今后行乳房重建的可能,鼓励其战胜疾病的信心。

2.取得其配偶的理解和支持

对已婚患者,同时对其配偶进行心理辅导,鼓励夫妻双方坦诚交流,使配偶理解关心其术后身体状况,接受身体形象的改变。

(二)术前护理

1.心理护理

护理人员关注患者的心理状态,从入院起即做好宣教工作,减轻环境不适应带来的焦虑,随之给予各项检查及治疗的宣教及解释。认识乳腺癌患者确诊后的心理历程,针对性的给予心理疏导。允许并鼓励患者参与到自身基本治疗方式的选择,以符合患者的社会地位、经济情况、文化水平、家庭关系及个人隐私方面的需求,使患者达到心理平衡。可让术后恢复患者现身讲解,解除顾虑,使患者得到全方位的心理支持,树立战胜疾病的信心,提高应对技巧和生活质量。

2.完善术前准备

(1)做好术前检查的有关宣教,满足患者了解疾病相关知识的需求。

(2)术前做好皮肤准备,剃去腋毛,以便于术中淋巴结清扫。对手术范围大、需要植皮的患者,除常规备皮外,同时做好供皮区(如腹部或同侧大腿)的皮肤准备。

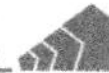

(3)乳房皮肤破溃者，术前每天换药至创面好转。

(4)乳头凹陷者，应提起乳头，以松节油擦干净，再以75%乙醇擦洗。

(5)术前教会患者腹式呼吸、咳痰、变换体位及床上大小便的具体方法，手术晨留置尿管。

(6)从术前8～12小时开始禁食、禁水，以防因麻醉或手术过程中的呕吐而引起窒息或吸入性肺炎。

(7)手术晨全面检查术前准备情况，测量生命体征，若发现患者有体温、血压升高或女性患者月经来潮时，及时通知医师，必要时延期手术。

(8)乳腺肿瘤如继发感染、破溃或出血。应给予抗感染和消炎止血治疗，在局部炎症水肿消退、皮肤状况好转后再手术。

(9)对于哺乳期患者应采用药物断奶回乳，以免术后发生乳瘘。

(三)术后护理

1.体位及饮食的护理

全麻或硬膜外麻醉后术后6小时内去枕平卧位，禁食禁水，头偏一侧，注意防止直立性低血压、呕吐及误吸。6小时后，若患者生命体征平稳，可取半卧位或平卧位，保持患肢自然内收。术后6小时后，先试饮少量水，无不适后，可进流质饮食，少量多餐，次日可进高热量、高蛋白的饮食。

2.病情观察

术后连续6小时，每1小时测T、P、BP、R，并观察患者精神状态，心电监护患者需记录每小时血氧饱和度。注意观察呼吸，有胸闷、呼吸困难时，注意是否伴发气胸，必要时进行胸部X线检查。其他导致呼吸困难的因素有胸带过紧、体位。观察患者精神状态，有无烦躁、面色苍白、皮肤湿冷、呼吸急促、脉快等异常表现和由于出血而导致的休克和窒息。观察敷料是否固定完好及渗血情况。

3.疼痛护理

倾听患者疼痛的感受、部位、发生时间，判断疼痛的强度、阵发性还是持续性，有心血管疾病和心脏疾病的患者注意其伤口疼痛与心绞痛区分。严密观察患者的疼痛情况，判断产生的原因是心理作用、伤口导致、体位压迫还是其他疾病伴发。指导患者疼痛时避免下床活动，学会分散注意力，给予患者疾病相关的知识宣教，告知避免患肢长时间下垂，肩关节制动。按医嘱指导患者正确用药，观察药物疗效和不良反应。

4.加强伤口护理

(1)注意伤口敷料情况，用胸带加压包扎，使皮瓣与胸壁贴合紧密，注意松紧度以容纳一手指、能维持正常血运、不影响患者呼吸为宜。

(2)观察患侧上肢远端血运循环情况，若手指发麻、皮肤发绀、皮温下降、脉搏摸不清，提示腋窝部血管受压，应及时调整绷带松紧度。

(3)绷带加压包扎一般维持7～10天，包扎期间告知患者不能自行松紧绷带，瘙痒时不能将手指伸入敷料下抓挠。若绷带松脱，及时重新加压包扎。观察切口敷料渗血、渗液情况，并记录。

5.做好引流管的护理

(1)做好宣教：引流管贴明标识，告知患者及家属引流管放置的目的是及时引流皮瓣下的渗血、渗液和积气，使皮瓣紧贴创面，促进皮瓣愈合。翻身及下床活动时防止引流管扭曲、折叠和受压。告知患者不要急于想要拔掉引流管，引流管放置时间一般在2周左右，连续3天每天引流量

＜10 mL，创面与皮肤紧贴，手指按压伤口周围皮肤无空虚感，即可考虑拔管。

(2)维持有效负压：注意负压引流管连接固定，负压维持在 26.6～53.2 kPa(200～400 mmHg)，保持有效负压及引流管通畅。护士在更换引流瓶时发现局部积液、皮瓣不能紧贴胸壁且有波动感，报告医师及时处理。

(3)加强观察：注意引流液的量、色、性质并记录。术后 1～2 天，每天引流血性液 50～200 mL，以后逐渐颜色变淡、减少。若术后短时间内引流出大量鲜红色液体(＞100 mL/h)或 24 小时引流量＞500 mL，则为活动性出血，需及时通知医师，并遵医嘱处理。随时观察引流管是否通畅、固定，防止患者下床时引流管扭曲打折，保证有效引流。观察患者术后拔除尿管后能否顺利排尿，术后 6 小时仍未排尿者需判断有无尿潴留。观察患者术后能否顺利排便，术后 3～5 天患者仍未排便，观察有无腹胀。

6.指导患者做上肢功能锻炼

(1)告知功能锻炼的目的：术后进行适时、适当地功能锻炼有利于术后上肢静脉回流，预防上肢水肿。同时又减少瘢痕挛缩的发生，促进患侧上肢功能恢复及自理能力的重建，增强患者恢复的信心，提高生活质量。

(2)功能锻炼的时机与方法：乳腺癌术后过早、过大范围进行患侧上肢和胸部活动，会影响切口愈合，并且会明显增加创面渗血量，容易出现皮瓣坏死和积液。但如果活动过晚、活动范围不够，又会影响上肢的运动功能，容易造成肌力下降和活动范围受限。妥善掌握活动的时机和限度，目前普遍推荐，术后早期肩部适当制动，外展、前伸和后伸动作范围都不应超过 40°，内旋和外旋动作不受限制。待伤口逐渐愈合，逐步增加活动的量和范围。术后手、腕部、前臂、肘部活动不受限制。依据患者所处的不同术后康复阶段，指导其相应的功能锻炼：术后 24 小时患肢内收、制动，只做手关节、腕关节、肘关节的屈曲、伸展运动，避免患肢外展、上举。术后 24 小时鼓励患者早期下床活动，渐进式床上坐起、床边坐位、床边站立各 30 秒，无头晕不适后，可在床旁适当活动。引流管拔除后开始肩部活动，循序渐进地增加强度与频率来锻炼肩关节的前摆、后伸，逐步尝试用患肢刷牙、梳头、洗脸等。同时每天开始进行手指爬墙运动。待伤口愈合拆线后，患肢逐渐外展联系，鼓励患者结合之前的锻炼内容学习康复操，全方位活动锻炼患肢关节。

(3)注意事项：①正确进行功能锻炼，遵循循序渐进的原则，逐步活动手、腕、肘、肩部关节。②不可动作过大，也不可惧怕疼痛不敢运动，以不感到疼痛为宜。③早期下床活动时，不可用患肢撑床，防止家属用力扶患肢，以免造成腋窝皮瓣滑动影响愈合。④若出现腋下积液，应延迟肩关节活动时间，减少活动量，待伤口愈合，积液消失，再开始锻炼计划。

7.患肢水肿的护理

(1)原因：患侧上肢肿胀主要与患侧淋巴结切除后上肢淋巴回流不畅、上肢静脉回流不畅有关，此外局部积液或感染等也会导致患肢肿胀。淋巴回流不畅引起的水肿通常发生在 1～2 个月甚至数月后，静脉回流不畅则在术后短时间内出现。

(2)避免患肢肿胀的措施：①术后用一软枕垫高患肢，使之高于心脏 10～15 cm，直至伤口愈合拆线。②严禁在患侧测血压、静脉输液、注射、抽血、提重物等，以免回流障碍引起水肿。③术后 24 小时开始进行适当的功能锻炼。④向心性局部按摩：让患者抬高患肢，按摩者用双手扣成环形自腕部向肩部用一定压力推移，每次 15 分钟以上，一天 3 次。⑤局部感染者，及时应用抗生素治疗。

 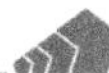

(四)健康教育

(1)术后近期避免患肢提取重物,继续进行功能锻炼。

(2)术后5年内尽量避免妊娠,因为妊娠可加重患者及其家属的精神压力和经济上的双重负担。避孕不宜使用激素类避孕药,以免刺激癌细胞生长;可使用避孕套、上环等方法或请教妇科医师。

(3)放疗及化疗的自我护理:放疗期间注意保护皮肤,出现放射性皮炎时及时就诊。化疗期间应定期检查肝、肾功能,每次化疗前1天或当天查白细胞计数,化疗后5～7天复查白细胞计数,若白细胞数$<3\times10^9$/L,需及时就诊。放化疗期间应少去公共场所,以减少感染机会;加强营养,多食高蛋白、高维生素、低脂肪的食物,以增强机体抵抗力,饮食要均衡,不宜过多忌口。

(4)提供患者改善形象的方法:介绍假体的作用和应用;可通过佩戴合适的假发、义乳改善自我形象;根治术后3个月可行乳房再造术,但有肿瘤转移或乳腺炎者禁忌;避免衣着过度紧身。

(5)饮食指导:①术后一般不必忌口,但对某些含有雌激素成分的食品或保健品,如蜂乳、阿胶等应少食。②限制脂肪含量高,特别是动物性脂肪含量高的食物,尽量选择脱脂牛奶,避免油炸或其他脂肪含量高的食物。③选择富含各种蔬菜、水果和豆类的植物性膳食,并多食用粗加工的谷类。④建议不饮酒,尤其禁饮烈性酒类。⑤控制肉摄入量,特别是红肉,最好选择鱼、禽肉取代红肉(牛、羊、猪肉)。⑥限制腌制食物和食盐摄入量。⑦避免食用被真菌毒素污染而在室温长期储藏的食物。⑧少喝咖啡,因其含有较高的咖啡因,可促使乳腺增生。⑨注意均衡饮食,适当的体力活动,避免体重过重。

(6)告知患者乳房自检的正确方法和时间。乳房自检应经常进行,20岁以上女性每月自检一次,一般在月经干净后5～7天。此时雌激素对乳腺的影响最小,乳腺处于相对静止状态,容易发现病变。对于已绝经妇女,检查时间可固定于每月的某一天。40岁以上的妇女、乳腺癌术后的患者每年行钼靶X线摄片检查,以便早期发现乳腺癌或乳腺癌复发征象。

(7)正确面对术后性生活:性生活是人类最基本的生理和心理需求。特别是年轻的乳腺癌患者术后,由于手术瘢痕、脱发等对于性及生殖方面会产生一系列问题,甚至认为自己不再是1个完整的女性,对性表达失去信心,同时配偶因担心性生活会影响对方的康复,甚至担心可能因此病情恶化,也对性避而不谈。事实上,单纯从乳房的手术或者放疗的角度而言,并不会降低女性的性欲,也不会影响性生活时的身心反应。同时,正常的性生活也对预防疾病的复发有很大益处。

(8)患侧肢体的护理:教会患者患侧肢体功能锻炼的方法,强调锻炼的必要性及重要性,术后1年如上肢功能障碍不能恢复,以后就很难再恢复正常。锻炼要循序渐进,不能急于求成,贵在坚持。

五、肿瘤化疗患者的生理病理特点

(一)肿瘤化疗患者免疫系统功能特点

细胞毒药物以两种方式诱导免疫系统。一种是直接诱导特异的细胞免疫反应,导致肿瘤细胞死亡;另一种是诱导短暂的淋巴细胞削减,然后刺激免疫效应分子产生,解除受抑制的免疫反应。一些细胞毒药物直接或间接杀死免疫效应细胞,导致免疫系统功能低下或免疫无能。增加患者病毒和细菌感染的可能性。化疗药物可通过3种方式——本身性质(如烷化剂和糖皮质激素)、作用模式(如肿瘤细胞的死亡出现在细胞应激之前)、剂量或给药方式对免疫系统进行损害。

(二)肿瘤化疗患者器官功能特点

抗肿瘤药物不仅杀伤肿瘤细胞,而且会影响正常细胞,特别是对靶器官,如造血系统、肝、肾功能有很大的影响,可产生骨髓抑制、肝肾功能损害等毒性反应或不良反应。化疗患者造血系统、肝、肾功能的改变,决定着能否化疗或是否需要调整化疗药物的剂量,因此化疗前需要常规测定血常规、肝、肾功能等。化疗中监测各项指标的动态变化,确保化疗过程的安全性。

(三)肿瘤化疗患者营养状态特点

化疗过程和患者的营养状况是相互联系的。首先,化疗过程中的毒性,尤其是消化道反应中极为常见的恶心、呕吐、消化道黏膜炎症、破损、腹泻、便秘等症状,会严重削弱患者的食欲或影响进食过程。在肿瘤引起的代谢异常的基础上进一步加重营养不足。

其次,营养不足会降低患者对化疗的耐受程度,影响中性粒细胞的水平,致使患者无法完成化疗计划,化疗提前终止,从而影响患者的抗肿瘤治疗的效果。因此,要重视化疗给肿瘤患者带来的营养风险,积极评估,及早应对,维持患者的营养水平,为化疗提供良好的代谢环境。

六、肿瘤静脉化疗患者的护理特点

(一)肿瘤化疗患者静脉选择原则

理想的静脉注射应该是选择一条粗直的浅表静脉或者选择深静脉置管[如经外周深静脉置管(PICC)或静脉输液港]。避免瘀青、炎症的部位;避免在循环不良的肢体上注射,如乳腺癌切除术后的患肢,有淋巴水肿、血栓性静脉炎、创伤的肢体,以及有不可移动骨折的肢体等。上腔静脉阻塞的患者应从下肢静脉给药,当注射强刺激化疗药物时,外周静脉输液避免使用肘窝部位。

(二)肿瘤化疗患者穿刺工具的选择特点

(1)直接单次注射可使用留置针(视患者使用的化疗药性质来决定),留置针宜选用 24 号,因为导管越细,对静脉的伤害就越小,而且有较多的血流经过导管旁,还可以减少具有刺激性的药物在血管壁的停留时间,使化学性静脉炎发生率降低。

(2)连续多天静脉滴注且多疗程注射时最好应用 PICC 或静脉输液港,能更好地保护静脉,防止外渗。

(三)化疗期间肿瘤患者的健康教育

(1)输液前向患者讲解细胞毒药物渗出的临床表现,如果出现局部隆起、疼痛或输液不通畅,及时呼叫护士,尽量减少化疗药物的渗出量。一旦发生药物渗出,应及时报告护士处理,切勿自行热敷。

(2)向患者详细介绍 PICC 的优越性,连续静脉输注细胞毒药物时尽量说服患者采取 PICC 输液,并向患者说明 PICC 的用途,简单介绍操作流程。

(3)输注需慢滴的药物如伊立替康、紫杉醇等,应向患者说明输液速度的重要性,不可自行调节输液速度。

(4)鼓励患者进食,宜清淡易消化饮食,少量多餐。

(5)化疗期间注意口腔卫生,保持清洁和湿润,每天饭前后用生理盐水漱口,睡前和晨起用软毛牙刷清洁口腔,动作轻柔,避免损伤口腔黏膜和牙龈。

(6)化疗前和化疗期间嘱患者多饮水,使尿量维持在每天 2 000～3 000 mL 或,以减轻肾脏毒性。教会患者观察尿液的性状,准确记录出入量,如出现任何不适及时报告。

七、乳腺癌的辅助化疗的护理

（一）健康教育与心理护理

要获得较好的治疗效果，大部分乳腺癌患者要经过较长时间的化疗和连续治疗与护理，每个治疗阶段的反应都各有不同，要建立全程分期教育模式。从患者入院、化疗前、化疗中、化疗后和出院前5个阶段分别采用不同的方法给予指导，帮助患者顺利度过各阶段。

1.入院阶段

主要让化疗患者尽快熟悉医院环境，讲解有关疾病知识和医疗进展，介绍治疗成功的病例，以减轻其焦虑、悲观绝望的心理，唤起对化疗的信心，建立良好的遵医行为。

2.化疗前阶段

教育应重点向患者介绍治疗方案、给药途径、药物的作用和效果，可能出现的不良反应及对策，消除患者对化疗的紧张恐惧心理，建立治疗信心。化疗中应让患者掌握配合的方法、注意事项，明确配合治疗的意义，提高配合治疗的能力，减轻化疗不良反应和并发症。

3.化疗中、化疗后阶段

面对化疗期的严重反应，会出现心理障碍、悲观失望、焦虑、忧郁，失去生存的勇气，做出许多失常的举动，通过沟通思想、心理疏导方式，给予更多的鼓励与帮助，为患者提供如何应对和减轻化疗反应减少不适等信息和知识，并积极处理化疗反应。

4.出院阶段

给予全面的指导，如养成自觉的遵医行为、坚持化疗以及如何处理和应对化疗反应、定期复查、保持愉快的心情、合适的体力劳动及锻炼、合理的饮食、良好的生活习惯等。

（二）输液护理

乳腺癌的化疗是1个比较漫长的过程，每位患者在化疗期间要接受数十次甚至上百次的穿刺痛苦，由于乳腺癌术中患侧血管、淋巴管被结扎导致患侧不能输液，下肢静脉由于静脉瓣较多，化疗时更易发生静脉炎，通常只能在健侧上肢输液或化疗。同时，由于化疗药对血管的毒性作用很大，在浅静脉化疗时容易发生静脉炎、输液外渗时导致局部的炎症、坏死，发生后处理很困难，疗程长，有的甚至需要外科植皮，给患者造成很大的痛苦和额外的经济负担。因此，乳腺癌患者化疗时对血管的要求就很高，在血管的选择方面应注意尽量对患者产生最小的不良作用和痛苦，选用粗大直的血管，有条件的现在一般主张使用深静脉。使用中心静脉置管并发症多且风险大，而经外周深静脉置管（PICC）因其操作简便、痛苦小、留置时间长、并发症相对少等优点在临床广泛使用。

在使用外周浅静脉时，要注意化疗前根据药物的性质选择适当的注射部位，血管穿刺尽量由远端向近端，选择强度好、粗、直的静脉，避免同一部位同一条静脉反复穿刺。拔针时用无菌棉签轻轻压住，抬高穿刺侧肢体，以避免血液反流，防止针眼局部淤血影响下次穿刺。同时，还要严格执行无菌技术操作规程，熟练掌握静脉穿刺技术。

PICC 置管的护理主要包括相关健康教育，如向患者和家属宣传介绍 PICC 的有关知识，讲解管道的优越性、置管方法、置管前后注意事项。还包括正确地进行管道护理：无菌管理、保持通畅、正确封管等。

为避免静脉炎的发生，护理人员需掌握化疗药物的性质和输液浓度，化疗前、后和输入不同化疗药物时，要用生理盐水50～100 mL 冲洗静脉，以减少药物在血管内的停留，降低静脉炎的发生率。

(三)并发症的护理

1.胃肠道反应的护理

胃肠道黏膜上皮细胞增殖旺盛,对化学药物极为敏感,恶心、呕吐是化疗药物引起的最常见的毒性反应,可能使患者拒绝有效的化疗,所以需做好充分的准备工作,创造良好的治疗环境,消除房间异味。指导患者合理饮食,不在餐饮后或空腹时化疗,一般在饭后 2～3 小时应用化疗药物最佳;化疗期间不宜食过饱或过油腻的食物。化疗前应用止吐药物预防和减轻胃肠道反应。化疗中巡视病房,多与患者交谈,分散其注意力。加强营养,注意均衡饮食,尤其是优质蛋白质、牛奶的摄入,忌辛辣和刺激性食物。可少量多餐,多饮水,可减轻药物对消化道黏膜的刺激,并有利于毒物排出。多食水果、蔬菜,摄入足够纤维素,养成排便习惯,必要时给胃肠动力药或缓泻剂、灌肠。

2.骨髓抑制的护理

大多数化疗药物可致骨髓抑制,其特征为白细胞总数和中性粒细胞减少,继而血小板减少,严重者全血减少。因此患者需定时进行血象检查,当 Hb≤60 g/L、WBC≤2.0×10^9/L、中性粒细胞≤1.0×10^9/L,PLT≤50×10^9/L 时应停止化疗,给予保护性隔离,并采取预防并发症的措施。为避免感染,可设立单人病室,减少探视,严格执行各种无菌技术操作规程,防止交叉感染。观察有无出血、感染,如牙龈、皮肤斑,静脉穿刺时慎用止血带,严防利器损伤患者皮肤。

3.变态反应的护理

植物类抗肿瘤药物,如紫杉醇可引起变态反应,在滴注过程中安置心电监护,详细记录,观察有无呼吸困难、胸闷等情况,一旦发生严重过敏应立即停药抢救。预防性用药是预防过敏的最有效措施,使用紫杉醇前 12 小时口服地塞米松 3 mg,或地塞米松 5 mg 静脉滴注,也可用苯海拉明 20 mg 肌内注射。

4.心脏毒性反应的护理

蒽环类及紫杉醇类化疗药物的心脏毒性反应表现为心率(律)改变、无症状的短时间心动过缓、低血压,故化疗开始即予心电、血压、血氧饱和度持续监测,每 15 分钟观察并记录 1 次。

5.口腔护理

化疗往往引起口腔黏膜损坏,破坏口腔组织和免疫机制,主要表现为口腔干燥、牙龈炎、口腔溃疡等。因此,做好患者的口腔护理,如嘱其多饮水,常用淡盐水漱口,一旦出现口腔溃疡,要用软毛牙刷刷牙,可采用茶多酚漱口液、呋喃西林液,过氧化氢溶液含漱冲洗,并结合用抗口炎甘油,疗效较好。

6.静脉炎的护理

化疗药物刺激性大,使用周围静脉输液时容易发生静脉炎,如药液渗出或局部疼痛时立即停止用药。对局部肿胀明显、皮肤发红者,在 24 小时内用 0.2%利多卡因加地塞米松加生理盐水做环形封闭,或用高渗溶液与维生素 B_{12} 注射液混合后外敷局部,可降低化疗药物毒性,且具有止痛及对细胞修复的作用。如果药物外渗较少,药物刺激性较弱,可用 50%硫酸镁冷湿敷(禁用热敷),使局部血管收缩,减轻药物扩散。受损部位还可涂多磺酸黏多糖乳膏(喜疗妥软膏),促进肿胀消失和局部组织修复,减少炎症反应。

7.泌尿系统不良反应的护理

化疗药物所致泌尿系统损伤,表现为高尿酸血症、出血性膀胱炎及肾功能损害。应鼓励患者

多饮水，保证每天入量≥4 000 mL，尿量≥3 000 mL，必要时给予利尿剂，并根据患者尿液 pH 的变化，增加碱性药物用量。对应用环磷酰胺的患者，应重点观察有无膀胱刺激征、排尿困难及血尿。

8.皮肤毒性的护理

化疗前告之患者可能出现皮炎、脱发、色素沉着等，发生皮炎的患者不可用手抓挠患处，可用温水轻轻擦洗，局部用醋酸氟轻松软膏涂擦。

9.脱发的护理

化疗前告知患者可能出现脱发，但化疗间歇期头发会重新生长。帮助患者准备假发或用头巾、帽子遮挡，改善患者自我形象，增加其自信。睡眠时戴发网或帽子，防止头发掉在床上，并注意在晨晚间护理时，扫净床上的脱发，减少对患者的不良心理刺激。另外，有报道表明，给药前10 分钟用冰帽，10 分钟后头发温度降至 23～24 ℃，持续至停药后 30 分钟止，有一定的预防作用。一旦发生脱发，注意头部防晒，避免用刺激性洗发液。

八、乳腺癌的局部辅助放疗的护理

（一）一般护理

1.心理护理

除常规心理护理以外，重点针对放疗进行教育，运用恰当的医学知识，向患者及其家属介绍放疗的目的、放射线的种类、放疗可能带来的问题，放疗中的注意事项，尤其应强调放疗的价值，帮助患者获取积极的认识和一定的放疗知识，以愉快的心情接受放疗。

2.生活护理

放疗期间，嘱患者穿宽松、便于穿脱的衣服，内衣以棉衣为宜。

3.饮食护理

保持足够和营养平衡的饮食，少食多餐。

4.定期检查血常规

每周进行血常规检查 1 次。当外周白细胞计数＜4.0×10^{9}/L 时，应及时通知医师，同时预防性应用升高白细胞药物。

（二）并发症的护理

1.急性放射性皮炎

大剂量照射或照射易损部位可能会发生一定程度的皮肤反应，包括早期的局部红斑、干性脱屑、瘙痒、局部渗出、湿性脱屑、暂时或永久性腋毛脱失等放疗反应。后期反应可为早期反应的延续，如色素沉着、色斑、皮肤薄、花斑、毛细血管扩张、皮肤纤维化、淋巴回流障碍等。

早期的皮肤反应即放射性皮炎可进行治疗，晚期反应多为不可逆改变。一旦出现放射性皮炎，皮肤修复功能会明显下降，因此照射区皮肤护理格外重要。放疗前应洗澡，照射区切口痊愈后方可放疗。照射区皮肤保持清洁干燥，禁贴胶布，禁涂红汞、碘酊及化妆品等，清洗时勿用肥皂，标志线如有褪色及时补描。禁用刺激性软膏、乳膏、洗剂或粉剂等。避免照射区皮肤在阳光下暴晒和各种机械性刺激、冷热刺激。局部皮肤瘙痒时可轻拍或用薄荷止痒水，如有结痂，可待其自然脱落，不宜剥脱，防止破溃形成。

2.大面积皮损感染

出现湿性脱屑应停止放疗，对症处理，合并感染时需行抗感染治疗，保持创面清洁干燥，以利于愈合。

3.全身反应护理

在放疗中易引起乏力、头晕、失眠或嗜睡，以及食欲缺乏、恶心、呕吐等消化道反应。多与患者的身体状况、放疗前的治疗情况、个体差异、心理因素等有关。对患者进行饮食调解，合理休息后，多能耐受放疗。白细胞数降低至接近正常值时，一般不必中止治疗，可预防性应用升高白细胞药物以帮助患者增加耐受性。

4.急性放射性食管炎

行内乳区或锁骨上区放疗可出现不同程度的食管炎，表现为吞咽疼痛或不适，多数为一过性放射反应。应做好生活护理，尤其是饮食护理，给予稀软、温冷、清淡食物，多食新鲜蔬菜、水果，忌食辛辣刺激性食物。有报道对于症状较重的患者，餐前 15 分钟含服 2%利多卡因 20 mL＋地塞米松 5 mg＋庆大霉素 32 万 U＋生理盐水 100 mL，每次 10 mL，3 次/天，一般 5～7 天会消失，期间保证充足睡眠，适当锻炼。进食困难者给予半流质或流质饮食，必要时可暂停放疗。

5.放射性肺炎或纵隔纤维化

保乳患者行切线放疗或全胸壁放疗可造成不同程度的肺部损伤，根治性乳房切除术后行内乳区及锁骨上区照射时，可造成肺尖及纵隔的损伤。早期表现为放射性肺炎，晚期为肺或纵隔纤维化。虽然在现代放射技术和设备的条件下放射性肺炎的发生率较低，但放射性肺纤维化多为不可逆损伤。因此，要正确评估患者的状况而准确地计划放射剂量，并在放疗过程中密切观察呼吸状况，发现症状及时处理。可减少放射剂量，症状明显者可对症处理，应用激素及抗生素治疗，必要时可暂停放疗。

6.上肢水肿

腋窝清扫术后可不同程度地出现上肢水肿、上臂内侧的疼痛麻木等。放疗可加重上述表现，照射期间适当的上肢功能锻炼可有效预防水肿的发生或加重。

7.肋骨骨折或肋骨炎

放疗所致的肋骨骨折及肋骨炎的发生率为 3%～7%，多无症状，一般无须处理。

8.乳房纤维化

保乳患者行全乳照射剂量＞60 Gy 时，多有不同程度的乳房纤维化，且无有效的补救措施，重在预防，现采用三维适形调强放疗技术多可避免其发生。

九、护理评价

(1)患者情绪稳定，有充足的睡眠时间，积极配合医疗护理工作。

(2)患者手术前满足营养需要，增强机体免疫力、耐受力。

(3)患者充分做好术前准备，使术后并发症的危险降到最低限度。

(4)患者未出现感染、窒息等并发症，或能够及时发现并发症，并积极地预防与处理。手术创面愈合良好、患侧上肢肿胀减轻或消失。

(5)患者能自主应对自我形象的变化。

(6)患者能表现出良好的生活适应能力，建立自理意识。

(7)患者能注意保护患侧手臂，并正确进行功能锻炼。

(8)患者能复述术后恢复期的注意事项，并能正确进行乳房自我检查。

（王　飞）

第八章 产科护理

第一节 妊娠剧吐

妊娠剧吐是指妊娠期恶心，频繁呕吐，不能进食，导致脱水，酸、碱平衡失调及水、电解质紊乱，甚至肝肾功能损害，严重可危及孕妇生命。其发生率为0.3%～1.0%。

一、病因

尚未明确，可能与下列因素有关。

（一）人绒毛膜促性腺激素（HCG）水平增高

因早孕反应的出现和消失的时间与孕妇血清 HCG 值上升、下降的时间一致；另外，多胎妊娠、葡萄胎患者 HCG 值，显著增高，发生妊娠剧吐的比率也增高；而终止妊娠后，呕吐消失。但症状的轻重与血 HCG 水平并不一定呈正相关。

（二）精神及社会因素

恐惧妊娠、精神紧张、情绪不稳、经济条件差的孕妇易患妊娠剧吐。

（三）幽门螺杆菌感染

近年研究发现，妊娠剧吐的患者与同孕周无症状孕妇相比，血清抗幽门螺杆菌的 IgG 浓度升高。

（四）其他因素

维生素缺乏，尤其是维生素 B_6 缺乏可导致妊娠剧吐、变态反应；研究发现，几种组织胺受体亚型与呕吐有关，临床上抗组胺治疗呕吐有效。

二、病理生理

（1）频繁呕吐导致失水、血容量不足、血液浓缩、细胞外液减少，钾、钠等离子丢失使电解质平衡失调。

（2）不能进食，热量摄入不足，发生负氮平衡，使血浆尿素氮及尿酸升高；由于机体动用脂肪组织供给热量，脂肪氧化不全，导致丙酮、乙酰乙酸及β-羟丁酸聚集，产生代谢性酸中毒。

（3）由于脱水、缺氧使血转氨酶值升高，严重时血胆红素升高。机体血液浓缩及血管通透性增加，另外，钠盐丢失，不仅尿量减少，尿中可出现蛋白及管型。肾脏继发性损害，肾小管有退行性变，部分细胞坏死，肾小管的正常排泌功能减退，终致血浆中非蛋白氮、肌酐、尿酸的浓度迅速增加。肾功能受损和酸中毒使细胞内钾离子较多地移到细胞外，出现高钾血症，严重时心脏停搏。

(4)病程长达数周者，可致严重营养缺乏，由于维生素C缺乏，血管脆性增加，可致视网膜出血。

三、临床表现

(一)恶心、呕吐

多见于年轻初孕妇，一般停经6周左右出现恶心、呕吐，逐渐加重直至频繁呕吐不能进食。

(二)水电解质紊乱

严重呕吐、不能进食导致失水、电解质紊乱，使氢、钠、钾离子大量丢失，出现低钾血症。营养摄入不足可致负氮平衡，使血浆尿素氮及尿素增高。

(三)酸、碱平衡失调

机体动用脂肪组织供给能量，使脂肪代谢中间产物酮体增多，引起代谢性酸中毒。病情发展，可出现意识模糊。

(四)维生素缺乏

频繁呕吐、不能进食可引起维生素B_1缺乏，导致Wernicke-Korsakoff综合征。维生素K缺乏，可致凝血功能障碍，常伴血浆蛋白及纤维蛋白原减少，增加孕妇出血倾向。

四、辅助检查

(一)尿液检查

患者尿比重增加，尿酮体阳性，肾功能受损时，尿中可出现蛋白和管型。

(二)血液检查

血液浓缩，红细胞计数增多，血细胞比容上升，血红蛋白值增高；血酮体可为阳性，二氧化碳结合力降低；肝、肾功能受损害时胆红素、转氨酶、肌酐和尿素氮升高。

(三)眼底检查

严重者出现眼底出血。

五、诊断及鉴别诊断

根据病史、临床表现及妇科检查，诊断并不困难。可用B超检查排除滋养叶细胞疾病，此外尚需与可引起呕吐的疾病，如急性病毒性肝炎、胃肠炎、胰腺炎、胆管疾病、脑膜炎、脑血管意外及脑肿瘤等鉴别。

六、并发症

(一)Wernicke-Korsakoff综合征

发病率为妊娠剧吐患者的10%，是由于妊娠剧吐长期不能进食，导致维生素B_1缺乏引起的中枢系统疾病，Wernicke脑病和Korsakoff综合征是一个病程中的先后阶段。

维生素B_1是糖代谢的重要辅酶，参与糖代谢的氧化脱羧代谢。维生素B_1缺乏时，体内丙酮酸及乳酸堆积，发生糖代谢的三羧酸循环障碍，使得主要靠糖代谢供给能量的神经组织、骨骼肌和心肌代谢出现严重障碍。病理变化主要发生在丘脑、下丘脑的脑室旁区域、中脑导水管的周围区灰质、乳头体、第四脑室底部，迷走神经运动背核，可出现不同程度的神经细胞和神经纤维轴索或髓鞘的丧失，伴有星形细胞和小胶质细胞的增生。毛细血管扩张，血管的外膜和内皮细胞明显增生，有散在小出血灶。

Wernicke 脑病表现为眼球震颤、眼肌麻痹等眼部症状，躯干性共济失调及精神障碍，可同时出现，但大多数患者精神症状迟发。Korsakoff 综合征表现为严重的近事记忆障碍、表情呆滞、缺乏主动性、产生虚构与错构。部分伴有周围神经病变。严重时发展为永久性的精神、神经功能障碍，出现神经错乱、昏迷甚至死亡。

（二）Mallory-Weiss 综合征

胃-食管连接处的纵向黏膜撕裂出血，引起呕血和黑粪。严重时，可使食管穿孔，表现为胸痛、剧吐、呕血，须急症手术治疗。

七、治疗与护理

治疗原则：休息，适当禁食，计液体出入量，纠正脱水、酸中毒及电解质紊乱，补充营养，并需要良好的心理支持。

（一）补液治疗

每天应补充葡萄糖液、生理盐水、平衡液，总量 3 000 mL 左右，加维生素 B_6 100 mg。维生素 C 2～3 g，维持每天尿量≥1 000 mL，肌内注射维生素 B_1，每天 100 mg。为了更好地利用输入的葡萄糖，可适当加用胰岛素。根据血钾、血钠情况决定补充剂量。根据二氧化碳结合力值或血气分析结果，予以静脉滴注碳酸氢钠溶液。

一般经上述治疗 2～3 天后，病情大多迅速好转，症状缓解。待呕吐停止后，可试进少量流食，以后逐渐增加进食量，调整静脉输液量。

（二）终止妊娠

经上述治疗后，若病情不见好转，反而出现下列情况，应迅速终止妊娠：①持续黄疸；②持续尿蛋白；③体温升高，持续在 38 ℃以上；④心率＞120 次/分；⑤多发性神经炎及神经性体征；⑥出现 Wernicke-Korsakoff 综合征。

（三）妊娠剧吐并发 Wernicke-Korsakoff 综合征的治疗

如不紧急治疗，该综合征的死亡率高达 50%，即使积极处理，死亡率约 17%。在未补给足量维生素 B_1 前，静脉滴注葡萄糖会进一步加重三羧酸循环障碍，使病情加重，导致患者昏迷甚至死亡。对长期不能进食的患者应给维生素 B_1，400～600 mg 分次肌内注射，以后每天 100 mg 肌内注射至能正常进食为止，然后改口服，并给予多种维生素。同时，应对其内分泌及神经状态进行评价，对病情严重者及时终止妊娠。早期大量维生素 B_1 治疗，上述症状可在数天至数周内有不同程度的恢复，但仍有 60%的患者不能得到完全恢复，特别是记忆恢复往往需要 1 年左右的时间。

八、预后

绝大多数妊娠剧吐患者预后良好，仅少数病例因病情严重而需终止妊娠。然而对胎儿方面，曾有报道妊娠剧吐发生酮症者，所生后代的智商较低。

（赵利利）

第二节 自然流产

流产是指妊娠不足28周、胎儿体重不足1 000 g而终止者。流产发生于妊娠12周前者称早期流产,发生在妊娠12周至不足28周者称晚期流产。流产又分为自然流产和人工流产,本节内容仅限于自然流产。自然流产的发生率占全部妊娠的15%左右,多数为早期流产,是育龄妇女的常见病,严重影响了妇女生殖健康。

一、病因和发病机制

导致自然流产的原因很多,可分为胚胎因素和母体因素。早期流产常见的原因是胚胎染色体异常、孕妇内分泌异常、生殖器官畸形、生殖道感染、血栓前状态、免疫因素异常等;晚期流产多由宫颈功能不全等因素引起。

(一)胚胎因素

胚胎染色体异常是自然流产最常见的原因。据文献报道,46%～54%的自然流产与胚胎染色体异常有关。流产发生越早,胚胎染色体异常的频率越高,早期流产中染色体异常的发生率为53%,晚期流产为36%。

胚胎染色体异常包括数量异常和结构异常。在数量异常中第一位的是染色三体,占52%,除1号染色三体未见报道外,各种染色三体均有发现,其中以13、16、18、21及22号染色体最常见,18-三体约占1/3;第二位的是45,X单体,约占19%;其他依次为三倍体占16%,四倍体占5.6%。染色体结构异常主要是染色体易位,占3.8%,嵌合体占1.5%,染色体倒置、缺失和重叠也见有报道。

多数三体胚胎是以流产或死胎告终,但也有少数能成活,如21-三体、13-三体、18-三体等。单体是减数分裂不分离所致,以X单体最为多见,少数胚胎如能存活,足月分娩后即形成特纳综合征。三倍体常与胎盘的水泡样变性共存,不完全水泡状胎块的胎儿可发育成三倍体或第16号染色体的三体,流产较早,少数存活,继续发育后伴有多发畸形,未见活婴。四倍体活婴极少,绝大多数会早期流产。在染色体结构异常方面,不平衡易位可导致部分三体或单体,易发生流产或死胎。总之,染色体异常的胚胎多数结局为流产,极少数可能继续发育成胎儿,但出生后也会发生某些功能异常或合并畸形。若已流产,妊娠产物有时仅为一空孕囊或已退化的胚胎。

(二)母体因素

1.夫妇染色体异常

习惯性流产与夫妇染色体异常有关,习惯性流产者夫妇染色体异常发生频率为3.2%,其中多见的是染色体相互易位,占2%,罗伯逊易位占0.6%。着床前配子在女性生殖道时间过长,配子发生老化,流产的机会也会增加。在促排卵及体外受精等辅助生殖技术中,是否存在配子老化问题目前尚不清楚。

2.内分泌因素

(1)黄体功能不良(luteal phase defect,LPD):黄体中期孕酮峰值低于正常标准值,或子宫内膜活检与月经时间同步差2天以上即可诊断为LPD。高浓度孕酮可阻止子宫收缩,使妊娠子宫

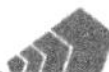

保持相对静止状态；孕酮分泌不足，可引起妊娠蜕膜反应不良，影响孕卵着床和发育，导致流产。孕期孕酮的来源有两条途径：一是由卵巢黄体产生，二是胎盘滋养细胞分泌。孕6～8周后卵巢黄体产生孕酮逐渐减少，之后由胎盘产生孕酮替代，如果两者衔接失调则易发生流产。在习惯性流产中有23%～60%的患者存在黄体功能不全。

(2)多囊卵巢综合征(polycystic ovarian syndrome，PCOS)：有人发现在习惯性流产中多囊卵巢的发生率可高达58%，而且其中有56%的患者LH呈高分泌状态。现认为，PCOS患者高浓度的LH可能导致卵细胞第二次减数分裂过早完成，从而影响受精和着床过程。

(3)高催乳素血症：高水平的催乳素可直接抑制黄体颗粒细胞增生及其分泌功能。高催乳素血症的临床主要表现为闭经和泌乳，当催乳素水平高于正常值时，则可表现为黄体功能不全。

(4)糖尿病：血糖控制不良者流产发生率可高达15%～30%，妊娠早期高血糖还可能造成胚胎畸形的危险因素。

(5)甲状腺功能：目前认为，甲状腺功能减退或亢进与流产有着密切的关系，妊娠前期和早孕期进行合理的药物治疗，可明显降低流产的发生率。有学者报道，甲状腺自身抗体阳性者流产发生率显著升高。

3.生殖器官解剖因素

(1)子宫畸形：米勒管先天性发育异常导致子宫畸形，如单角子宫、双角子宫、双子宫、子宫纵隔等。子宫畸形可影响子宫血供和宫腔内环境造成流产。母体在孕早期使用或接触己烯雌酚可影响女胎子宫发育。

(2)Asherman综合征：由宫腔创伤(如刮宫过深)、感染或胎盘残留等引起宫腔粘连和纤维化。宫腔镜下行子宫内膜切除或黏膜下肌瘤切除手术也可造成宫腔粘连。子宫内膜受损伤可影响胚胎种植，导致流产发生。

(3)宫颈功能不全：是导致中晚期流产的主要原因。宫颈功能不全在解剖上表现为宫颈管过短或宫颈内口松弛。由于存在解剖上的缺陷，随着妊娠的进程子宫增大，宫腔压力升高，多数患者在中、晚期妊娠出现无痛性的宫颈管消退、宫口扩张、羊膜囊突出、胎膜破裂，最终发生流产。宫颈功能不全主要由于宫颈局部创伤(分娩、手术助产、刮宫、宫颈锥形切除、Manchester手术等)引起，先天性宫颈发育异常较少见；另外，胚胎时期接触己烯雌酚也可引起宫颈发育异常。

(4)其他：子宫肿瘤可影响子宫内环境，导致流产。

4.生殖道感染

有一些生殖道慢性感染被认为是早期流产的原因之一。能引起反复流产的病原体往往是持续存在于生殖道而母体很少产生症状，而且此病原体能直接或间接导致胚胎死亡。生殖道逆行感染一般发生在妊娠12周以前，过此时期，胎盘与蜕膜融合，构成机械屏障，而且随着妊娠进程，羊水抗感染力也逐步增强，感染的机会减少。

(1)细菌感染：布鲁菌属和弧菌属感染可导致动物(牛、猪、羊等)流产，但在人类还不肯定。

(2)沙眼衣原体：文献报道，妊娠期沙眼衣原体感染率为3%～30%，但是否直接导致流产尚无定论。

(3)支原体：流产患者宫颈及流产物中支原体的阳性率均较高，血清学上也支持人支原体和解脲支原体与流产有关。

(4)弓形虫：弓形虫感染引起的流产是散发的，与习惯性流产的关系尚未完全证明。

(5)病毒感染：巨细胞病毒经胎盘可累及胎儿，引起心血管系统和神经系统畸形，致死或流产。妊娠前半期单纯疱疹感染流产发生率可高达70%，即使不发生流产，也易累及胎儿、新生儿。妊娠初期风疹病毒感染者流产的发生率较高。人免疫缺陷病毒感染与流产密切相关，Temmerman等报道，HIV-1抗体阳性是流产的独立相关因素。

5.血栓前状态

凝血因子浓度升高，或凝血抑制物浓度降低而产生的血液易凝状态，尚未达到生成血栓的程度，或者形成的少量血栓正处于溶解状态。

血栓前状态与习惯性流产的发生有一定的关系，临床上包括先天性和获得性血栓前状态，前者是由于凝血和纤溶有关的基因突变造成，如凝血因子V突变、凝血酶原基因突变、蛋白C缺陷症、蛋白S缺陷症等；后者主要是抗磷脂抗体综合征、获得性高半胱氨酸血症及机体存在各种引起血液高凝状态的疾病等。

各种先天性血栓形成倾向引起自然流产的具体机制尚未阐明，目前研究比较多的是抗磷脂抗体综合征，并已肯定它与早、中期胎儿丢失有关。普遍的观点认为高凝状态使子宫胎盘部位血流状态改变，易形成局部微血栓，甚至胎盘梗死，使胎盘血供下降，胚胎或胎儿缺血缺氧，引起胚胎或胎儿发育不良而流产。

6.免疫因素

免疫因素引起的习惯性流产，可分自身免疫型和同种免疫型。

(1)自身免疫型：主要与患者体内抗磷脂抗体有关，部分患者同时可伴有血小板减少症和血栓栓塞现象，这类患者可称为早期抗磷脂抗体综合征。在习惯性流产中，抗磷脂抗体阳性率约为21.8%。另外，自身免疫型习惯性流产还与其他自身抗体有关。

在正常情况下，各种带负电荷的磷脂位于细胞膜脂质双层的内层，不被免疫系统识别；一旦暴露于机体免疫系统，即可产生各种抗磷脂抗体。抗磷脂抗体不仅是一种强烈的凝血活性物质，激活血小板和促进凝血，导致血小板聚集，血栓形成；同时可直接造成血管内皮细胞损伤，加剧血栓形成，使胎盘循环发生局部血栓栓塞，胎盘梗死，胎死宫内，导致流产。近来的研究还发现，抗磷脂抗体可能直接与滋养细胞结合，从而抑制滋养细胞功能，影响胎盘着床过程。

(2)同种免疫型：现代生殖免疫学认为，妊娠是成功的半同种异体移植现象，孕妇由于自身免疫系统产生一系列的适应性变化，从而对宫内胚胎移植物表现出免疫耐受，不发生排斥反应，妊娠得以继续。

在正常妊娠的母体血清中，存在一种或几种能够抑制免疫识别和免疫反应的封闭因子，也称封闭抗体，以及免疫抑制因子，而习惯性流产患者体内则缺乏这些因子。因此，使得胚胎遭受母体的免疫打击而排斥。封闭因子既可直接作用于母体淋巴细胞，又可与滋养细胞表面特异性抗原结合，从而阻断母儿之间的免疫识别和免疫反应，封闭母体淋巴细胞对滋养细胞的细胞毒作用。还有认为封闭因子可能是一种抗独特型抗体，直接针对T淋巴细胞或B淋巴细胞表面特异性抗原受体(BCR/TCR)，从而防止母体淋巴细胞与胚胎靶细胞起反应。

几十年来，同种免疫型习惯性流产与HLA抗原相容性的关系一直存有争议。有学者提出习惯性流产可能与夫妇HLA抗原的相容性有关，在正常妊娠过程中夫妇或母胎间HLA抗原是不相容的，胚胎所带的父源性HLA抗原可以刺激母体免疫系统，产生封闭因子。同时，滋养细胞表达的HLA-G抗原能够引起抑制性免疫反应，这种反应对胎儿具有保护性作用，能够抑制母体免疫系统对胎儿胎盘的攻击。

7.具他因素

(1)慢性消耗性疾病:结核和恶性肿瘤常导致早期流产,并威胁孕妇的生命;高热可导致子宫收缩;贫血和心脏病可引起胎儿胎盘单位缺氧;慢性肾炎、高血压可使胎盘发生梗死。

(2)营养不良:严重营养不良直接可导致流产。现在更强调各种营养素的平衡,如维生素 E 缺乏也可造成流产。

(3)精神、心理因素:焦虑、紧张、恐吓等严重精神刺激均可导致流产。近来还发现,噪声和振动对人类生殖也有一定的影响。

(4)吸烟、饮酒等:近年来育龄妇女吸烟、饮酒,甚至吸毒的人数有所增加,这些因素都是流产的高危因素。孕期过多饮用咖啡也增加流产的危险性。

(5)环境毒性物质:影响生殖功能的外界不良环境因素很多,可以直接或间接对胚胎造成损害。过多接触某些有害的化学物质(如砷、铅、苯、甲醛、氯丁二烯、氧化乙烯等)和物理因素(如放射线、噪声及高温等),均可引起流产。

尚无确切的依据证明使用避孕药物与流产有关,然而,有报道宫内节育器避孕失败者,感染性流产发生率有所升高。

二、病理

早期流产时胚胎多数先死亡,随后发生底蜕膜出血,造成胚胎的绒毛与蜕膜层分离,已分离的胚胎组织如同异物,引起子宫收缩而被排出。有时也可能蜕膜海绵层先出血坏死或有血栓形成,使胎儿死亡,然后排出。8 周以内妊娠时,胎盘绒毛发育尚不成熟,与子宫蜕膜联系还不牢固,此时流产妊娠产物多数可以完整地从子宫壁分离而排出,出血不多。妊娠 8～12 周时,胎盘绒毛发育茂盛,与蜕膜联系较牢固。此时若发生流产,妊娠产物往往不易完整分离排出,常有部分组织残留宫腔内影响子宫收缩,致使出血较多。妊娠 12 周后,胎盘已完全形成,流产时往往先有腹痛,然后排出胎儿、胎盘。有时由于底蜕膜反复出血,凝固的血块包绕胎块,形成血样胎块稽留于宫腔内。血红蛋白因时间长久被吸收形成肉样胎块,或纤维化与子宫壁粘连。偶有胎儿被挤压,形成纸样胎儿,或钙化后形成石胎。

三、临床表现

(一)停经

多数流产患者有明显的停经史,根据停经时间的长短可将流产分为早期流产和晚期流产。

(二)阴道流血

发生在妊娠 12 周以内流产者,开始时绒毛与蜕膜分离,血窦开放,即开始出血。当胚胎完全分离排出后,由于子宫收缩,出血停止。早期流产的全过程均伴有阴道流血,而且出血量往往较多。晚期流产者,胎盘已形成,流产过程与早产相似,胎盘继胎儿分娩后排出,一般出血量不多。

(三)腹痛

早期流产开始阴道流血后宫腔内存有血液,特别是血块,刺激子宫收缩,呈阵发性下腹痛,特点是阴道流血往往出现在腹痛之前。晚期流产则先有阵发性的子宫收缩,然后胎儿胎盘排出,特点是往往先有腹痛,然后出现阴道流血。

四、临床类型

根据临床发展过程和特点的不同,流产可以分为 7 种类型。

(一)先兆流产

先兆流产(threatened abortion)指妊娠 28 周前,先出现少量阴道流血,继之常出现阵发性下腹痛或腰背痛。

妇科检查:宫颈口未开,胎膜未破,妊娠产物未排出,子宫大小与停经周数相符。妊娠有希望继续者,经休息及治疗后,若流血停止及下腹痛消失,妊娠可以继续;若阴道流血量增多或下腹痛加剧,则可能发展为难免流产。

(二)难免流产

难免流产(inevitable abortion)是先兆流产的继续,妊娠难以持续,有流产的临床过程,阴道出血时间较长,出血量较多,而且有血块排出,阵发性下腹痛,或有羊水流出。

妇科检查:宫颈口已扩张,羊膜囊突出或已破裂,有时可见胚胎组织或胎囊堵塞于宫颈管中,甚至露见于宫颈外口,子宫大小与停经周数相符或略小。

(三)不全流产

不全流产(incomplete abortion)指妊娠产物已部分排出体外,尚有部分残留于宫腔内,由难免流产发展而来。妊娠 8 周前发生流产,胎儿胎盘成分多能同时排出;妊娠 8～12 周时,胎盘结构已形成并密切连接于子宫蜕膜,流产物不易从子宫壁完全剥离,往往发生不全流产。由于宫腔内有胚胎组织残留,影响子宫收缩,以致阴道出血较多,时间较长,易引起宫内感染,甚至因流血过多而发生失血性休克。

妇科检查:宫颈口已扩张,不断有血液自宫颈口内流出,有时尚可见胎盘组织堵塞于宫颈口或部分妊娠产物已排出于阴道内,而部分仍留在宫腔内。一般子宫小于停经周数。

(四)完全流产

完全流产(complete abortion)指妊娠产物已全部排出,阴道流血逐渐停止,腹痛逐渐消失。

妇科检查:宫颈口已关闭,子宫接近正常大小。常常发生于妊娠 8 周以前。

(五)稽留流产

稽留流产(missed abortion)又称过期流产,指胚胎或胎儿已死亡滞留在宫腔内尚未自然排出者。患者有停经史和/或早孕反应,按妊娠时间计算已达到中期妊娠但未感到腹部增大,病程中可有少量断续的阴道流血,早孕反应消失。尿妊娠试验由阳性转为阴性,血清 β-HCG 值下降,甚至降至非孕水平。B 超检查子宫小于相应孕周,无胎动及心管搏动,子宫内回声紊乱,难以分辨胎盘和胎儿组织。

妇科检查:阴道内可少量血性分泌物,宫颈口未开,子宫较停经周数小,由于胚胎组织机化,子宫失去正常组织的柔韧性,质地不软,或已孕 4 个月尚未听见胎心,触不到胎动。

(六)习惯性流产

习惯性流产(habitual abortion)指自然流产连续发生 3 次或 3 次以上者。每次流产多发生于同一妊娠月份,其临床经过与一般流产相同。早期流产的原因常为黄体功能不足、多囊卵巢综合征、高催乳素血症、甲状腺功能低下、染色体异常、生殖道感染及免疫因素等。晚期流产最常见的原因为宫颈内口松弛、子宫畸形、子宫肌瘤等。宫颈内口松弛者于妊娠后,常于妊娠中期,胎儿长大,羊水增多,宫腔内压力增加,胎囊向宫颈内口突出,宫颈管逐渐短缩、扩张。患者多无自觉症状,一旦胎膜破裂,胎儿迅即排出。

(七)感染性流产

感染性流产(infected abortion)是指流产合并生殖系统感染。各种类型的流产均可并发感染，包括选择性或治疗性的人工流产，但以不全流产、过期流产和非法堕胎为常见。感染性流产的病原菌常常是阴道或肠道的寄生菌(条件致病菌)，有时为混合性感染。厌氧菌感染占 60%以上，需氧菌中以大肠埃希菌和假芽孢杆菌为多见，也见有 β 溶血性链球菌及肠球菌感染。患者除了有各种类型流产的临床表现和非法堕胎史外，还出现一系列感染相关的症状和体征。

妇科检查：宫口可见脓性分泌物流出，宫颈举痛明显，子宫体压痛，附件区增厚或有痛性包块。严重时感染可扩展到盆腔、腹腔乃至全身，并发盆腔炎、腹膜炎、败血症及感染性休克等。

五、病因筛查及诊断

诊断流产一般并不困难。根据病史及临床表现多能确诊，仅少数需进行辅助检查。确诊流产后，还应确定流产的临床类型，同时还要对流产的病因进行筛查，这对决定流产的处理方法很重要。

(一)病史

应询问患者有无停经史和反复流产史，有无早孕反应、阴道流血，应询问阴道流血量及其持续时间；有无腹痛，腹痛的部位、性质及程度；还应了解阴道有无水样排液，阴道排液的色、量及有无臭味；有无妊娠产物排出等。

(二)体格检查

观察患者全身状况，有无贫血，并测量体温、血压及脉搏等。在消毒条件下进行妇科检查，注意宫颈口是否扩张，羊膜囊是否膨出，有无妊娠产物堵塞于宫颈口内；宫颈阴道部是否较短，甚至消退，内外口松弛，可容一指通过，有时可触及羊膜囊或见有羊膜囊突出于宫颈外口。子宫大小与停经周数是否相符，有无压痛等。并应检查双侧附件有无肿块、增厚及压痛。检查时操作应轻柔，尤其对疑为先兆流产者。

(三)辅助检查

对诊断有困难者，可采用必要的辅助检查。

1.B 超显像

目前应用较广，对鉴别诊断与确定流产类型有实际价值。对疑为先兆流产者，可根据妊娠囊的形态、有无胎心反射及胎动来确定胚胎或胎儿是否存活，以指导正确的治疗方法。一般妊娠 5 周后宫腔内即可见到孕囊光环，为圆形或椭圆形的无回声区，有时由于着床过程中的少量出血，孕囊周围可见环形暗区，此为早孕双环征。孕 6 周后可见胚芽声像，并出现心管搏动。孕 8 周可见胎体活动，孕囊约占宫腔一半。孕 9 周可见胎儿轮廓。孕 10 周孕囊几乎占满整个宫腔。孕 12 周胎儿出现完整形态。不同类型的流产及其超声图像特征有所差别，可帮助鉴别诊断。

(1)先兆流产声像图特征：子宫大小与妊娠月份相符，少量出血者孕囊一侧见无回声区包绕，出血多者宫腔有较大量的积血，有时可见胎膜与宫腔分离，胎膜后有回声区，孕 6 周后可见到正常的心管搏动。

(2)难免流产声像图特征：孕囊变形或塌陷，宫颈内口开大，并见有胚胎组织阻塞于宫颈管内，羊膜囊未破者可见到羊膜囊突入宫颈管内或突出宫颈外口，心管搏动多已消失。

(3)不全流产声像图特征：子宫较正常妊娠月份小，宫腔内无完整的孕囊结构，代之以不规则的光团或小暗区，心管搏动消失。

(4)完全流产声像图特征：子宫大小正常或接近正常，宫腔内空虚，见有规则的宫腔线，无不规则光团。

B 超检查在确诊宫颈机能不全引起的晚期流产中也很有价值。通过 B 超可以观察宫颈长度、内口宽度、羊膜囊突出等情况，能够客观地评价妊娠期宫颈结构，且具有无创伤可重复等优点，近年来临床应用较多。可作为宫颈功能评价的超声指标较多，如宫颈长度、宫颈内口宽度、宫颈漏斗宽度、羊膜囊楔度等。一般认为，宫颈结构随着妊娠进程有所变化，故动态观察妊娠期宫颈结构变化的意义更大。目前国内规定：孕 12 周时如三条径线中有一异常即提示宫颈功能不全，这包括宫颈长度＜25 mm、宽度＞32 mm 和内径＞5 mm。

另外，以超声多普勒血流频谱显示孕妇子宫动脉和胎儿脐动脉，可判断宫内胎儿健康状况及母体并发症。目前常用动脉血流频谱的收缩期速度峰值与舒张期速度最低值的比值，估计动脉血管的阻力。早孕期动脉阻力高者，胎儿血供和营养不足，可诱发胚胎发育停止。

2.妊娠试验

用免疫学方法，近年临床多用试纸法，对诊断妊娠有意义。为进一步了解流产的预后，多选用血清β-HCG的定量测定。一般妊娠后 8～9 天在母血中即可测出 β-HCG，随着妊娠的进程，β-HCG逐渐升高，早孕期 β-HCG 倍增时间为 48 小时左右，孕 8～10 周达高峰。血清 β-HCG 值低或呈下降趋势，提示可能发生流产。

3.其他激素测定

其他激素主要有血孕酮的测定，可以协助判断先兆流产的预后。甲状腺功能低下和亢进均易发生流产，测定游离 T_3 和 T_4 有助于孕期甲状腺功能的判断。人胎盘催乳素（HPL）的分泌与胎盘功能密切相关，妊娠 6～7 周时血清 HPL 正常值为 0.02 mg/L，8～9 周为 0.04 mg/L。HPL 低水平常常是流产的先兆。正常空腹血糖值为 5.9 mmol/L，异常时应进一步做糖耐量试验，排除糖尿病。

4.血栓前状态测定

血栓前状态的妇女可能没有明显的临床表现，但母体的高凝状态使子宫胎盘部位血流状态改变，形成局部微血栓，甚至胎盘梗死，使胎盘血供下降，胚胎或胎儿缺血缺氧，引起胚胎或胎儿发育不良而流产。如下诊断可供参考：*D*-二聚体、FDP 数值增加表示已经产生轻度凝血-纤溶反应的病理变化；对虽有危险因子参与，但尚未发生凝血-纤溶反应的患者，却只能用血浆凝血机能亢进动态评价，如血液流变学和红细胞形态检测；另外，凝血和纤溶有关的基因突变造成凝血因子Ⅴ突变、凝血酶原基因突变、蛋白 C 缺陷症、蛋白 S 缺陷症，抗磷脂抗体综合征、获得性高半胱氨酸血症及机体存在各种引起血液高凝状态的疾病等均需引起重视。

（四）病因筛查

引发流产发生的病因众多，特别是针对习惯性流产者，进行系统的病因筛查，明确诊断，及时干预治疗，为避免流产的再次发生是必要的。筛查内容包括胚胎染色体及夫妇外周血染色体核型分析、生殖道微生物检测、内分泌激素测定、生殖器官解剖结构检查、凝血功能测定、自身抗体检测等。

六、处理

流产为妇产科常见病，一旦发生流产症状，应根据流产的不同类型，及时进行恰当的处理。

（一）先兆流产处理原则

（1）休息镇静：患者应卧床休息，禁止性生活，阴道检查操作应轻柔，精神过分紧张者可使用对胎儿无害的镇静剂，如苯巴比妥（鲁米那）0.03～0.06 g，每天 3 次。加强营养，保持大便通畅。

(2)应用黄体酮或 HCG:黄体功能不足者,可用黄体酮 20 mg,每天或隔天肌内注射 1 次,也可使用 HCG 以促进孕酮合成,维持黄体功能,用法为 1 000 U,每天肌内注射 1 次,或 2 000 U,隔天肌内注射 1 次。

(3)其他药物:维生素 E 为抗氧化剂,有利孕卵发育,每天 100 mg 口服。基础代谢率低者可以服用甲状腺素片,每天 1 次,每次 40 mg。

(4)出血时间较长者,可选用无胎毒作用的抗生素,预防感染,如青霉素等。

(5)心理治疗:要使先兆流产患者的情绪安定,增强其信心。

(6)经治疗两周症状不见缓解或反而加重者,提示可能胚胎发育异常,进行 B 超检查及 β-HCG测定,确定胚胎状况,给以相应处理,包括终止妊娠。

(二)难免流产处理原则

(1)孕 12 周内可行刮宫术或吸宫术,术前肌内注射催产素 10 U。

(2)孕 12 周以上可先催产素 5～10 U 加于 5%葡萄糖液 500 mL 内静脉滴注,促使胚胎组织排出,出血多者可行刮宫术。

(3)出血多伴休克者,应在纠正休克的同时清宫。

(4)清宫术后应详细检查刮出物,注意胚胎组织是否完整,必要时做病理检查或胚胎染色体分析。

(5)术后应用抗生素预防感染。出血多者可使用肌内注射催产素以减少出血。

(三)不全流产处理原则

(1)一旦确诊,无合并感染者应立即清宫,以清除宫腔内残留组织。

(2)出血时间短,量少或已停止,并发感染者,应在控制感染后再做清宫术。

(3)出血多并伴休克者,应在抗休克的同时行清宫术。

(4)出血时间较长者,术后应给予抗生素预防感染。

(5)刮宫标本应送病理检查,必要时可送检胎儿的染色体核型。

(四)完全流产处理原则

如无感染征象,一般不需特殊处理。

(五)稽留流产处理原则

1.早期过期流产

宜及早清宫,因胚胎组织机化与宫壁粘连,刮宫时有可能遇到困难,而且此时子宫肌纤维可发生变性,失去弹性,刮宫时出血可能较多并有子宫穿孔的危险。故过期流产的刮宫术必须慎重,术时注射宫缩剂以减少出血,如 1 次不能刮净,可于 5～7 天后再次刮宫。

2.晚期过期流产

均为妊娠中期胚胎死亡,此时胎盘已形成,诱发宫缩后宫腔内容物可自然排出。若凝血功能正常,可先用大剂量的雌激素,如己烯雌酚 5 mg,每天 3 次,连用 3～5 天,以提高子宫肌层对催产素的敏感性,再静脉滴注缩宫素(5～10 U 加于 5%葡萄糖液内),也可用前列腺素或依沙吖啶等进行引产,促使胎儿、胎盘排出。若不成功,再做清宫术。

3.预防 DIC

胚胎坏死组织在宫腔稽留时间过长,尤其是孕 16 周以上的过期流产,容易并发 DIC。所以,处理前应检查血常规、出凝血时间、血小板计数、血纤维蛋白原、凝血酶原时间、凝血块收缩试验、*D*-二聚体、纤维蛋白降解产物及血浆鱼精蛋白副凝试验(3P 试验)等,并做好输血准备。若存在凝血功能异常，应及早使用纤维蛋白原、输新鲜血或输血小板等，高凝状态可用低分子肝素，防止或避免 DIC 发生，待凝血功能好转后再行引产或刮宫。

4.预防感染

过期流产病程往往较长，且多合并有不规则阴道流血，易继发感染，故在处理过程中应使用抗生素。

(六)习惯性流产处理原则

有习惯性流产史的妇女，应在怀孕前进行必要的检查，包括夫妇双方染色体检查与血型鉴定及其丈夫的精液检查，女方尚需进行内分泌、生殖道感染、血栓前状态、生殖道局部或全身免疫等检查及生殖道解剖结构的详细检查，查出原因者，应于怀孕前及时纠治。

1.染色体异常

若每次流产均由于胚胎染色体异常所致，这提示流产的病因与配子的质量有关。如精子畸形率过高者建议到男科治疗，久治不愈者可行供者人工授精(AID)。如女方为高龄，胚胎染色体异常多为三体，且多次治疗失败可考虑做赠卵体外受精——胚胎移植术(IVF)。夫妇双方染色体异常可做 AID，或赠卵 IVF 及种植前诊断(PGD)。

2.生殖道解剖异常

完全或不完全子宫纵隔可行纵隔切除术。子宫黏膜下肌瘤可在宫腔镜下行肌瘤切除术，壁间肌瘤可经腹肌瘤挖出术。宫腔粘连可在宫腔镜下做粘连分离术，术后放置宫内节育器 3 个月。宫颈内口松弛者，于妊娠前做宫颈内口修补术。若已妊娠，最好于妊娠 14～16 周行宫颈内口环扎术，术后定期随诊，提前住院，待分娩发动前拆除缝线，若环扎术后有流产征象，治疗失败，应及时拆除缝线，以免造成宫颈撕裂。国际上有对于有先兆流产症状的患者进行紧急宫颈缝扎术获得较好疗效的报道。

3.内分泌异常

黄体功能不全者主要采用孕激素补充疗法。孕时可使用黄体酮 20 mg 隔天或每天肌内注射至孕10 周左右，或 HCG 1 000～3 000 U，隔天肌内注射 1 次。如患者存在多囊卵巢综合征、高催乳素血症、甲状腺功能异常或糖尿病等，均宜在孕前进行相应的内分泌治疗，并于孕早期加用孕激素。

4.感染因素

孕前应根据不同的感染原进行相应的抗感染治疗。

5.免疫因素

自身免疫型习惯性流产的治疗多采用抗凝剂和免疫抑制剂治疗。常用的抗凝剂有阿司匹林和肝素，免疫抑制剂以泼尼松为主，也有使用人体丙种球蛋白治疗成功的报道。同种免疫型习惯性流产采用主动免疫治疗，自 20 世纪 80 年代以来，国外有学者开始采用主动免疫治疗同种免疫型习惯性流产。即采用丈夫或无关个体的淋巴细胞对妻子进行主动免疫致敏，其目的是诱发女方体内产生封闭抗体，避免母体对胚胎的免疫排斥。

6.血栓前状态

目前多采用低分子肝素(LMWH)单独用药或联合阿司匹林的治疗方法。一般 LMWH 5 000 U皮下注射，每天 1～2 次。用药时间从早孕期开始，治疗过程中必须严密监测胎儿生长发育情况和凝血-纤溶指标，检测项目恢复正常，即可停药。但停药后必须每月复查凝血-纤溶指标，有异常时重新用药。有时治疗可维持整个孕期，一般在终止妊娠前 24 小时停止使用。

7.原因不明习惯性流产

当有怀孕征兆时，可按黄体功能不足给以黄体酮治疗，每天 10～20 mg 肌内注射，或 HCG 2 000 U，隔天肌内注射 1 次。确诊妊娠后继续给药直至妊娠 10 周或超过以往发生流产的月份，并嘱其卧床休息，禁忌性生活，补充维生素 E 并给予心理治疗，以解除其精神紧张，并安定其情绪。同时，在孕前和孕期尽量避免接触环境毒性物质。

（七）感染性流产

流产感染多为不全流产合并感染。治疗原则应积极控制感染，若阴道流血不多，应用广谱抗生素 2～3 天，待控制感染后再行刮宫，清除宫腔残留组织以止血。若阴道流血量多，静脉滴注广谱抗生素和输血的同时，用卵圆钳将宫腔内残留组织夹出，使出血减少，切不可用刮匙全面搔刮宫腔，以免造成感染扩散。术后继续应用抗生素，待感染控制后再行彻底刮宫。若已合并感染性休克者，应积极纠正休克。若感染严重或腹、盆腔有脓肿形成时，应行手术引流，必要时切除子宫。

七、护理

（一）护理评估

1.病史

停经、阴道流血和腹痛是流产孕妇的主要症状。应详细询问患者停经史、早孕反应情绪；阴道流血的持续时间与阴道流血量；有无腹痛，腹痛的部位、性质及程度。此外，还应了解阴道有无水样排液，排液的色、量和有无臭味，以及有无妊娠产物排出等。对于既往病史，应全面了解孕妇在妊娠期间有无全身性疾病、生殖器官疾病、内分泌功能失调及有无接触有害物质等，以识别发生流产的诱因。

2.身心诊断

流产孕妇可因出血过多而出现休克，或因出血时间过长、宫腔内有残留组织而发生感染。因此，护士应全面评估孕妇的各项生命体征。判断流产类型，尤其须注意与贫血及感染相关的征象（表 8-1）。

表 8-1　各型流产的临床表现

类型	病史			妇科检查	
	出血量	下腹痛	组织排出	宫颈口	子宫大小
先兆流产	少	无或轻	无	闭	与妊娠周数相符
难免流产	中～多	加剧	无	扩张	相符或略小
不全流产	少～多	减轻	部分排出	扩张或有物堵塞或闭	小于妊娠周数
完全流产	少～无	无	全部排出	闭	正常或略大

流产孕妇的心理状况以焦虑和恐惧为特征。孕妇面对阴道流血往往会不知所措，甚至有过度严重化情绪，同时对胎儿健康的担忧也会直接影响孕妇的情绪反应，孕妇可能会表现伤心、郁闷、烦躁不安等。

3.诊断检查

（1）产科检查：在消毒条件下进行妇科检查，进一步了解宫颈口是否扩张、羊膜是否破裂、有无妊娠产物堵塞于宫颈口内；子宫大小与停经周数是否相符、有无压痛等，并应检查双侧附件有无肿块、增厚及压痛等。

(2)实验室检查：多采用放射免疫方法对人绒毛膜促性腺激素(HCG)、人胎盘催乳素(HPL)、雌激素和孕激素等进行定量测定，如测定的结果低于正常值，提示有流产可能。

(3)B超显像：超声显像可显示有无胎囊、胎动、胎心等，从而可诊断并鉴别流产及其类型，指导正确处理。

(二)可能的护理诊断

1.有感染的危险

与阴道出血时间过长、宫腔内有残留组织等因素有关。

2.焦虑

与担心胎儿健康等因素有关。

(三)预期目标

(1)出院时护理对象无感染征象。

(2)先兆流产孕妇能积极配合保胎措施，继续妊娠。

(四)护理措施

对于不同类型的流产孕妇，处理原则不同，其护理措施亦有差异。护理在全面评估孕妇身心状况的基础上，综合病史及诊断检查，明确基本处理原则，认真执行医嘱，积极配合医师为流产孕妇进行诊断，并为之提供相应的护理措施。

1.先兆流产孕妇的护理

先兆流产孕妇需卧床休息，禁止性生活，禁用肥皂水灌肠，以减少各种刺激。护士除了为其提供生活护理外，通常遵医嘱给孕妇适量镇静剂、孕激素等。随时评估孕妇的病情变化，如是否腹痛加重、阴道流血量增多等。此外，由于孕妇的情绪状态也会影响其保胎效果，因此护士还应注意观察孕妇的情绪反应，加强心理护理，从而稳定孕妇情绪，增强保胎信心。护士须向孕妇及家属讲明以上保胎措施的必要性，以取得孕妇及家属的理解和配合。

2.妊娠不能再继续者的护理

护士应积极采取措施，及时采取终止妊娠的措施，协助医师完成手术过程，使妊娠产物完全排出，同时开放静脉，做好输液、输血准备。并严密检测孕妇的体温、血压及脉搏。观察其面色、腹痛、阴道流血及与休克有关的征象。有凝血功能障碍者应予以纠正，然后再行引产或手术。

3.预防感染

护士应检测患者的体温、血常规及阴道流血，以及分泌物的性质、颜色、气味等，并严格执行无菌操作规程，加强会阴部的护理。指导孕妇使用消毒会阴垫，保持会阴部清洁，维持良好的卫生习惯。当护士发现感染征象后应及时报告医师，并按医嘱进行抗感染处理。此外，护士还应嘱患者流产后1个月返院复查，确定无禁忌证后，方可开始性生活。

4.协助患者顺利渡过悲伤期

患者由于失去婴儿，往往会出现伤心、悲哀等情绪反应。护士应给予同情和理解，帮助患者及家属接受现实，顺利渡过悲伤期。此外，护士还应与孕妇及家属共同讨论此次流产的原因，并向他们讲解有关流产的相关知识，帮助他们为再次妊娠做好准备。有习惯性流产史的孕妇在下1次妊娠确诊后卧床休息，加强营养，禁止性生活。补充B族维生素、维生素E、维生素C等，治疗期必须超过以往发生流产的妊娠月份。病因明确者，应积极接受对因治疗。黄体功能不足者，按医嘱正确使用黄体酮治疗，以预防流产；子宫畸形者须在妊娠前先进行矫正手术。宫颈内口松弛者应在未妊娠前做宫颈内口松弛修补术。如已妊娠，则可在妊娠 14～16 周时行子宫内口缝扎术。

（五）护理评价

（1）护理对象体温正常，血红蛋白及白细胞数正常，无出血、感染征象。

（2）先兆流产孕妇配合保胎治疗，继续妊娠。

（王　琴）

第三节　过期妊娠

平时月经周期规则，妊娠达到或超过 42 周（＞294 天）尚未分娩者，称为过期妊娠。其发生率占妊娠总数的 3%～15%。过期妊娠使胎儿窘迫、胎粪吸入综合征、过熟综合征、新生儿窒息、围生儿死亡、巨大儿，以及难产等不良结局发生率增高，并随妊娠期延长而增加。

一、病因

过期妊娠可能与下列因素有关。

（一）雌、孕激素比例失调

内源性前列腺素和雌二醇分泌不足而黄体酮水平增高，导致孕激素优势，抑制前列腺素和缩宫素的作用，延迟分娩发动。导致过期妊娠。

（二）头盆不称

部分过期妊娠胎儿较大，导致头盆不称和胎位异常，使胎先露部不能紧贴子宫下段及宫颈内口，反射性子宫收缩减少，容易发生过期妊娠。

（三）胎儿畸形

如无脑儿，由于无下丘脑，垂体肾上腺轴发育不良或缺如，促肾上腺皮质激素产生不足，胎儿肾上腺皮质萎缩，使雌激素的前身物质 16α-羟基硫酸脱氢表雄酮不足，从而雌激素分泌减少；小而不规则的胎儿不能紧贴子宫下段及宫颈内口诱发宫缩，导致过期妊娠。

（四）遗传因素

某家族、某个体常反复发生过期妊娠，提示过期妊娠可能与遗传因素有关。胎盘硫酸酯酶缺乏症是一种罕见的伴性隐性遗传病，可导致过期妊娠。其发生机制是因胎盘缺乏硫酸酯酶，胎儿肾上腺与肝脏产生的 16α-羟基硫酸脱氢表雄酮不能脱去硫酸根转变为雌二醇及雌三醇，从而使血雌二醇及雌三醇明显减少，降低子宫对缩宫素的敏感性，使分娩难以启动。

二、临床表现

（一）胎盘

过期妊娠的胎盘病理有两种类型：一种是胎盘功能正常，除重量略有增加外，胎盘外观和镜检均与妊娠足月胎盘相似；另一种是胎盘功能减退，肉眼观察胎盘母体面呈片状或多灶性梗死及钙化，胎儿面及胎膜常被胎粪污染，呈黄绿色。

（二）羊水

正常妊娠 38 周后，羊水量随妊娠推延逐渐减少，妊娠 42 周后羊水减少迅速，约 30%减至 300 mL 以下；羊水粪染率明显增高，是足月妊娠的 2～3 倍，若同时伴有羊水过少，羊水粪染率达 71%。

（三）胎儿

过期妊娠胎儿生长模式与胎盘功能有关，可分以下 3 种。

1.正常生长及巨大儿

胎盘功能正常者，能维持胎儿继续生长，约 25%成为巨大儿，其中 1.4%胎儿出生体重＞4 500 g。

2.胎儿成熟障碍

10%～20%的过期妊娠并发胎儿成熟障碍。胎盘功能减退与胎盘血流灌注不足、胎儿缺氧及营养缺乏等有关。由于胎盘合成、代谢、运输及交换等功能障碍，胎儿不易再继续生长发育。临床分为3 期：第Ⅰ期为过度成熟期，表现为胎脂消失、皮下脂肪减少、皮肤干燥松弛多皱褶，头发浓密，指（趾）甲长，身体瘦长，容貌似“小老人”。第Ⅱ期为胎儿缺氧期，肛门括约肌松弛，有胎粪排出，羊水及胎儿皮肤黄染，羊膜和脐带绿染，同胎儿患病率及围生儿死亡率最高。第Ⅲ期为胎儿全身因粪染历时较长广泛黄染，指（趾）甲和皮肤呈黄色，脐带和胎膜呈黄绿色，此期胎儿已经历和渡过第Ⅱ期危险阶段，其预后反较第Ⅱ期好。

3.胎儿生长受限

小样儿可与过期妊娠共存，后者更增加胎儿的危险性，约 1/3 的过期妊娠死产儿为生长受限小样儿。

三、处理原则

应根据胎盘功能、胎儿大小、宫颈成熟度综合分析，以确诊过期妊娠，并选择恰当的分娩方式终止妊娠，在产程中密切观察羊水情况、胎心监护，出现胎儿窘迫征象，行剖宫产尽快结束分娩。

四、护理

（一）护理评估

1.病史

准确核实孕周，确定胎盘功能是否正常是关键。诊断过期妊娠之前必须准确核实孕周。

2.身心诊断

平时月经周期规则，妊娠达到或超过 42 周（＞294 天）未分娩者，可诊断为过期妊娠。由于孕妇结果的不可预知，恐惧、焦虑、猜测是过期妊娠孕妇常见的情绪反应。

3.诊断检查

实验室检查：①根据 B 超检查确定孕周，妊娠 20 周内，B 超检查对确定孕周有重要意义。妊娠 5～12 周内以胎儿顶臀径推算孕周较准确，妊娠 12～20 周以内以胎儿双顶径、股骨长度推算预产期较好。②根据妊娠初期血、尿 HCG 增高的时间推算孕周。

（二）可能的护理诊断

1.有新生儿受伤的危险

与过期胎儿生长受限有关。

2.焦虑

与担心分娩方式、过期胎儿预后有关。

（三）预期目标

（1）新生儿不存在因护理不当而产生的并发症。

（2）患者能平静地面对事实，接受治疗和护理。

（四）护理措施

1.预防过期妊娠

（1）加强孕期宣教，使孕妇及家属认识过期妊娠的危害性。

（2）定期进行产前检查，适时结束妊娠。

2.加强监测，判断胎儿在宫内情况

（1）教会孕妇进行胎动计数：妊娠超过40周的孕妇，通过计数胎动进行自我监测尤为重要。胎动计数>30次/12小时为正常，<10次/12小时或逐日下降，超过50%，应视为胎盘功能减退，提示胎儿宫内缺氧。

（2）胎儿电子监护仪检测：无应激试验（NST）每周2次，胎动减少时应增加检测次数；住院后需每天1次监测胎心变化。NST无反应型需进一步做缩宫素激惹试验（OCT），若多次反复相互现胎心晚期减速，提示胎盘功能减退、胎儿明显缺氧。因NST存在较高假阳性率，需结合B超检查，估计胎儿安危。

3.终止妊娠应选择恰当的分娩方式

（1）已确诊过期妊娠，严格掌握终止妊娠的指征：①宫颈条件成熟；②胎儿体重>4 000 g或胎儿生长受限；③12小时内胎动<10次或NST为无反应型，OCT可疑；④尿E/C比值持续低值；⑤羊水过少（羊水暗区<3 cm）和/或羊水粪染；⑥并发重度子痫前期或子痫。终止妊娠的方法应酌情而定。

（2）引产：宫颈条件成熟、Bishop评分>7分者，应予引产；胎头已衔接者，通常采用人工破膜，破膜时羊水多而清者，可静脉滴注缩宫素。在严密监视下经阴道分娩。对羊水Ⅱ度污染者，若阴道分娩，要求在胎肩娩出前用负压吸管或吸痰管吸净胎儿鼻咽部黏液。

（3）剖宫产：出现胎盘功能减退或胎儿窘迫征象，不论宫颈条件成熟与否，均应行剖宫产尽快结束分娩。过期妊娠时，胎儿虽有足够储备力，但临产后宫缩应激力的显著增加超过其储备力，出现隐性胎儿窘迫，对此应有足够认识。最好应用胎儿监护仪，及时发现问题，采取应急措施，适时选择剖宫产挽救胎儿。进入产程后。应鼓励产妇左侧卧位、吸氧。产程中最好连续监测胎心，注意羊水性状，必要时取胎儿头皮血测pH，及早发现胎儿窘迫，并及时处理。过期妊娠时，常伴有胎儿窘迫、羊水粪染，分娩时应做相应准备。胎儿娩出后立即在直接喉镜指引下行气管插管吸出气管内容物，以减少胎粪吸入综合征的发生。过期儿患病率和死亡率均增高，应及时发现和处理新生儿窒息、脱水、低血容量及代谢性酸中毒等并发症。

（五）护理评价

（1）患者能积极配合医护措施。

（2）新生儿未发生窒息。

（赵利利）

第四节 胎儿窘迫

胎儿窘迫是指孕妇、胎儿、胎盘等各种原因引起的胎儿宫内缺氧，影响胎儿健康甚至危及生命。胎儿窘迫是一种综合征，主要发生在临产过程，也可发生在妊娠后期。发生在临产过程者，可以是妊娠后期的延续和加重。

一、病因

胎儿窘迫的病因涉及多方面，可归纳为三大类。

(一)母体因素

妊娠妇女患有高血压疾病、慢性肾炎、妊娠高血压综合征、重度贫血、心脏病、肺源性心脏病、高热、吸烟、产前出血性疾病和创伤、急产或子宫不协调性收缩、缩宫素使用不当、产程延长、子宫过度膨胀、胎膜早破等；或者产妇长期仰卧位，镇静药、麻醉药使用不当等。

(二)胎儿因素

胎儿心血管系统功能障碍、胎儿畸形，如严重的先天性心血管疾病、母婴血型不合引起的胎儿溶血、胎儿贫血、胎儿宫内感染等。

(三)脐带、胎盘因素

脐带因素有长度异常、缠绕、打结、扭转、狭窄、血肿、帆状附着；胎盘因素有植入异常、形状异常、发育障碍、循环障碍等。

二、病理生理

胎儿窘迫的基本病理生理变化是缺血、缺氧引起的一系列变化。缺氧早期或者一过性缺氧时，机体主要通过减少胎盘和自身耗氧量代偿，胎儿则通过减少对肾与下肢血供等方式来保证心脑血流量，不产生严重的代偿障碍及器官损害。缺氧严重则可引起严重的并发症，缺氧初期通过自主神经反射兴奋交感神经，使肾上腺儿茶酚胺及皮质醇分泌增多，引起血压上升及心率加快。此时，胎儿的大脑、肾上腺、心脏及胎盘血流增加，而肾、肺、消化系统等血流减少，出现羊水减少、胎儿发育迟缓等。若缺氧继续加重，则转为兴奋迷走神经，血管扩张，有效循环血量减少，主要器官的功能由于血流不能保证而受损，于是胎心率减慢。缺氧继续发展下去可引起严重的器官功能损害，尤其可以引起缺血缺氧性脑病甚至胎死宫内。此过程基本是低氧血症至缺氧，然后至代谢性酸中毒，主要表现为胎动减少、羊水少、胎心监护基线变异差、出现晚期减速甚至呼吸抑制。由于缺氧时肠蠕动加快，肛门括约肌松弛引起胎粪排出。此过程可以形成恶性循环，更加重母体及胎儿的危险。不同原因引起的胎儿窘迫表现过程可以不完全一致，所以应加强监护、积极评价、及时发现高危征象并积极处理。

三、临床表现

胎儿窘迫的主要表现为胎心音改变、胎动异常及羊水胎粪污染或羊水过少，严重者胎动消失。根据其临床表现，胎儿窘迫可以分为急性胎儿窘迫和慢性胎儿窘迫。急性胎儿窘迫多发生在分娩期，主要表现为胎心率加快或减慢；CST 或者 OCT 等出现频繁的晚期减速或变异减速；羊水胎粪污染和胎儿头皮血 pH 下降，出现酸中毒。羊水胎粪污染可以分为三度：Ⅰ度羊水呈浅绿色；Ⅱ度羊水呈黄绿色，浑浊；Ⅲ度羊水呈棕黄色，稠厚。慢性胎儿窘迫发生在妊娠末期，常延续至临产并加重，主要表现为胎动减少或消失、NST 基线平直、胎儿发育受限、胎盘功能减退、羊水胎粪污染等。

四、处理原则

急性胎儿窘迫者，应积极寻找原因并给予及时纠正。若宫颈未完全扩张、胎儿窘迫情况不严重者，给予吸氧，嘱产妇左侧卧位，若胎心率变为正常，可继续观察；若宫口开全、胎先露部已达坐骨棘平面以下 3 cm 者，应尽快助产经阴道娩出胎儿；若因缩宫素使宫缩过强造成胎心率减慢者。应立即停止使用，继续观察，病情紧迫或经上述处理无效者立即剖宫产结束分娩。慢性胎儿窘迫者，应根据妊娠周、胎儿成熟度和窘迫程度决定处理方案。首先应指导妊娠妇女采取左侧卧位，间断吸氧，积极治疗各种并发症或并发症，密切监护病情变化。若无法改善，则应在促使胎儿成熟后迅速终止妊娠。

五、护理评估

(一)健康史

了解妊娠妇女的年龄、生育史、内科疾病史，如高血压疾病、慢性肾炎、心脏病等；本次妊娠经过，如妊娠高血压综合征、胎膜早破、子宫过度膨胀(如羊水过多和多胎妊娠)；分娩经过，如产程延长(特别是第二产程延长)、缩宫素使用不当。了解有无胎儿畸形、胎盘功能的情况。

(二)身心状况

胎儿窘迫时，妊娠妇女自感胎动增加或停止。在窘迫的早期可表现为胎动过频(每 24 小时大于 20 次)；若缺氧未纠正或加重，则胎动转弱且次数减少，进而消失。胎儿轻微或慢性缺氧时，胎心率加快(>160 次/分)；若长时间或严重缺氧。则会使胎心率减慢。若胎心率<100 次/分，则提示胎儿危险。胎儿窘迫时主要评估羊水量和性状。

孕产妇夫妇因为胎儿的生命遭遇危险而产生焦虑，对需要手术结束分娩产生犹豫、无助感。对于胎儿不幸死亡的孕产妇夫妇，其感情上受到强烈的创伤，通常会经历否认、愤怒、抑郁、接受的过程。

(三)辅助检查

1.胎盘功能检查

出现胎儿窘迫的妊娠妇女一般 24 小时尿 E_3 值急骤减少 30%～40%，或于妊娠末期连续多次测定在每 24 小时 10 mg 以下。

2.胎心监测

胎动时胎心率加速不明显，基线变异率<3 次/分，出现晚期减速、变异减速等。

3.胎儿头皮血血气分析

pH<7.2。

六、护理诊断/诊断问题

(一)气体交换受损(胎儿)

与胎盘子宫的血流改变、血流中断(脐带受压)或血流速度减慢(子宫-胎盘功能不良)有关。

(二)焦虑

与胎儿宫内窘迫有关。

(三)预期性悲哀

与胎儿可能死亡有关。

七、预期目标

(1)胎儿情况改善,胎心率在120～160次/分。

(2)妊娠妇女能运用有效的应对机制控制焦虑。

(3)产妇能够接受胎儿死亡的现实。

八、护理措施

(1)妊娠妇女左侧卧位,间断吸氧。严密监测胎心变化,一般每15分钟听1次胎心或进行胎心监护,注意胎心变化。

(2)为手术者做好术前准备,如宫口开全、胎先露部已达坐骨棘平面以下3 cm者,应尽快阴道助产娩出胎儿。

(3)做好新生儿抢救和复苏的准备。

(4)心理护理:①向孕产妇提供相关信息,包括医疗措施的目的、操作过程、预期结果及孕产妇须做的配合;将真实情况告知孕产妇,有助于其减轻焦虑,也可帮助产妇面对现实。必要时陪伴产妇,对产妇的疑虑给予适当的解释。②对于胎儿不幸死亡的父母亲,护理人员可安排一个远离其他婴儿和产妇的单人房间,陪伴他们或安排家人陪伴他们,勿让其独处;鼓励其诉说悲伤,接纳其哭泣及抑郁的情绪,陪伴在旁提供支持及关怀;若他们愿意,护理人员可让他们看看死婴并同意他们为死产婴儿做一些事情,包括沐浴、更衣、命名、拍照或举行丧礼,但事先应向他们描述死婴的情况,使之有心理准备。消除否认的态度而进入下一个阶段,提供足印卡、床头卡等作为纪念,帮助他们使用适合自己的压力应对技巧和方法。

九、结果评价

(1)胎儿情况改善,胎心率在120～160次/分。

(2)妊娠妇女能运用有效的应对机制来控制焦虑,叙述心理和生理上的感受。

(3)产妇能够接受胎儿死亡的现实。

(赵利利)

第九章 儿科护理

第一节 房间隔缺损

房间隔缺损是最常见的成人先天性心脏病，女性多于男性，且有家族遗传倾向。房间隔缺损一般分为原发孔缺损和继发孔缺损，前者实际上属于部分心内膜垫缺损，常同时合并二尖瓣和三尖瓣发育不良。后者为单纯房间隔缺损。

一、临床表现

（一）症状

取决于缺损的大小、部位、年龄、分流量及是否合并其他畸形等。分流量小，极少患儿有不适表现，学龄前儿童体检时可闻及一柔和杂音。分流量大者，由于左向右分流使肺循环血流增加出现活动后心慌气短，并表现乏力、气急，反复发作严重的肺部感染、心律失常及心力衰竭。随年龄增长肺循环阻力增加，右心负荷过重，出现右向左分流，临床上出现发绀，应禁忌手术。

（二）体征

主要体征为胸骨左缘第2～3肋间可闻及2～3级柔和的收缩期杂音，肺动脉瓣第二音亢进及固定性分裂。

二、辅助检查

（一）胸部X线检查

可显示肺充血、肺动脉段突出、右房右室增大等表现。透视下可见肺动脉段及肺门动脉搏动增强，称为肺门舞蹈症。

（二）心电图检查

多见电轴右偏，右心室肥大和不完全右束支传导阻滞。

（三）超声心动图

检查右心房内径增大，主肺动脉增宽，房间隔部分回声脱失，并能直接测量缺损直径大小，彩色多普勒成像提示心房水平左向右分流信号。多普勒超声心动图、超声心动声学造影二者相结合几乎能检测出所有缺损的分流并对肺动脉压力有较高的测量价值。

(四)心导管检查

对疑难病例或出现肺高压,行右心导管或左房造影检查,可明确诊断及合并畸形,又可测量肺动脉压力,估计病程和预后。

三、治疗原则

(一)介入治疗

可以对大部分患者,结合超声心动图检查结果,在超声心动图和X线血管造影机器的引导下进行封堵治疗。

(二)外科治疗

在开展非手术介入治疗以前,对所有单纯房间隔缺损已引起血流动力学改变,即已有肺血增多征象、房室增大及心电图相应表现者均应手术治疗。患者年龄太大已有严重肺动脉高压者手术治疗应慎重。

四、护理诊断

(一)活动无耐力

与心脏畸形导致的心排血量下降有关。

(二)营养失调(低于机体需要量)

与疾病导致的生长发育迟缓有关。

(三)潜在并发症

心力衰竭、肺部感染、感染性心内膜炎。

(四)焦虑

与自幼患病,症状长期反复存在有关。

(五)知识缺乏

缺乏疾病相关知识。

五、护理目标

(1)患者活动耐力有所增加。

(2)患者营养状况得到改善或维持。

(3)未发生相关并发症,或并发症发生后能得到及时治疗与处理。

(4)患者焦虑减轻或消除,情绪良好。

(5)患者或家属能说出有关疾病的自我保健方面的知识。

六、护理措施

(一)术前护理

1.心理护理

患者及家属均对心脏手术有恐惧感,担心预后,针对患者的心态,护士应详细了解疾病治疗的有关知识,说明治疗目的、方法及其效果,对封堵患者讲解微创手术创伤小,成功率高,消除其恐惧焦虑心理,增强信心,使其能配合治疗。

2.术前准备

入院后及时完成心外科各项常规检查，并在超声心动图下测量 ASD 的横径和长径、上残边、下残边等数值，以确定手术方式。

（二）术后护理

1.观察术后是否有空气栓塞的并发症存在

因修补房间隔缺损时，左心房排气不好，术中易出现空气栓塞，多见于冠状动脉和脑动脉空气栓塞。因而应保持患者术后平卧 4 小时，严密观察患者的反应，并记录血压、脉搏、呼吸、瞳孔及意识状态等。当冠状血管栓塞则出现心室纤颤，脑动脉栓塞则出现瞳孔不等大、头痛、烦躁等症状，此时应立即对症处理。

2.严密观察心率、心律的变化

少数上腔型 ASD 右房切口太靠近窦房结或上腔静脉阻断带太靠近根部而损伤窦房结，都将产生窦性或交界性心动过缓，这种心律失常需要安置心脏起搏器治疗。密切观察心律变化，维护好起搏器的功能。术后如出现心房颤动、房性或室性期前收缩，注意观察并保护好输入抗心律失常药物的静脉通路。

3.观察有无残余漏

常有闭合不严密或组织缝线撕脱而引起。听诊有无残余分流的心脏杂音，一经确诊房缺再通，如无手术禁忌证，应尽早再次手术。

4.预防并发症

对封堵患者术后早期在不限制正常肢体功能锻炼的前提下指导患者掌握正确有效的咳嗽方法，咳嗽频繁者适当应用镇咳药物，避免患者剧烈咳嗽，打喷嚏及用力过猛等危险动作，防止闭合伞脱落和移位，同时监测体温变化，应用抗生素，预防感染。

5.抗凝指导

ASD 封堵术后为防止血栓形成，均予以抗凝治疗，术后 24 小时内静脉注射肝素 0.2 mg/(kg · d)或皮下注射低分子肝素 0.2 mg/(kg · d)，24 小时后改口服阿司匹林 5 mg/(kg · d)，连服3 个月。

（三）出院指导

（1）术后 3～4 天复查超声心动图，无残余分流，血常规、凝血机制正常即可出院。

（2）出院后患者避免劳累，防止受凉，预防感染，注意自我保健。

（3）必要时服用吲哚美辛 3～5 天，术后 1、3、6 个月复查超声心动图，以确保长期疗效。

（4）封堵患者术后口服阿司匹林 5 mg/(kg · d)，连服 3 个月。

（刘　聪）

第二节　法洛四联症

法洛四联症是一种最为常见的发绀型复杂先天性心脏病，占整个先天性心脏病的 12%～14%。法洛四联症包括室间隔缺损、肺动脉狭窄、主动脉骑跨、右心室肥厚四种畸形或病变。

一、临床表现

主要是自幼出现的进行性发绀和呼吸困难，易疲乏，劳累后常取蹲踞位休息。严重缺氧时可引起晕厥，常伴有杵状指(趾)，心脏听诊肺动脉瓣第二音减弱以致消失，胸骨左缘常可闻及收缩期喷射性杂音。脑血管意外(如脑梗死)、感染性心内膜炎、肺部感染为本病常见并发症。

二、辅助检查

(一)血常规检查

可显示红细胞、血红蛋白及红细胞比容均显著增高。

(二)心电图检查

可见电轴右偏、右室肥厚。

(三)X线检查

主要为右室肥厚表现，肺动脉段凹陷，形成木靴状外形，肺血管纹理减少。

(四)超声心动图

可显示右室肥厚、室间隔缺损及主动脉骑跨。右室流出道狭窄及肺动脉瓣的情况也可以显示。

(五)磁共振检查

对于各种解剖结构异常可进一步清晰显示。

(六)心导管检查

对拟行手术治疗的患者应行心导管和心血管造影检查，根据血流动力学改变，血氧饱和度变化及分流情况进一步确定畸形的性质和程度，以及有无其他合并畸形，为制定手术方案提供依据。

三、治疗原则

未经姑息手术而存活至成年的本症患者，唯一可选择的治疗方法为手术纠正畸形，手术危险性较儿童期手术为大，但仍应争取手术治疗。

四、护理诊断

(一)活动无耐力

与心脏畸形导致的心排血量下降有关。

(二)营养失调(低于机体需要量)

与疾病导致的生长发育迟缓有关。

(三)潜在并发症

心力衰竭、肺部感染、感染性心内膜炎。

(四)焦虑

与自幼患病，症状长期反复存在有关。

(五)知识缺乏

缺乏疾病相关知识。

五、护理目标

(1)患者活动耐力有所增加。

(2)患者营养状况得到改善或维持。

(3)未发生相关并发症,或并发症发生后能得到及时治疗与处理。

(4)患者焦虑减轻或消除,情绪良好。

(5)患者或家属能说出有关疾病的自我保健方面的知识。

六、护理措施

(一)术前护理

(1)贫血的处理:大多数法洛四联症患者的血红蛋白、红细胞计数和红细胞比积都升高,升高程度与发绀程度成正比。发绀明显的患儿,如血红蛋白、红细胞计数和红细胞比积都正常,应视为贫血,术前应给予铁剂治疗。

(2)进一步明确诊断:术前对患者做全面复查,确认诊断无误,且对疾病的特点搞清楚如肺动脉、肺动脉瓣、右室流出道狭窄的部位及程度;主动脉右移骑跨的程度;左室发育情况,是否合并动脉导管未闭、左上腔静脉、房间隔缺损等。

(3)入院后每天吸氧两次,每次 30 分钟;发绀严重者鼓励患者多饮水,预防缺氧发作;缺氧性昏厥发作时,给予充分供氧的同时,屈膝屈胯,可增加外周阻力,减少左向右的分流,增加回心血量,增加氧合;肌肉或皮下注射吗啡(0.2 mg/kg);幼儿静脉注射 β 受体阻滞剂有缓解效应;静脉滴注碳酸氢钠或输液扩容;使用增加体循环阻力的药物如去氧肾上腺素等。

(4)预防感染性心内膜炎:术前应注意扁桃体炎、牙龈炎、气管炎等感染病灶的治疗。

(5)完成术前一般准备。

(二)术后护理

(1)术后应输血或血浆使胶体渗透压达正常值 2.3~2.7 kPa(17~20 mmHg),血红蛋白达 120 g/L以上。一般四联症术后中心静脉压仍偏高,稍高的静脉压有利于右心排血到肺动脉。

(2)术后当天应用洋地黄类药物,力争达到洋地黄化,儿童心率维持在 100 次/分,成人 80 次/分左右。

(3)术后当天开始加强利尿,呋塞米效果较好,尿量维持>1 mL/(kg·h),利尿不充分时肝脏肿大,每天触诊肝脏两次,记录出入水量,出量应略多于入量。

(4)术后收缩压维持 12.0 kPa(90 mmHg)左右,舒张压维持 8.0~9.3 kPa(60~70 mmHg),必要时用微泵输入多巴胺或多巴酚丁胺,以增强心肌收缩力,增加心脏的兴奋性。

(5)术后左房压与右房压大致相等,维持在 1.18~1.47 kPa(12~15 cmH_2O)。若左房压比右房高 0.49~0.98 kPa(5~10 cmH_2O),左室发育不良、左室收缩及舒张功能的严重损害,或有左向右残余分流,预后不良;若右房压比左房压高 0.49~0.98 kPa(5~10 cmH_2O),表明血容量过多或右室流出道或肺动脉仍有狭窄,负荷过重,远端肺血管发育不良,或右室功能严重受损。

(6)呼吸机辅助通气,当患者出现灌注肺时,延长机械通气时间,采用小潮气量通气,避免肺损伤。用呼气末正压促进肺间质及肺泡水肿的消退,从而改善肺的顺应性和肺泡通气,提高血氧分压。

(7)术后加强呼吸功能监测,检查有无气胸,肺不张。肺不张左侧较易出现,往往因气管插管过深至右支气管所致，拍摄胸部 X 线片可协助诊断。如不能及时摄片，必要时可根据气管插管的深度拔出 1～2 cm。再听呼吸音以判断效果。术中损伤肺组织或放锁骨下静脉穿刺管时刺破肺组织，可致术后张力性气胸。

(8)拔出气管插管后雾化吸氧，注意呼吸道护理，以防肺不张及肺炎的发生。

(9)每天摄床头片一张，注意有无灌注肺、肺不张或胸腔积液征象。

(三)出院指导

(1)遵医嘱服用强心利尿剂，并注意观察尿量。

(2)逐步增加活动量，在术后 3 个月内不可过度劳累，以免发生心力衰竭。

(3)儿童术后应加强营养供给，多进高蛋白、高热量、高维生素饮食，以利生长发育。

(4)注意气候变化，尽量避免到公共场所，避免呼吸道感染。

(5)三个月门诊复查。

(刘　聪)

第三节　动脉导管未闭

动脉导管是胎儿时期连接肺动脉与主动脉的生理性血流通道。多于生后 24 小时内导管功能丧失，出生后 4 周内形成组织学闭塞，成为动脉韧带。各种原因造成婴儿时期的动脉导管未能正常闭塞，称为动脉导管未闭(PDA)。未闭的动脉导管位于左锁骨下动脉远侧的降主动脉与左肺动脉根部之间。动脉导管未闭是最常见的先天心脏病之一，占先天性心脏病的 12%～15%，女性多见，男女之比为 1.0∶(1.4～3.0)。

一、临床表现

(一)症状

导管细、分流量少者，平时可无症状或仅有轻微症状。导管粗、分流量大者，临床常见反复上呼吸道感染，剧烈活动后心悸、气急、乏力。小儿则有发育不良、消瘦，活动受限等。重症患者，有肺动脉高压和逆向分流者，可以出现发绀和心力衰竭的表现。

(二)体征

胸骨左缘第 2 肋间有连续性机械样杂音，收缩期增强，舒张期减弱，并向左锁骨下传导，局部可触及震颤，肺动脉瓣第二音增强。分流量大的患者，因二尖瓣相对狭窄，常在心尖部听到柔和的舒张期杂音。分流量大者，收缩压往往升高，舒张压下降，因而出现周围血管征象，主要表现为脉压增大、颈动脉搏动增强、脉搏宏大、水冲脉，指甲床或皮肤内有毛细血管搏动现象，并可听到枪击音。

二、辅助检查

(一)心电图检查

一般心电图正常或电轴左偏。分流量较大者。肺动脉压明显增高者，则显示左右心室肥大或右心室肥大。

(二)X线检查

导管较细,血液分流量小者,可无明显表现。典型的为肺充血,心脏中度扩大。左心缘向下向外延长,主动脉突出,呈漏斗征,肺动脉圆锥隆出。

(三)超声心动图检查

二维超声心动图可在主、肺动脉之间探及异常通道,彩色多普勒血流成像显示血流通过导管的方向,并可测出流速与压差。

(四)心导管检查

绝大多数患者根据超声心动图即可确诊,合并重度肺动脉高压者,右心导管可评估肺血管病变程度,作为选择手术适应证的重要参考。

三、治疗原则

因本病易并发感染性心内膜炎,故即使分流量不大亦应及早争取介入或手术治疗。手术安全成功率高,任何年龄均可进行手术治疗,但对已有明显重度肺动脉高压,出现右向左分流者则禁忌手术。

四、护理诊断

(一)活动无耐力

与心脏畸形导致的心排血量下降有关。

(二)营养失调(低于机体需要量)

与疾病导致的生长发育迟缓有关。

(三)潜在并发症

心力衰竭、肺部感染、感染性心内膜炎。

(四)焦虑

与自幼患病、症状长期反复存在有关。

(五)知识缺乏

缺乏疾病相关知识。

五、护理目标

(1)患者活动耐力有所增加。

(2)患者营养状况得到改善或维持。

(3)未发生相关并发症,或并发症发生后能得到及时治疗与处理。

(4)患者焦虑减轻或消除,情绪良好。

(5)患者或家属能说出有关疾病的自我保健方面的知识。

六、护理措施

(一)术前护理

(1)主动和患者交谈,尽快消除陌生感,生活上给予关怀和帮助,介绍恢复期的病例,增强患者战胜疾病的信心。

(2)做好生活护理,避免受凉,患感冒、发热要及时用药或用抗生素,控制感染。

(3)术前准确测量心率,血压,以供术后对比。

(4)测量患者体重,为术中、术后确定用药剂量提供依据。

(5)观察心脏杂音的性质。

(二)术后护理

(1)注意血压和出血情况:因导管结扎后阻断了分流到肺循环的血液,使体循环血容量较术前增加,导致术后患者血压较术前增高。术后严密监测血压变化,维持成人收缩压在18.7 kPa(140 mmHg)以下,儿童收缩压维持在16.0 kPa(120 mmHg)以下。若血压持续增高不降者,应用降压药物如硝普钠、硝酸甘油等,防止因血压过高引起导管缝合处渗血或导管再通,故术后要观察血压及有无出血征象。

(2)保持呼吸道通畅:有的患者术前肺动脉内压力增高,肺内血流量过多,肺脏长期处于充血状态,肺小血管纤维化使患者的呼吸功能受限,虽手术后能减轻一些肺血管的负担,但在短时间内,肺功能仍不健全;其次是由于麻醉的影响,气管内分泌物较多且不易咳出,易并发肺炎、肺不张。因此术后必须保持呼吸道通畅,轻症患者机械辅助通气1～2小时,但合并肺动脉高压者要适当延长辅助通气,协助咳嗽、排痰、雾化吸入,使痰排出。

(3)观察有无喉返神经损伤:因术中喉返神经牵拉,水肿或手术损伤,可出现声音嘶哑,以及进流质时引起呛咳。全麻清醒后同患者对话,观察有无声音嘶哑、进水呛咳现象。如发现声音嘶哑、进水呛咳应根据医嘱给予营养神经的药物,并防止患者饮水时误吸,诱发肺内感染。若出现上述症状,应给予普食或半流质。

(4)观察有无导管再通:注意心脏听诊,如再次闻及杂音,应考虑为导管再通,确诊后应尽快再次手术。

(5)观察有无假性动脉瘤形成:按医嘱合理应用抗生素,注意体温变化。如术后发热持续不退,伴咳嗽、声音嘶哑、咯血,有收缩期杂音出现,胸部X线片示上纵隔增宽,肺动脉端突出呈现块状影,应考虑是否为假性动脉瘤,嘱患者卧床休息,避免活动,并给予祛痰药、缓泻药,以免因剧烈咳嗽或排便用力而使胸膜腔内压剧烈升高,导致假性动脉瘤的破裂。一旦确诊,尽早行手术治疗。

(6)胸腔引流液的观察:留置胸腔引流管的患者,注意观察胸腔引流液的性质和量,若引流速度过快,管壁发热,持续两小时引流量都超过4 mL/(kg·h),应考虑胸腔内有活动性出血,积极准备二次开胸止血。

(7)术前有细菌性心内膜炎的患者,术后应观察体温和脉搏的变化,注意皮肤有无出血点,有无腹痛等,必要时做血培养。

(8)避免废用综合征:积极进行左上肢功能锻炼。

(三)出院指导

(1)进行左上肢的功能锻炼,避免废用综合征。

(2)逐步增加活动量,在术后3个月内不可过度劳累,以免发生心衰。

(3)儿童术后应加强营养供给,多进高蛋白、高热量、高维生素饮食,以利生长发育。

(4)注意气候变化,尽量避免到公共场所,避免呼吸道感染。

(刘　聪)

第四节　完全性大动脉错位

完全性大动脉错位(D-transposition of great arteries,D-TGA)是常见的发绀型先天性心脏病,其发病率占先天性心脏病的7%～9%,本病是指主动脉与肺动脉干位置互换,主动脉接受体循环的静脉血,而肺动脉干接受肺静脉的动脉血即氧合血,大多伴VSD、ASD、PDA或其他复杂畸形,使体循环血液在心脏内相互混合,否则患儿难以存活。如不接受手术治疗80%～90%的患儿将于1岁内死亡。

一、临床特点

(一)缺氧及酸中毒

多属单纯性D-TGA,两个循环系统之间缺乏足够的交通。无VSD或仅有小的VSD存在,两个循环间血液混合不充分,出生后不久即出现发绀和呼吸困难,吸氧后并无改善。

(二)充血性心力衰竭

多为D-TGA伴有较大的VSD。由于循环间有较大的交通,血液混合较充分,发绀及酸中毒不明显,症状出现较晚,出生后数周或数月内可有心力衰竭表现,易发生肺部感染。

(三)肺血减少

多为D-TGA伴有VSD及肺动脉瓣狭窄或解剖左心室(功能右心室)流出道狭窄的病例,症状出现迟,发绀较轻,出现心力衰竭及肺充血的症状较少,自然生存时间最长。

(四)辅助检查

1.超声心动图检查

大动脉短轴可见主动脉瓣口移至右前方与右心室相连,肺动脉瓣口在左后方与左心室相连。四腔切面可显示房间隔或室间隔连续性中断,胸骨上主动脉长轴和胸骨旁主动脉长轴可发现未闭动脉导管。

2.右心导管及造影

右心导管检查显示右心室压力增高,收缩压与主动脉收缩压相似,右心室血氧含量增高,心导管可自右心室进入主动脉,导管也可从右心室经室间隔缺损进入左心室而进入肺动脉,肺动脉压力和血氧含量显著增高。心室造影可显示主动脉起源于右心室,肺动脉起源于左心室。主动脉瓣位置高于肺动脉,与正常相反,主动脉位于正常时的肺动脉处,而肺动脉位于右后侧接近脊柱。

二、护理评估

(一)健康史

了解母亲妊娠史,询问患儿发绀出现的时间及进展情况,有无气促及气促程度,询问家族中有无类似疾病发生。

(二)症状、体征

评估发绀、呼吸困难的程度,有无心力衰竭。

(三)心理-社会评估

了解家长对疾病知识的认识程度和经济支持能力,了解家长对患儿的关爱程度和对手术效果的认知水平。评估较大患儿是否有自卑心理,有无因住院和手术而感到恐惧。

(四)辅助检查

了解 X 线检查及心电图、超声心动图、心导管及造影结果,了解血气分析及电解质测定结果。

三、常见护理问题

(一)气体交换功能受损

与大血管起源的异常,使肺循环的氧合血不能有效地进入体循环有关。

(二)有发生心力衰竭的危险

与心脏长期负荷过重有关。

(三)有低心排血量的危险

与手术致心肌损害使心肌收缩力减弱,术后严重心律失常有关。

(四)有出血的危险

与大血管吻合口渗血、术中止血不彻底、肝素中和不良有关。

(五)有感染的危险

与手术切口、各种引流管及深静脉置管、机体抵抗力下降有关。

(六)合作性问题

切口感染。

四、护理措施

(一)术前

(1)密切观察生命体征、面色、口唇的发绀情况及 SpO_2。

(2)对伴有 PDA 的患儿,为了防止导管关闭,遵医嘱微泵内泵入前列腺素 E,以保持动脉导管的通畅。

(3)吸氧的观察:对伴有 PDA 的患儿,术前仅靠 PDA 分流含氧量高的血到体循环以维持生命,因此应予低流量吸氧,流速为 0.5~1.0 L/min,用呼吸机辅助呼吸时选择 21%氧浓度,使 SpO_2维持在 60%~70%即可。

(4)根据血气分析的结果,遵医嘱及时纠正酸中毒。

(5)做好术前禁食、备皮、皮试等各项术前准备。

(二)术后

(1)患儿回监护室后,取平卧位,接人工呼吸机辅助呼吸,按呼吸机护理常规进行。

(2)持续心肺监护:密切监测心率、心律、血压、各种心内压。收缩压和左心房压应维持在正常低限水平,并观察是否有良好的外周循环。术后常规做床边全导联心电图,注意 ST 段、T 波、Q 波的改变,并与术前心电图比较。

(3)严格控制出入液量:手术当天,严格控制输液速度,以 5 mL/(kg · h)泵入,密切注意各心内压力、血压、心率的情况,以及时调整。同时密切注意早期的出血量,如术后连续 3 小时 >3 mL/(kg · h)或任何 1 小时>5 mL/kg,应及时报告医师。维持尿量 1 mL/(kg · h)。每小时总结一次出入液量，保持其平衡。

（4）正确应用血管活性药物：术后常规静脉泵入血管活性药物，根据心率、血压和心内压调节输入量。在更换药物时动作要快，同时具备两条升压药物静脉通路，并密切观察血压、心率的变化。药物必须从中心静脉内输入，以防外渗。

（5）加强呼吸道管理：每 2 小时翻身、拍背（未关胸者除外）及气管内吸痰，动作轻，保持无菌，加强对通气回路的消毒，每 48 小时更换呼吸机管道。

（6）观察切口有无渗血、渗液和红肿，保持切口敷料清洁、干燥，以防切口感染。

（7）饮食：呼吸机使用期间，禁食 24～48 小时，待肠蠕动恢复、无腹胀情况时予鼻饲牛奶。呼吸机撤离后 12～24 小时无腹胀者予鼻饲牛奶，从少到多，从稀到浓，并密切观察有无腹胀、呕吐及大便的性状。指导家长合理喂养，喂奶时注意患儿体位以防窒息。

（三）健康教育

（1）护理人员应热情、耐心介绍疾病的发生、发展过程及主要的治疗方法、手术目的及必要性，排除家长顾虑，给予心理支持，使其积极配合治疗。

（2）认真做好各项术前准备，向患儿及其家长讲解备皮、禁食、皮试、术前用药的目的及注意事项，取得家长的理解和配合。

（3）在术后康复过程中，指导家长加强饮食管理，掌握正确的喂养方法。

五、出院指导

（1）合理喂养：少量多餐，不宜过饱。多吃含蛋白质和维生素丰富的食物。

（2）适当活动：避免上下举逗孩子，术后 3 个月内要限制剧烈活动，小学生 6 个月内不宜参加剧烈的体育活动。

（3）切口护理：保持切口清洁，1 周内保持干燥，2 周后方可淋浴，避免用力摩擦。

（4）防止交叉感染：因手术后体质较弱，抵抗力差，故不宜去公共场所。

（5）出院时如有药物带回，应按医嘱定时服用，不得擅自停服或加服。

（6）按医嘱定期复查。

（刘　聪）

第五节　心律失常

正常心律起源于窦房结，心激动按一定的频率、速度及顺序传导到结间束、房室束、左右束支及浦肯野纤维网而达心室肌。心激动的频率、起搏点或传导不正常都可造成心律失常。

一、期前收缩

期前收缩是由心脏异位兴奋灶发放的冲动所引起的，为小儿时期最常见的心律失常。异位起搏点可位于心房、房室交界或心室组织，分别引起房性、交界性及室性期前收缩，其中室性期前收缩多见。

(一)病因

期前收缩常见于无器质性心脏病的小儿，可由疲劳、精神紧张、自主神经功能不稳定引起，但也可发生于病毒性心肌炎、先天性心脏病或风湿性心脏病。另外，洋地黄、奎尼丁、锑剂中毒，缺氧，酸碱平衡失调，电解质紊乱，心导管检查，心脏手术等均可引起期前收缩。1%～2%的健康学龄儿童的有期前收缩。

(二)症状

年长儿可诉述心悸、胸闷、不适。听诊可发现心律不齐，心搏提前，其后常有一定时间的代偿间歇，心音强弱也不一致。期前收缩常使脉律不齐，若期前收缩发生得过早，可使脉搏短绌。期前收缩的次数因人而异，且同一患儿在不同时期亦可有较大出入。某些患儿于运动后心率加快时期前收缩减少，但也有些患儿运动后期前收缩反而增多，前者常提示无器质性心脏病，后者可能有器质性心脏病。为了明确诊断，了解期前收缩的性质，必须做心电图检查。根据心电图上有无 P 波、P 波形态、P-R 间期的长短及 QRS 波的形态，来判断期前收缩属于何种类型。

1.房性期前收缩的心电图特征

(1)P 波提前，可与前一心动周期的 T 波重叠，形态与窦性 P 波稍有差异，但方向一致。

(2)P-R 间期大于 0.10 秒。

(3)期前收缩后的代偿间歇往往不完全。

(4)一般 P 波、QRS-T 波正常，若不继以 QRS-T 波，称为阻滞性期前收缩；若继以畸形的 QRS-T 波，此为心室差异传导所致。

2.交界性期前收缩的心电图特征

(1)QRS-T 波提前，形态、时限与正常窦性 QRS 波基本相同。

(2)期前收缩所产生的 QRS 波前或后有逆行 P 波，P-R 间期小于 0.10 秒，如果 P 波在 QRS 波之后，则 R-P 间期小于 0.20 秒，有时 P 波可与 QRS 波重叠，辨认不清。

(3)代偿间歇往往不完全。

3.室性期前收缩的心电图特征

(1)QRS 波提前，形态异常、宽大，QRS 波时间＞0.10 秒，T 波的方向与主波的方向相反。

(2)QRS 波前多无 P 波。

(3)代偿间歇完全。

(4)有时在同一导联上出现形态不一、配对时间不等的室性期前收缩，称为多源性期前收缩。

(三)治疗

必须针对基该病因治疗原发病。一般认为期前收缩次数不多、无自觉症状者可不必用药。若患儿期前收缩次数多于每分钟 10 次，有自觉症状，或在心电图上呈多源性，则应治疗。可选用普罗帕酮(心律平)，口服，每次 5～7 mg/kg，每 6～8 小时 1 次。亦可服用 β 受体阻滞剂——普萘洛尔(心得安)，每天 1 mg/kg，分 2～3 次服；房性期前收缩患儿若用之无效可改用洋地黄类药物。室性期前收缩患儿必要时可每天应用苯妥英钠 5～10 mg/kg，分 3 次口服；胺碘酮 5～10 mg/kg，分 3 次口服；普鲁卡因胺 50 mg/kg，分 4 次口服；奎尼丁 30 mg/kg，分 4～5 次口服。后者可引起心室内传导阻滞，需心电图随访，在住院观察下应用为妥。对洋地黄过量或引起低血钾者，除停用洋地黄外，应给予氯化钾，口服或静脉滴注。

(四)预后

其预后取决于原发病。有些无器质性心脏病的患儿期前收缩可持续多年，不少患儿的期前收缩最后终于消失；个别患儿可发展为更严重的心律失常，如室性心动过速。

二、阵发性心动过速

阵发性心动过速是异位心动过速的一种，按其发源部位分室上性（房性或房室结性）和室性两种，绝大多数病例属于室上性心动过速。

（一）室上性阵发性心动过速

室上性阵发性心动过速是由心房或房室交界处异位兴奋灶快速释放冲动所产生的一种心律失常。该病虽非常见，但属于对药物反应良好、可以完全治愈的儿科急症之一，若不及时治疗易致心力衰竭。该病可发生于任何年龄，容易反复发作，但初次发病多发生于婴儿时期，个别可发生于胎儿末期（由胎儿心电图证实）。

1.病因

其可在先天性心脏病、预激综合征、心肌炎、心内膜弹力纤维增生症等疾病基础上发生，但多数患儿无器质性心脏病。感染为常见的诱因。该病也可由疲劳、精神紧张、过度换气、心脏手术、心导管检查等诱发。

2.临床表现

临床表现小儿常突然烦躁不安，面色青灰或灰白，皮肤湿冷，呼吸加快，脉搏细弱，常伴有干咳，有时呕吐，年长儿还可自诉心悸、心前区不适、头晕等。发作时心率突然加快，为每分钟160～300 次，多数患儿的心率大于每分钟 200 次，一次发作可持续数秒钟至数天。发作停止时心率突然减慢，恢复正常。此外，听诊时第一心音强度完全一致，发作时心率较固定而规则等为该病的特征。发作持续超过 24 小时者容易发生心力衰竭。若同时有感染，则可有发热、外周血白细胞数升高等表现。

3.X 线检查

X 线检查取决于原来有无心脏器质性病变和心力衰竭，透视下见心脏搏动减弱。

4.心电图检查

心电图检查中 P 波形态异常，往往较正常时小，常与前一心动周期的 T 波重叠，以致无法辨认。如能见到 P 波，则 P-R 间期常为 0.08～0.13 秒。虽然根据 P 波和 P-R 间期长短可以区分房性或交界性期前收缩，但临床上常有困难。QRS 波的形态与窦性 QRS 波的形态相同，发作时间持久者，可有暂时 ST 段及 T 波改变。部分患儿在发作间歇期可有预激综合征。

5.诊断

发作的突然起止提示这是心律失常，以往的发作史对诊断很有帮助。通过体格检查发现，心律绝对规律，心音强度一致，心率往往超出一般窦性心律范围，再结合上述心电图特征，诊断不太困难，但需与窦性心动过速及室性心动过速区别。

6.治疗

可先采用物理方法以提高迷走神经张力，如无效或当时有效但很快复发，需用药物治疗。

（1）物理方法：①用浸透冰水的毛巾敷面对新生儿和小婴儿效果较好。用毛巾在 4～5 ℃水中浸湿后，敷在患儿面部，可强烈兴奋迷走神经，每次 10～15 秒。如 1 次无效，可隔 3～5 分钟再用，一般不超过 3 次。②可使用压迫颈动脉窦法，在甲状软骨水平扪得右侧颈动脉搏动后，用大拇指向颈椎方向压迫，以按摩为主，每次时间不超过 5～10 秒，一旦转律，便停止压迫。如无效，可用同法再试压左侧，但禁止两侧同时压迫。③以压舌板或手指刺激患儿咽部使之产生恶心、呕吐。

(2)药物治疗:①对病情较重,发作持续 24 小时以上,有心力衰竭表现者,宜首选洋地黄类药物。此类药物能增强迷走神经张力,减慢房室交界处传导,使室上性阵发性心动过速转为窦性心律,并能增强心肌收缩力,控制心力衰竭。发生室性心动过速或洋地黄引起室上性心动过速,则禁用此药。低钾、有心肌炎、室上性阵发性心动过速伴房室传导阻滞或肾功能减退者慎用此类药物。常用制剂有地高辛(口服、静脉注射)或毛花苷 C(静脉注射),一般采用快速饱和法。②β 受体阻滞剂:可试用普萘洛尔,小儿静脉注射剂量为每次 0.05～0.15 mg/kg,以 5%的葡萄糖溶液稀释后缓慢推注,推注 5～10 分钟,必要时每 6～8 小时重复 1 次。重度房室传导阻滞,伴有哮喘症及心力衰竭者禁用此类药物。③维拉帕米(异搏定):此药为选择性钙离子拮抗剂,抑制 Ca^{2+} 进入细胞内,疗效显著。不良反应为血压下降,并能加重房室传导阻滞。剂量:每次 0.1 mg/kg,静脉滴注或缓注,每分钟不超过 1 mg。④普罗帕酮:有明显延长传导作用,能抑制旁路传导。剂量为每次 1～3 mg/kg,溶于 10 mL 葡萄糖注射液中,静脉缓注 10～15 分钟;无效者可于 20 分钟后重复 1～2 次;有效时可改为口服维持,剂量与治疗期前收缩的剂量相同。⑤奎尼丁或普鲁卡因胺:这两种药能延长心房肌的不应期和降低异位起搏点的自律性,恢复窦性节律。奎尼丁口服剂量开始为每天 30 mg/kg,分 4～5 次服,每 2～3 小时口服 1 次,转律后改用维持量;普鲁卡因胺口服剂量为每天 50 mg/kg,分 4～6 次服;肌内注射用量为每次 6 mg/kg,每 6 小时 1 次,至心动过速为止或出现中毒反应为止。

(3)其他:对个别药物疗效不佳者可考虑用直流电同步电击转复心律,或经静脉将起搏导管插入右心房行超速抑制治疗。近年来对发作频繁、药物难以满意控制的室上性阵发性心动过速采用射频消融治疗取得成功。

7.预防

发作终止后可以维持量口服地高辛 1 个月,如有复发,则于发作控制后再服 1 个月。奎尼丁对预激综合征患儿预防复发的效果较好,可持续用半年至 1 年,也可口服普萘洛尔。

(二)室性心动过速

发生连续 3 次或 3 次以上的室性期前收缩,临床上称为室性心动过速。它在小儿时期较少见。

1.病因

室性心动过速可由心脏手术、心导管检查、严重心肌炎、先天性心脏病、感染、缺氧、电解质紊乱等原因引起,但不少病例的病因不易确定。

2.临床表现

临床表现与室上性阵发性心动过速相似,唯症状较严重。小儿烦躁不安、苍白、呼吸急促,年长儿可诉心悸、心前区痛,严重病例可有晕厥、休克、充血性心力衰竭等。发作短暂者血流动力学的改变较轻,发作持续 24 小时以上者则可发生显著的血流动力学改变,且很少有自动恢复的可能。体检发现心率加快,常高于每分钟 150 次,节律整齐,心音可有强弱不等现象。

3.心电图检查

心电图中心室率常为每分钟 150～250 次。R-R 间期可略有变异,QRS 波畸形,时限增宽(0.10 秒),P 波与 QRS 波之间无固定关系,心房率较心室率缓慢,有时可见到室性融合波或心室夺获现象。

4.诊断

心电图是诊断室性心动过速的重要手段。有时区别室性心动过速与室上性心动过速伴心室差异传导比较困难，必须结合病史、体检、心电图特点、对治疗的反应等仔细加以区别。

5.治疗

药物治疗可应用利多卡因 0.5～1.0 mg/kg，静脉滴注或缓慢推注，必要时可每 10～30 分钟重复，总量不超过 5 mg/kg。此药能控制心动过速，但作用时间很短，剂量过大能引起惊厥、传导阻滞等毒性反应，少数患儿对此药有过敏现象。静脉滴注普鲁卡因胺也有效，剂量为 1.4 mg/kg，以 5%的葡萄糖注射液将其稀释成 1%的溶液，在心电图监测下以每分钟 0.5～1.0 mg/kg的速度滴入，如出现心率明显改变或 QRS 波增宽，应停药。此药的不良反应较利多卡因大，可引起低血压，抑制心肌收缩力。口服美西律，每次 100～150 mg，每 8 小时 1 次，对某些利多卡因无效者可能有效；若无心力衰竭，禁用洋地黄类药物。对病情危重、药物治疗无效者，可应用直流电同步电击转复心律。个别患儿采用射频消融治疗后痊愈。

6.预后

该病的预后比室上性阵发性心动过速严重。同时有心脏病存在者病死率可达 50%以上，原无心脏病者也可发展为心室颤动，甚至死亡，所以必须及时诊断，适当处理。

三、房室传导阻滞

心脏的传导系统包括窦房结、结间束、房室结、房室束、左右束支及浦肯野纤维。心脏的传导阻滞可发生在传导系统的任何部位，当阻滞发生于窦房结与房室结之间，便称为房室传导阻滞。阻滞可以是部分性的（第一度或第二度），也可能为完全性的（第三度）。

（一）第一度房室传导阻滞

其在小儿中比较常见，大都由急性风湿性心肌炎引起，但也可发生于个别正常小儿。由希氏束心电图证实阻滞可发生于心房、房室交界或希氏束，房室交界阻滞最常见。第一度房室传导阻滞本身对血流动力学并无不良影响。临床听诊除第一心音较低钝外，无其他特殊体征。诊断主要通过心电图检查，心电图表现为 P-R 间期延长，但小儿 P-R 间期的正常值随年龄、心率不同而不同。部分正常小儿静卧后，P-R 间期延长，直立或运动后，P-R 间期缩短至正常，此种情况说明 P-R 间期延长与迷走神经的张力过高有关。对第一度房室传导阻滞应着重病因治疗。其本身无须治疗，预后较好。部分第一度房室传导阻滞可发展为更严重的房室传导阻滞。

（二）第二度房室传导阻滞

发生第二度房室传导阻滞时窦房结的冲动不能全部传到心室，因而造成不同程度的漏搏。

1.病因

产生原因有风湿性心脏病，各种原因引起的心肌炎、严重缺氧、心脏手术及先天性心脏病（尤其是大动脉错位）等。

2.临床表现及分型

临床表现取决于基本心脏病变及由传导阻滞引起的血流动力学改变。心室率过缓可引起胸闷、心悸，甚至产生眩晕和昏厥。听诊时除原有心脏疾病所产生的改变外，尚可发现心律不齐、脱漏搏动。心电图改变可分为两种类型：①第Ⅰ型（文氏型），R-R 间期逐步延长，终于 P 波后不出现 QRS 波；在 P-R 间期延长的同时，R-R 间期往往逐步缩短，而且脱落的前、后两个 P 波的时间小于最短的 P-R 间期的两倍。②第Ⅱ型（莫氏Ⅱ型），此型 P-R 间期固定不变，但心室搏动呈规律地脱漏，而且常伴有 QRS 波增宽。近年来，对希氏束心电图的研究发现第Ⅰ型比第Ⅱ型常见，但第Ⅱ型的预后比较严重，容易发展为完全性房室传导阻滞，导致阿-斯综合征。

3.治疗

第二度房室传导阻滞的治疗应针对原发病。当心室率过缓，心脏搏出量减少时可用阿托品、异丙肾上腺素治疗。病情轻者可以口服阿托品，舌下含用异丙肾上腺素，情况严重时则以静脉输药为宜，有时甚至需要安装起搏器。

4.预后

预后与心脏的基该病变有关。由心肌炎引起者最后多完全恢复；当阻滞位于房室束远端，有 QRS 波增宽者预后较严重，可能发展为完全性房室传导阻滞。

（三）第三度房室传导阻滞

其又称完全性房室传导阻滞，在小儿中较少见。发生完全性房室传导阻滞时心房与心室各自独立活动，彼此无关，此时心室率比心房率慢。

1.病因

病因可分为获得性和先天性两种。心脏手术引起的获得性第三度房室传导阻滞最为常见。心肌炎引起的获得性第三度房室传导阻滞也常见。新生儿低血钙与酸中毒也可引起暂时性第三度房室传导阻滞。约有 50％的先天性房室传导阻滞患儿的心脏无形态学改变，部分患儿合并先天性心脏病或心内膜弹力纤维增生症等。

2.临床表现

临床表现不一，部分小儿并无主诉，获得性第三度房室传导阻滞者和伴有先天性心脏病者病情较重。患儿因心搏出量减少而自觉乏力、眩晕、活动时气短。最严重的表现为阿-斯综合征。小儿检查时脉率缓慢而规则，婴儿脉率小于每分钟 80 次，儿童脉率小于每分钟 60 次，运动后仅有轻度或中度增加；脉搏多有力，颈静脉可有显著搏动，此搏动与心室收缩无关；第一心音强弱不一，有时可闻及第三心音或第四心音；绝大多数患儿心底部可听到 1～2 级喷射性杂音，为心脏每次搏出量增加引起的半月瓣相对狭窄所致。因为经过房室瓣的血量也增加，所以可闻及舒张中期杂音。可有心力衰竭及其他先天性、获得性心脏病的体征。在不伴有其他心脏疾病的第三度房室传导阻滞患儿中，X 线检查可发现 60％的患儿有心脏增大。

3.诊断

心电图是重要的诊断方法。因为心房与心室都以其本身的节律活动，所以 P 波与 QRS 波无关。心房率较心室率快，R-R 间期基本规则。心室波形有两种形式：①QRS 波的形态、时限正常，表示阻滞在房室束之上。②QRS 波有切迹，时限延长，说明起搏点在心室内或者伴有束支传导阻滞，常为外科手术所引起。

4.治疗

凡有低心排血量症状或阿-斯综合征表现者需进行治疗。少数患儿无症状，心室率又不太缓慢，可以不必治疗，但需随访观察。纠正缺氧与酸中毒可改善传导功能。由心肌炎或手术暂时性损伤引起者，肾上腺皮质激素可消除局部水肿，恢复传导功能。起搏点位于希氏束近端者，应用阿托品可使心率加快。人工心脏起搏器是一种有效的治疗方法，可分为临时性与永久性两种。对急性获得性第三度房室传导阻滞者临时性起搏效果很好；对第三度房室传导阻滞持续存在，并有阿-斯综合征者需应用埋藏式永久性心脏起搏器。有心力衰竭者，尤其是应用人工心脏起搏器后尚有心力衰竭者，需继续应用洋地黄制剂。

5.预后

非手术引起的获得性第三度房室传导阻滞可能完全恢复，手术引起的获得性第三度房室传导阻滞预后较差。先天性第三度房室传导阻滞，尤其是不伴有其他先天性心脏病者，则预后较好。

四、心律失常的护理

(一)护理评估

1.健康史

(1)了解既往史，对患儿情绪、心慌、气急、头晕等表现进行评估。

(2)应注意评估可能存在的诱发心律失常的因素，如情绪激动、紧张、疲劳、消化不良、饱餐、用力过猛、普鲁卡因胺等的毒性作用、低血钾、心脏手术或心导管检查。

2.身体状况

(1)主要表现：①窦性心律失常。窦性心动过速患儿可无症状或有心悸感。窦性心动过缓，心率过慢可引起头晕、乏力、胸痛等。②期前收缩。患儿可无症状，亦可有心悸或心跳暂停感，频发室性期前收缩可致心悸、胸闷、乏力、头晕，甚至晕厥。室性期前收缩持续时间过长，可诱发或加重心绞痛、心力衰竭。③异位性心动过速。室上性阵发性心动过速发作时，患儿大多有心悸、胸闷、乏力。室性阵发性心动过速发作时，患儿多有晕厥、呼吸困难、低血压，甚至抽搐、心绞痛等。④心房颤动。患儿多有心悸、胸闷、乏力，严重者发生心力衰竭、休克、晕厥及心绞痛发作。⑤心室颤动。心室颤动一旦发生，患儿立即出现阿-斯综合征，表现为意识丧失、抽搐、心跳和呼吸停止。

(2)症状、体征。护理人员应重点检查脉搏频率及节律是否正常，结合心脏听诊可发现：①期前收缩时心律不规则，期前收缩后有较长的代偿间歇，第一心音增强，第二心音减弱，桡动脉触诊有脉搏缺如。②室上性阵发性心动过速心律规则，第一心音强度一致；室性阵发性心动过速心律略不规则，第一心音强度不一致。③心房颤动时心音强弱不等，心律绝对不规则，脉搏短绌，脉率小于心率。④心室颤动患儿神志丧失，摸不到大动脉搏动，继而呼吸停止、瞳孔散大、发绀。⑤第一度房室传导阻滞，听诊时第一心音减弱；第二度Ⅰ型者听诊有心搏脱漏，第二度Ⅱ型者听诊时，心律可慢而整齐或不齐；第三度房室传导阻滞，听诊心律慢而不规则，第一心音强弱不等，收缩压升高，脉压增大。

3.社会-心理评估

患儿可因心律失常引起的胸闷、乏力、心悸等而紧张、不安。期前收缩患儿易过于注意自己的脉搏，思虑过度。心房颤动患儿可能因栓塞致残而忧伤、焦虑。心动过速发作时病情重，患儿有恐惧感。严重房室传导阻滞患儿不能自理生活。需使用人工起搏器的患儿对手术及自我护理缺乏认识，因而情绪低落、信心不足。

(二)护理诊断

1.心排血量减少

患儿心排血量减少与严重心律失常有关。

2.焦虑

患儿因发生心绞痛、晕厥、抽搐而焦虑。

3.活动无耐力

活动无耐力与心律失常导致心排血量减少有关。

4.并发症

并发症有晕厥、心绞痛，与严重心律失常导致心排血量降低，脑和心肌血供减少有关。

5.潜在并发症

其包括心搏骤停，与心室颤动、缓慢心律失常、心室停搏、持续性室性心动过速使心脏射血功能突然中止有关。

(三)预期目标

(1)血压稳定，呼吸平稳，心慌、乏力减轻或消失。

(2)忧虑、恐惧情绪减轻或消除。

(3)保健意识增强，病情稳定。

(四)护理措施

1.减轻心脏负荷，缓解不适

(1)对功能性心律失常患儿，护理人员应鼓励其正常生活，注意劳逸结合。频发期前收缩、室性阵发性心动过速或第二度Ⅱ型及第三度房室传导阻滞患儿，应绝对卧床休息。护理人员应为患儿创造良好的安静休息环境，协助做好生活护理，关心患儿，减少和避免任何不良刺激。

(2)护理人员应遵医嘱给予患儿抗心律失常药物。

(3)患儿心悸、呼吸困难、血压下降、晕厥时，护理人员应及时做好对症护理。

(4)终止室上性阵发性心动过速发作，可试用兴奋迷走神经的方法：①护理人员用压舌板刺激患儿的腭垂，诱发恶心、呕吐。②患儿深吸气后屏气，再用力做呼气动作。③颈动脉窦按摩：患儿取仰卧位，护理人员先给患儿按摩右侧颈动脉窦 5～10 秒，如无效再按摩左侧颈动脉窦，不可同时按摩两侧。按摩的同时听诊心率，当心率减慢时，立即停止按摩。④患儿平卧，闭眼并使眼球向下，护理人员用拇指按摩在患儿一侧眼眶下压迫眼球，每次 10 秒。对有青光眼或高度近视者禁用此法。

(5)护理人员应嘱患儿当心律失常发作导致胸闷、心悸、头晕等不适时采取高枕卧位、半卧位或其他舒适体位，尽量避免左侧卧位，因左侧卧位时患儿常能感受到心脏的搏动而使不适感加重。

(6)患儿伴有气促、发绀等缺氧指征时，护理人员应给予氧气持续吸入。

(7)护理人员应评估患儿活动受限的原因和体力活动类型，与患儿及其家长共同制订活动计划，告诉他们限制最大活动量的指征。对无器质性心脏病的心律失常患儿，鼓励其正常学习和生活，建立健康的生活方式，避免过度劳累。

(8)保持环境安静，保证患儿充分的休息。患儿应进食高蛋白、高维生素、低钠的食物，多吃新鲜蔬菜和水果，少食多餐，避免刺激性食物。

(9)护理人员应监测生命体征、皮肤颜色及温度、尿量；监测心律、心率、心电图，判断心律失常的类型；评估患儿有无头晕、晕厥、气急、疲劳、胸痛、烦躁不安等表现；严密心电监护，发现频发、多源性、第二度Ⅱ型房室传导阻滞，尤其是室性阵发性心动过速、第三度房室传导阻滞等，应立即报告医师，协助采取积极的处理措施；监测血气分析结果、电解质及酸碱平衡情况；密切观察患儿的意识状态、脉率、心率、血压等。一旦患儿发生意识突然丧失、抽搐、大动脉搏动消失、呼吸停止等猝死表现，立即进行抢救，如心脏按压、人工呼吸、非同步直流电复律或配合临时起搏等。

2.调整情绪

患儿焦虑、烦躁和恐惧，不仅加重心脏负荷，还易诱发心律失常。护理人员应向患儿及其家长说明心律失常的可治性，稳定的情绪和平静的心态对心律失常的治疗是必不可少的，以消除患儿的思想顾虑和悲观情绪，使其乐于接受和配合各种治疗。

3.协助完成各项检查及治疗

(1)心电监护：对严重心律失常患儿必须进行心电监护。护理人员应熟悉监护仪的性能、使用方法，特别要密切注意有无引起猝死的危险征兆。

(2)特殊检查护理：心律失常的心脏电学检查除常规心电图、动态心电图记录外，还有经食管心脏调搏术等。护理人员应了解这些检查具有无创性、安全、可靠、易操作、有实用性。护理人员应向患儿解释其作用、目的和注意事项，鼓励患儿配合检查。

(3)特殊治疗的护理配合：电复律为利用适当强度的高压直流电刺激，使全部心肌纤维瞬间同时除极，消除异位心律，转变为窦性心律，与抗心律失常药物联合应用，效果更佳。人工心脏起搏器已广泛应用于临床，它能按一定的频率发放脉冲电流，引起心脏兴奋和收缩；安置起搏器后可能发生感染、出血、皮肤压迫坏死等不良反应，护理人员应熟悉起搏器的性能并做好相应护理。介入性导管消融术是使用高频电磁波的射频电流直接作用于病灶区，治疗快速心律失常，不需开胸及全身麻醉。护理人员可告知患儿及其家长大致过程、需要配合的事项及疗效。术前准备除一般基本要求外，需注意检查患儿足背动脉搏动情况，以便与术中、术后的搏动情况相对照；术中、术后加强心电监护，仔细观察患儿有无心慌、气急、恶心、胸痛等症状，以及时发现心脏穿孔和心包填塞等严重并发症的早期征象；术后注意预防股动脉穿刺处出血，局部压迫止血 20 分钟，再以压力绷带包扎，观察 15 分钟，然后用沙袋压迫 12 小时，将患儿术侧肢体伸直制动，并观察足背动脉和足温情况，利于早期发现栓塞症状并及时做溶栓处理，常规应用抗生素和清洁伤口，预防感染。患儿卧床 24 小时后如无并发症可下地活动。

五、健康教育

(1)患儿应积极防治原发病，避免各种诱发因素，如发热、疼痛、寒冷、饮食不当、睡眠不足。患儿应用某些药物后产生不良反应及时就医。

(2)患儿应适当休息与活动。无器质性心脏病患儿应积极参加体育锻炼，调整自主神经功能；器质性心脏病患儿可根据心功能情况适当活动，注意劳逸结合。

(3)护理人员应教会患儿或患儿家长检查脉搏和听心律的方法(每天至少检查 1 次)；向患儿或患儿家长讲解心律失常的常见病因、诱因及防治知识。

(4)护理人员应指导患儿或患儿家长正确选择食谱。饱食、刺激性饮料均可诱发心律失常，应选择低脂、易消化、清淡、富含营养的饮食。合并心力衰竭及使用利尿剂时应限制钠盐摄入及多进含钾的食物。应多食纤维素丰富的食物，保持大便通畅，心动过缓患儿避免排便时屏气，以免兴奋迷走神经而加重心动过缓，以减轻心脏负荷和防止低钾血症诱发心律失常。

(5)护理人员应让患儿或患儿家长认识服药的重要性，患儿要按医嘱继续服用抗心律失常药物，不可自行减量或撤换药物，如有不良反应及时就医。

(6)护理人员应教给患儿或患儿家长自测脉搏的方法，以利于监测病情；教会家长心肺复苏术以备急用；定期随访，经常复查心电图，以及早发现病情变化。

（刘　聪）

第六节　心源性休克

心源性休克是心排血量减少所致的全身微循环障碍，是某些原因使心排血量过少、血压下降，导致各重要器官和外周组织灌注不足而产生的休克综合征。小儿心源性休克多见于急性重症病毒性心肌炎，严重的心律失常如室上性心动过速或室性心动过速和急性克山病。

一、临床特点

（一）原发病症状

症状因原发病不同而异。病毒性心肌炎往往在感染的急性期发病，重症者可突然发生心源性休克，表现为烦躁不安、面色灰白、四肢湿冷和末梢发绀。如该病因室上性阵发性心动过速而产生，可有阵发性发作病史并诉心前区不适，表现胸闷、心悸、头晕、乏力，听诊时心律绝对规则，心音低钝，有奔马律，并有典型的心电图改变。

（二）休克症状

症状因病期早晚而不同。

1.休克早期（代偿期）

患儿的血压及重要器官的血液灌注尚能维持，患儿的神志清楚，但烦躁不安，面色苍白，四肢湿冷，脉搏细弱，心动过速，血压正常或出现直立性低血压，脉压缩小，尿量正常或稍减少。

2.休克期（失代偿期）

出现间断平卧位低血压，收缩压降至10.7 kPa（80 mmHg）以下，脉压在2.7 kPa（20 mmHg）以下，患儿的神志尚清楚，但反应迟钝，意识模糊，皮肤湿冷，出现花纹，心率更快，脉搏细速，呼吸稍快，尿量减少或无尿，婴儿的尿量少于2 mL/（kg·h），儿童的尿量少于1 mL/（kg·h）。

3.休克晚期

重要器官严重受累，血液灌注不足，血压降低且固定不变或测不到。患儿昏迷，肢冷发绀，脉搏弱或触不到，呼吸急促或缓慢，尿量明显减少[＜1 mL/（kg·h）]，甚至无尿，出现弥散性血管内凝血和多脏器功能损伤。

二、护理评估

（一）健康史

了解患儿发病前有无病毒或细菌感染史，有无心律失常、先天性心脏病等基础疾病。

（二）症状、体征

测量心率、心律、呼吸、血压，评估患儿的神志、外周循环情况及尿量。评估疾病的严重程度。

（三）社会-心理状况

了解患儿及其家长对疾病的严重性、预后的认识程度和家庭、社会支持系统的状况。

（四）辅助检查

了解患儿的心功能、肺功能各参数的动态变化。

三、常见护理问题

(一)组织灌注改变

组织灌注改变与肾、脑、心肺、胃肠及外周血管灌注减少有关。

(二)恐惧

恐惧与休克所致的濒死感及对疾病预后的担心有关。

四、护理措施

(一)卧床休息

患儿采取平卧位或中凹位,头偏向一侧,保持安静,注意保暖,避免受凉而加重病情。一切治疗、护理集中进行,避免过多地搬动患儿。对烦躁不安的患儿,护理人员要遵医嘱给镇静剂。

(二)吸氧

护理人员应根据病情选择适当的吸氧方式,保持患儿的呼吸道通畅,使氧分压维持在9.3 kPa(70 mmHg)以上。

(三)建立静脉通路

护理人员应建立两条以上静脉通路,保证扩容有效地进行;遵医嘱补生理盐水、平衡盐溶液等晶体溶液和血浆、右旋糖酐等胶体溶液。

(四)详细记录出入液量

护理人员应注意保持患儿的出入量平衡,如果发现患儿少尿或无尿,应立即报告医师。

(五)皮肤护理

护理人员应根据病情适时为患儿翻身,对骨骼突出部位可采用气圈。患儿翻身活动后护理人员应观察患儿的血压、心率及中心静脉压的变化。

(六)病情观察

(1)护理人员应监测生命体征变化,注意患儿的神志状态、皮肤色泽及外周循环状况。

(2)护理人员应观察输液反应,因输液过快、过量可加重心脏负担,一般输液速度要小于5 mL/(kg·h)。

(3)护理人员应观察药物的疗效及不良反应,应用血管活性药物时避免药液外渗,引起组织坏死。

(4)护理人员应观察周围血管灌注,由于血管收缩,首先表现在皮肤和皮下组织,良好的周围灌注表示周围血管阻力正常。皮肤红润且温暖表示小动脉阻力降低;皮肤湿冷、苍白表示血管收缩,小动脉阻力升高。

(七)维持正常的体温

护理人员应注意为患儿保暖,但不宜体外加温,因为加温可使末梢血管扩张而影响休克最初的代偿机制——末梢血管收缩,影响重要器官的血流灌注,还会加速新陈代谢,增加氧耗,加重心脏负担。

(八)保护患儿的安全

休克时患儿往往烦躁不安、意识模糊,护理人员应给予适当的约束,以防患儿坠床或牵拉、拔脱仪器和各治疗管道。

(九)心理护理

(1)医务人员在抢救过程中做到有条不紊,让患儿信任,从而减少恐惧。

(2)护理人员应经常巡视病房,给予患儿关心、鼓励,让患儿最亲近的人陪伴患儿,增加患儿的安全感。

(3)护理人员应及时跟患儿及其家长进行沟通,使他们对疾病有正确的认识,增强患儿战胜疾病的信心。

(4)护理人员应适时给患儿听音乐、讲故事,以分散患儿的注意力。

(十)健康教育

(1)护理人员应向家长说明疾病的严重性,并要求配合抢救,不要在床旁大声哭泣和喧哗。

(2)护理人员应要求家长协助做好保暖和安全护理,在患儿神志模糊时适当做好肢体约束和各种管道的固定。

(3)护理人员应嘱家长不要随意给患儿喂水、喂食,以免窒息。

(4)护理人员应教会家长给患儿的肢体做些被动按摩,以保证肢体功能。

五、出院指导

(1)患儿应注意休息。例如,重症病毒性心肌炎患儿的总休息时间为 3～6 个月。

(2)护理人员应嘱家长为患儿加强营养,提高患儿的免疫力。

(3)护理人员应告知预防呼吸道疾病的方法,冬、春季节及时增、减衣服,少去人多的公共场所。

(4)对带药回家的患儿护理人员应让其家长了解药物的名称、剂量、用药方法和不良反应。

(5)定期门诊随访。

(刘　聪)

第七节　充血性心力衰竭

充血性心力衰竭(congestive heart failure,CHF)是指在回心血量充足的前提下,心搏出量不能满足周身循环和组织代谢的需要而出现的一种病理生理状态。小儿时期 1 岁内发病率最高,尤以先天性心脏病引起者最多见。病毒性或中毒性心肌炎、心内膜弹力纤维增生症、心肌糖原累积症为重要原因。只要能积极治疗病因,大部分该病患儿能得到根治,但如果多次发作,则预后极差。

一、临床特点

(一)症状与体征

(1)安静时心率加快,婴儿的心率大于每分钟 180 次,幼儿的心率大于每分钟 160 次,这不能用发热或缺氧来解释。

(2)患儿呼吸困难,面色青紫突然加重,安静时呼吸频率大于每分钟 60 次。

(3)肝脏肿大超过肋下 2 cm 以上,或在短时间内较之前增大 1.5 cm 以上,而不能以横膈下移等原因解释。

(4)心音明显低钝或出现奔马律。

(5)患儿突然烦躁不安、面色苍白或发灰,而不能用原有疾病解释。

(6)患儿尿少,下肢水肿,已排除营养不良、肾炎、B族维生素缺乏等病因。

(二)心功能分级与心力衰竭分度

Ⅰ级:患儿的体力活动不受限制。

Ⅱ级:进行较重劳动时患儿出现症状。

Ⅲ级:进行轻微劳动时患儿即有明显症状,活动明显受限。

Ⅳ级:在休息状态患儿往往呼吸困难或肝脏肿大,完全丧失活动能力。

Ⅰ级无心力衰竭,Ⅱ级、Ⅲ级、Ⅳ级分别有Ⅰ、Ⅱ、Ⅲ度心力衰竭。

(三)辅助检查

1.X线检查

心影多呈普遍性扩大,搏动减弱,肺纹理增多,肺部淤血。

2.心电图

左心室和右心室肥厚、劳损。

3.超声心电图

可见心房和心室腔扩大,M型超声显示心室收缩时间延长,射血分数降低。

二、护理评估

(一)健康史

询问患儿的基础疾病及发病的过程(诱因,症状出现的时间、程度等)。

(二)症状、体征

测量生命体征,观察患儿的面色,听诊心率、心律,评估患儿左心和右心衰竭的程度、心功能级别。

(三)社会-心理状况

评估家长及年长儿对疾病的了解程度及心理活动类型。

(四)辅助检查

了解X线、心电图、超声心动图、血气分析等检查的结果。

三、常见护理问题

(一)心排血量减少

心排血量减少与心肌收缩力降低有关。

(二)气体交换受损

气体交换受损与肺循环淤血有关。

(三)体液过多

体液过多与心功能降低、微循环淤血、肾灌注不足、排尿减少有关。

(四)恐惧

恐惧与疾病的危险程度及环境改变有关。

四、护理措施

(一)休息

护理人员应保持病房安静舒适;宜给患儿取半坐卧位或怀抱患儿,使横膈下降,有利于呼吸运动。休息以心力衰竭程度而定:Ⅰ度心力衰竭的患儿可起床活动,增加休息时间;Ⅱ度心力衰竭的患儿其应限制活动,延长卧床休息时间;Ⅲ度心力衰竭的患儿须绝对卧床休息。避免婴儿剧烈哭闹,以免加重其心脏负担。

(二)饮食

患儿应进食高维生素、高热量、少油、富含钾和镁、含有适量纤维素的食物,少食多餐,避免进食刺激性食物。轻者可进少盐饮食(指每天饮食中钠盐不超过 0.5 g)。重者进无盐饮食(即在烹调食物时不加食盐或其他含盐食物)。保持大便通畅。

(三)吸氧

护理人员应给呼吸困难、发绀、有低氧血症者供氧;患儿有急性肺水肿时,可用 20%～30%乙醇替代湿化瓶中的水,让患儿间歇吸入,每次 10～20 分钟,间隔 15～30 分钟,重复 1～2 次。

(四)病情观察

(1)护理人员应及时发现早期心力衰竭的临床表现,如发现患儿心率加快、乏力、尿量减少、心尖部闻及奔马律,应及时与医师联系;患儿一旦出现急性肺水肿征兆,应及时抢救。

(2)护理人员应监测患儿的心率、心律、呼吸、血压。

(3)护理人员应控制输液速度和浓度。静脉输液的速度以小于 5 mL/(kg·h)为宜。

(4)护理人员应记录患儿的 24 小时出入量,按时测量体重。

(五)合理用药,观察药物作用

(1)给患儿服用洋地黄类药物前两人核对姓名、药物、剂量、用法、时间,并测心率,如新生儿的心率小于每分钟 120 次,婴儿的心率小于每分钟 100 次,幼儿的心率小于每分钟 80 次,学龄儿童的心率小于每分钟 60 次,应停用该类药物并报告医师。

(2)护理人员应观察洋地黄类药物的毒性反应。患儿服药期间如果有恶心、呕吐、食欲减退、心率减慢、心律失常、嗜睡等,护理人员应报告医师,以及时停用洋地黄类药物。

(3)如果用洋地黄制剂的同时需要应用钙剂,二者的使用应间隔 4～6 小时。

(六)心理护理

护理人员应根据患儿的心理特点采用相应的对策,主动与患儿沟通,给予安慰、鼓励,取得合作,避免患儿抗拒哭闹,加重心脏负担。

(七)健康教育

(1)护理人员应宣传有关疾病的防治与急救知识。

(2)护理人员应鼓励患儿积极治疗原发病,避免诱因(如感染、劳累、情绪激动)。

(3)护理人员应教患儿家长使用洋地黄制剂期间不能用钙剂;若患儿出现胃肠道反应、头晕应立即告诉护理人员;应用利尿剂期间应给患儿补充含钾丰富的食物(如香蕉)。

五、出院指导

(1)给患儿适当安排休息,避免其情绪激动和过度活动。

(2)给患儿提供高维生素、高热量、低盐、易消化的食物。让患儿少食多餐。耐心喂养,给小婴儿选择大小适宜的奶嘴。

(3)根据气候变化及时给患儿增、减衣服,防止其受凉、感冒。

(4)如果患儿需使用洋地黄制剂、血管扩张剂、利尿剂,护理人员应向家长详细介绍所用药物的名称、剂量、给药时间和方法,并使其掌握疗效和不良反应。患儿出现不良反应时应及时就医。

(5)带患儿定期复查。

(刘　聪)

第八节　先天性肥厚性幽门狭窄

先天性肥厚性幽门狭窄是由于幽门环肌增生肥厚使幽门管腔狭窄引起的不全梗阻,一般生后2～4周发病。

一、临床特点

(一)呕吐

呕吐是该病早期的主要症状,每次喂奶后数分钟即有喷射性呕吐,呈进行性加重。呕吐物常有奶凝块,不含有胆汁,少数患儿因呕吐频繁致胃黏膜渗血而使呕吐物呈咖啡色。呕吐后即有饥饿感。

(二)进行性消瘦

因呕吐、摄入量少和脱水,患儿消瘦,出现老人貌、皮肤松弛、体重下降。

(三)上腹部膨隆

偶可见上腹部膨隆,有自左向右移动的胃蠕动波,右上腹可触及橄榄样肿块,是幽门狭窄的特有体征。

(四)辅助检查

1.X线钡餐检查

透视下可见胃扩张,胃蠕动波亢进,钡剂经过幽门排出时间延长,胃排空时间也延长,幽门前区呈鸟嘴状。

2.B超

其典型声源图改变为幽门环肌增厚,>4 mm。

3.血气分析及电解质测定

可表现为低氯、低钾性碱中毒。晚期脱水加重,可表现代谢性酸中毒。

二、护理评估

(一)健康史

了解患儿呕吐出现时间、呕吐的程度及进展情况。评估患儿的营养状况及生长发育情况,了解家族中有无类似疾病发生。

(二)症状、体征

了解呕吐的次数、性质、量,大小便次数、量。评估营养状况,有无脱水及其程度。

(三)社会-心理状况

了解家长对患儿手术的认识水平及对治疗护理的需求。

(四)辅助检查

了解 X 线钡餐检查及 B 超检查结果,了解血气分析及电解质测定结果。

三、常见的护理问题

(一)有窒息的危险

与呕吐有关。

(二)营养失调

低于机体需要量:与频繁呕吐,摄入量少有关。

(三)体液不足

与呕吐、禁食、术中失血失液、胃肠减压有关。

(四)组织完整性受损

与手术切口、营养状态差有关。

(五)合作性问题

切口感染、裂开或延期愈合。

四、护理措施

(一)术前

(1)监测生命体征变化,观察呕吐的情况,了解呕吐方式、呕吐物性质和量,并及时清除呕吐物。

(2)喂奶应少量多餐,喂奶后应竖抱并轻拍婴儿背部,促使胃内的空气排出,待打嗝后再平抱,以预防和减少呕吐的发生。睡眠时应尽量右侧卧,防止呕吐物误吸引起窒息。

(3)做好禁食、备皮、皮试等术前准备。

(二)术后

(1)术后应去枕平卧位,头偏向一侧,保持呼吸道通畅,监测血氧饱和度,清醒后可取侧卧位。

(2)监测体温变化,如体温不升,需采取保暖措施。

(3)监测血压、心率、尿量,评估黏膜和皮肤弹性。

(4)术后大多数患儿呕吐还可持续数天才能逐渐好转,评估呕吐的量、性质、颜色,以及时清除呕吐物,防止误吸。

(5)进腹的幽门环肌切开术一般需禁食 24～48 小时、胃肠减压、做好口腔护理,并保持胃管引流通畅,观察引流液的量、颜色及性质。腹腔镜下幽门环肌切开术 6 小时后即可进食。奶量应由少到多,耐心喂养。

(6)保持伤口敷料清洁干燥,观察伤口有无红肿、渗血、渗液,避免剧烈哭闹,防止切口裂开。

(三)健康教育

(1)应该热情接待,耐心向家长介绍疾病发生、发展过程和手术治疗的必要性等。讲解该疾病的近、远期治疗效果是良好的,不会影响孩子的生长发育。

(2)向患儿家长仔细讲解术前准备的主要内容、注意事项、用药目的,充分与其沟通,取得家长积极配合。

(3)对家长进行喂奶的技术指导,注意喂乳方法,预防和减少呕吐的发生,防止窒息。

五、出院指导

(1)饮食指导:少量多餐,合理喂养。介绍母乳喂养的优点,提倡母乳喂养。4 个月后可逐渐添加辅食。

(2)伤口护理:保持伤口敷料清洁,切口未愈合时禁止浸水沐浴,小婴儿的双手要套上干净的手套,避免用手抓伤口导致发炎。如发现伤口红肿及时去医院诊治。

(3)按医嘱定期复查。

(刘 聪)

第九节 腹 泻 病

腹泻病是一种多病原多因素引起的消化道疾病,以大便次数增多,大便性状改变为特点,是小儿时期的常见病。腹泻病多见于<2 岁的婴幼儿。严重腹泻者除有较重的胃肠道症状外,还伴有水、电解质、酸碱平衡紊乱和全身中毒症状。

一、临床特点

(一)一般症状

1.轻型腹泻

大便次数 5~10 次/天,呈黄色或绿色稀水样,食欲减退,伴有轻度的恶心、呕吐、溢乳、腹痛等症状,临床上无明显脱水症状或仅有轻度脱水,体液丢失约<50 mL/kg。

2.重型腹泻

大便次数>10 次/天,甚至达数十次。大便水样、量多、少量黏液、腥臭,伴有不规则的发热,并伴呕吐,严重的可吐咖啡样物,体液丢失>100 mL/kg,有明显的水和电解质紊乱症状。

(二)水和电解质紊乱症状

1.脱水

根据腹泻的轻重,失水量多少可分为轻、中、重度脱水。由于腹泻时水和电解质两者丧失的比例不同,从而引起体液渗透压的变化,临床上以等渗性脱水最常见。

2.代谢性酸中毒

中、重度脱水多有不同程度的酸中毒,主要表现精神萎靡、嗜睡、呼吸深快、口唇樱桃红色,严重者可意识不清,呼气有酮味。<6 月龄婴儿呼吸代偿功能差,呼吸节律改变不明显,应加以注意,尤其当 pH 下降<7.0 时,患儿往往有生命危险。

3.低钾血症

当血钾<3.5 mmol/L 时,患儿表现为精神萎靡,四肢无力,腱反射减弱,腹胀,肠鸣音减弱,心音低钝,重者可出现肠麻痹、呼吸肌麻痹、腱反射消失、心脏扩大、心律不齐,而危及生命。

4.低钙、低镁血症

当脱水酸中毒被纠正时,原有佝偻病的患儿,大多有低钙血症,甚至出现手足搐搦等低钙症状。

(三)几种常见不同病原体所致腹泻的临床特点

1.轮状病毒肠炎

又称秋季腹泻,多发生于6～24个月婴幼儿。起病急,常伴发热和上呼吸道感染症状;病初即有呕吐,常先于腹泻;大便次数多、量多、水分多,为黄色水样或蛋花汤样,无腥臭味;常并发脱水和酸中毒。本病为自限性疾病,病程3～8天。

2.致病性大肠埃希菌肠炎

大便每天5～15次,为稀水样带有黏液,无脓血,但有腥味。可伴发热、恶心、呕吐或腹痛。病程1周左右,体弱者病程迁延。

3.鼠伤寒沙门菌肠炎

近年有上升趋势,可占沙门菌感染中的40%～80%。全年均有发生,夏季发病率高,绝大多数患儿为小于2岁的婴幼儿,新生儿和婴儿尤易感染。临床表现多种多样,轻重不一,胃肠型表现为呕吐、腹泻、腹痛、腹胀、发热等,大便稀糊状,带有黏液甚至脓血,性状多变,有特殊臭味,易并发脱水、酸中毒。重症可呈菌血症或败血症,可出现局部感染灶,病程常迁延。

4.空肠弯曲菌肠炎

全年均可发病,以7～9月份多见,可散发或暴发流行,常伴发热,继而腹泻、腹痛、呕吐,大便为水样、黏液或典型菌痢样脓血便。

(四)辅助检查

1.大便常规

病毒、非侵袭性细菌性及非感染性腹泻大便无或偶见少量白细胞;侵袭性细菌感染性腹泻大便有较多白细胞或脓细胞、红细胞。

2.大便pH和还原糖测定

乳糖酶缺乏大便pH<5.5,还原糖>++。

3.血生化检查

可有电解质紊乱。

二、护理评估

(一)健康史

询问喂养史,有无饮食不当及肠道内、外感染表现,询问患儿腹泻开始时间,大便次数、颜色、性状、量,有无发热、呕吐、腹胀、腹痛、里急后重等不适。

(二)症状、体征

评估患儿生命体征、脱水程度,有无电解质紊乱,检查肛周皮肤有无发红、破损。

(三)社会-心理状况

评估家长对疾病的了解程度和紧张、恐惧心理。

(四)辅助检查

了解大便常规、大便致病菌培养、血气分析等化验结果。

三、护理问题

(一)体液量不足

与排泄过多及摄入减少有关。

(二)腹泻

与肠道内、外感染,饮食不当导致肠道功能紊乱有关。

(三)有皮肤完整性受损的危险

与大便次数增多刺激臀部皮肤有关。

(四)营养失调:低于机体需要量

与摄入减少及腹泻呕吐丢失营养物质过多有关。

(五)知识缺乏

家长缺乏饮食卫生及腹泻患儿护理知识。

四、护理措施

(一)补充体液,纠正脱水

1.口服补液

适用于轻度脱水及无呕吐、能口服的患儿。世界卫生组织推荐用口服补液盐溶液(oral rehydration salts,ORS)。①补液量:累积损失量 50 mL/kg(轻度脱水);继续损失量一般可按估计大便量的 1/2 补给。②补液方法:2 岁以下患儿每 1～2 分钟喂 5 mL,稍大患儿可用杯少量多次喂,也可随意口服,若出现呕吐,停 10 分钟后再喂,每 2～5 分钟喂 5 mL。累积损失量于 8～12 小时内补完。

2.静脉补液

适用于中度以上脱水和呕吐较重的患儿。迅速建立静脉通道,保证液体按计划输入,对重度脱水伴有外周循环衰竭的患儿必须尽快(30～60 分钟)补充血容量,补液时按先盐后糖、先浓后淡、先快后慢、见尿补钾的原则补液,严禁直接静脉推注含钾溶液。密切观察输液速度,准确记录输液量,根据病情调整输液速度,并了解补液后第一次排尿的时间。

(二)合理喂养,调整饮食

腹泻患儿存在消化功能紊乱,应根据病情合理安排饮食,以达到减轻消化道负担的目的。原则上腹泻患儿不主张禁食,母乳喂养者,可继续母乳喂养,暂停辅食;人工喂养者应将牛奶稀释或喂以豆制代乳品或发酵奶、去乳糖奶。已断奶者喂以稠粥、面条加一些熟植物油、蔬菜末、精肉末等,少量多餐。腹泻停止后,继续给予营养丰富的饮食,并每天加餐一次,共 2 周,以赶上其正常生长发育。

(三)严密观察病情

1.监测体温变化

体温过高者应采取适当的降温措施,做好口腔及皮肤护理。鼓励患儿增加口服液体的摄入,提供患儿喜爱的饮料,尤其是含钾、钠高的饮料。

2.判断脱水程度

通过观察患儿的神志、精神、皮肤弹性、前囟及眼眶有无凹陷、尿量等临床表现,估计患儿脱水程度。同时观察经过补液后脱水症状是否得到改善。

3.观察代谢性酸中毒

当患儿呼吸深快、精神萎靡、口唇樱红、血 pH 下降时积极准备碱性液体,配合医师抢救。

4.观察低钾血症表现

低血钾常发生在输液脱水纠正时,当患儿出现精神萎靡、吃奶乏力、腹胀、肌张力低、呼吸频率不规则等临床表现,以及时报告医师,做血生化测定及心电图检查。

5.注意大便的变化

观察记录大便的次数、颜色、性状，若出现脓血便，伴有里急后重的症状，考虑是否有细菌性痢疾的可能，立即送检大便化验，为输液和治疗方案提供可靠的依据。

(四)注意口腔清洁、加强皮肤护理

(1)口腔黏膜干燥的患儿，每天至少2次口腔护理，以保持口腔黏膜的湿润和清洁。如口腔黏膜有白色分泌物附着考虑为鹅口疮，可涂制霉菌素甘油。

(2)保持床单位清洁、干燥、平整，以及时更换衣裤。每次便后及时更换尿布，用温水冲洗臀部并擦干，保持肛周皮肤清洁、干燥，臀部涂呋锌油或宝婴药膏。

(3)严重的尿布疹给予红外线照射臀部，每天2次；或1∶5 000高锰酸钾溶液坐浴，每天2次；也可用5%聚维酮碘(PVP-Ⅰ)溶液外涂，每天1～2次。

(五)做好消毒隔离，防止交叉感染

做好床边隔离，护理患儿前后要彻底洗手，食具、衣物、尿布应专用。对传染性较强的感染患儿用后的尿布要焚烧。

(六)健康教育

(1)评估患儿家长文化程度，对知识的接受能力，选择适当的教育方案，教给家长腹泻的病因及预防方法，讲述调整饮食的目的、方法及步骤，示范配置和服用ORS的方法，示范食具的清洁消毒方法，讲述观察及处理呕吐物和大便的方法。

(2)合理喂养，宣传母乳喂养的优点，如何合理调整饮食，双糖酶缺乏者不宜用蔗糖，并暂时停喂含双糖的乳类。

(3)急性腹泻患儿出院无需带药，迁延性或慢性腹泻患儿可遵医嘱继续服药，如微生态制剂、蒙脱石散、多种维生素、消化酶等，以改善消化功能。告知家长微生态制剂应温水冲服，水温小于37 ℃，以免杀伤有关的活菌。蒙脱石散最好在空腹时服用(尤其是小婴儿)以免服用该药呕吐误吸入气道，每次至少用30～50 mL温开水冲服有利于药物更好地覆盖肠黏膜。具体剂量：1岁以下，每天1袋；1～2岁，每天1～2袋；2岁以上，每天2～3袋，每天3次口服。

五、出院指导

(一)指导合理喂养

宣传母乳喂养的优点，避免在夏季断奶，按时逐步添加辅食，切忌几种辅食同时添加，防止过食、偏食及饮食结构突然变动。

(二)注意饮食卫生

培养良好的卫生习惯。注意食物新鲜、清洁及食具消毒，避免肠道内感染，教育儿童饭前便后洗手，勤剪指甲。

(三)增强体质

适当户外运动，以及早治疗营养不良、佝偻病。

(四)注意气候变化

防止受凉或过热，冬天注意保暖，夏季多喂水。

(五)防止脱水

可选用以下效果较好的口服补液方法。

1.米汤加盐溶液

米汤 500 mL＋细盐 1.75 g，或炒米粉 25 g＋细盐 1.75 g ＋水 500 mL，煮 2～3 分钟。此液体为 1/3 张，且不含糖，口感好。

用法：20～40 mL/kg，4 小时内服完，以后随意口服。

2.糖盐水

饮用水 500 mL＋白糖 10 g ＋细盐 1.75 g，煮沸后备用，用法用量同上。

3.口服补液盐(ORS)

此液体为 2/3 张，用于预防脱水时张力过高，可用白开水稀释降低张力。

用法：每次腹泻后，2 岁以下服 50～100 mL；2～10 岁服 100～200 mL；大于 10 岁的能喂多少就给多少，也可按 40～60 mL/kg 预防脱水，腹泻开始即服用。

（刘　聪）

第十节　肠　套　叠

肠套叠是指肠管的一部分及其相邻的肠系膜套入邻近肠腔内的一种肠梗阻。以4 月龄至 2 岁以内小儿多见，冬春季发病率较高。

一、临床特点

（一）腹痛

表现为阵发性哭闹，20～30 分钟发作一次，发作时脸色发白、拒奶、手足乱动、呈异常痛苦的表情。

（二）呕吐

在阵发性哭闹开始不久，即出现呕吐，开始时呕吐物为奶汁或其他食物，呕吐次数增多后可含有胆汁。

（三）血便

血便是肠套叠的重要症状，一般多在套叠后 8～12 小时排血便，多为果酱色黏液血便。

（四）腹部肿块

在右侧腹或右上腹季肋下可触及一腊肠样肿块，但腹胀明显时肿块不明显。

（五）右下腹空虚感

右下腹空虚感是因回盲部套叠使结肠上移，故右下腹较左侧空虚，不饱满。

（六）肛门指诊

指套上染有果酱样血便，若套叠在直肠，可触到子宫颈样套叠头部。

（七）其他

晚期患儿一般情况差，精神萎靡，反应迟钝，嗜睡甚至休克。若伴有肠穿孔则情况更差，腹胀明显，有压痛、肠鸣音减弱，腹壁水肿，发红。

(八)辅助检查

1.空气灌肠

对高度怀疑肠套者,可选此检查,确诊后,可直接行空气灌肠整复。

2.腹部 B 超

套叠肠管肿块的横切面似靶心样同心圆。

3.腹部立位片

腹部见多个液平面的肠梗阻征象。

二、护理评估

(一)健康史

了解患儿发病前有无感冒、突然饮食改变及腹泻、高热等症状。询问以前有无肠套史。

(二)症状、体征

询问腹痛性质、程度、时间、发作规律和伴随症状及诱发因素,有无腹部肿块及血便。评估呕吐情况,有无发热及脱水症状。

(三)社会-心理状况

评估家长对小儿喂养的认知水平和对疾病的了解程度,以及对预后是否担心。

(四)辅助检查

分析辅助检查结果,了解腹部 B 超、腹部 X 线立位片等结果。

三、常见护理问题

(一)体温过高

与肠道内毒素吸收有关。

(二)体液不足

与呕吐、禁食、胃肠减压、高热、术中失血失液有关。

(三)舒适的改变

与腹痛、腹胀有关。

(四)合作性问题

肠坏死、切口感染、粘连性肠梗阻。

四、护理措施

(一)术前

(1)监测生命体征,严密观察患儿精神、意识状态、有无脱水症状及腹痛性质、部位、程度,观察呕吐次数、量及性质。呕吐时头侧向一边,防止窒息,以及时清除呕吐物。

(2)开放静脉通路,遵医嘱使用抗生素,纠正水、电解质紊乱。

(3)术前做好禁食、备皮、皮试等准备,禁用止痛剂,以免掩盖病情。

(二)术后

(1)术后患儿回病房,去枕平卧 4~6 小时,头侧向一边,保持呼吸道通畅,麻醉清醒后可取平卧位或半卧位。

(2)监测血压、心率、尿量,评估皮肤弹性和黏膜湿润情况。

(3)监测体温变化，由于肠套整复后毒素的吸收，应特别注意高热的发生，观察热型及伴随症状，以及早控制体温，防止高热惊厥。出汗过多时，以及时更换衣服，以免受凉。发热患儿每4小时一次监测体温，给予物理降温或药物降温，并观察降温效果，保持室内通风。

(4)观察肠套整复术后有无阵发性哭闹、呕吐、便血，以防再次肠套。

(5)禁食期间，做好口腔护理，根据医嘱补充水分和电解质溶液。

(6)密切观察腹部症状，有无呕吐、腹胀、肛门排气，观察排便情况并记录、保持胃肠减压引流通畅，观察引流液量、颜色、性质。

(7)肠蠕动恢复后，饮食以少量多餐为宜，逐步过渡，避免进食产气、胀气的食物，并观察进食后有无恶心、呕吐、腹胀情况。

(8)观察伤口有无渗血、渗液、红肿，保持伤口敷料清洁、干燥，防止大小便污染伤口。

(9)指导家长多安抚患儿、分散注意力，避免哭闹。

(三)健康教育

(1)陌生的环境，对疾病相关知识的缺乏及担心手术预后，患儿及家长易产生恐惧、焦虑，护理人员应热情、耐心介绍疾病的发生、发展过程及主要的治疗方法、手术目的及必要性，排除顾虑，给予心理支持，使其积极配合治疗。

(2)认真做好各项术前准备，向患儿及家长讲解备皮、禁食、皮试、术前用药的目的及注意事项，取得家长的理解和配合。

(3)术后康复过程中，指导家长加强饮食管理，防止再次发生肠套叠。

(四)出院指导

(1)饮食：合理喂养，添加辅食应由稀到稠，从少量到多量，从一种到多种，循序渐进。注意饮食卫生，预防腹泻，以免再次发生肠套叠。

(2)伤口护理：保持伤口清洁、干燥，勤换内衣，伤口未愈合前禁止沐浴，忌用手抓伤口。

(3)适当活动，避免上下举逗孩子。

(4)如患儿出现阵发性哭闹、呕吐、便血或腹痛、腹胀，伤口红肿等情况及时去医院就诊。

（刘　聪）

第十一节　先天性巨结肠

先天性巨结肠又称赫希施普龙病(Hirschsprung's disease，HD)，是一种较为多见的肠道发育畸形。主要是因结肠的肌层、黏膜下层神经丛内神经节细胞缺如，引起该肠段平滑肌持续收缩，呈痉挛状态，形成功能性肠梗阻。而近端正常肠段因粪便滞积，剧烈蠕动而逐渐代偿性扩张、肥厚形成巨大的扩张段。

一、临床特点

(1)新生儿首次排胎粪时间延迟，一般于生后48～72小时才开始排便，或需扩肛、开塞露通便后才能排便。

(2)顽固性便秘：大便几天一次，甚至每次都需开塞露塞肛或灌肠后才能排便。

(3)呕吐、腹胀:由于是低位性、不全性、功能性肠梗阻,故呕吐、腹胀出现较迟,腹部逐渐膨隆呈蛙腹状,一般为中度腹胀,可见肠型,肠鸣音亢进,儿童巨结肠左下腹有时可触及粪石块。

(4)全身营养状况:病程长者可见消瘦、贫血貌。

(5)直肠指检:直肠壶腹部空虚感,在新生儿期,拔出手指后有暴发性肛门排气、排便。

(6)辅助检查。①钡剂灌肠造影:显示狭窄的直肠、乙状结肠、扩张的近段结肠、若肠腔内呈鱼刺或边缘呈锯齿状,表明伴有小肠结肠炎。②腹部X线立位平片:结肠低位肠梗阻征象,近段结肠扩张。③直肠黏膜活检:切取一小块直肠黏膜及肌层做活检,先天性巨结肠者神经节细胞缺如,异常增生的胆碱能神经纤维增多、增粗。④肛管直肠测压法或下消化道动力测定:当直肠壶腹内括约肌处受压后正常小儿和功能性便秘小儿,其内括约肌会立即出现松弛反应。但巨结肠患儿未见松弛反应,甚至可见压力增高,但对两周内的新生儿此法可出现假阴性结果。

二、护理评估

(一)健康史

了解患儿出现便秘腹胀的时间、进展情况及家长对患儿排便异常的应对措施。评估患儿生长发育有无落后,询问家族中有无类似疾病发生。

(二)症状、体征

询问有无胎便延迟排出,顽固性便秘时间;有无呕吐及呕吐的时间、性质、量;腹胀程度,有无消瘦、贫血貌。

(三)社会-心理状况

评估较大患儿是否有自卑心理、有无因住院和手术而感到恐惧,了解家长对疾病知识的认识程度和经济支持能力,了解家长对患儿的关爱程度和对手术效果的认知水平。

(四)辅助检查

直肠黏膜活检神经节细胞缺如支持本病诊断。了解钡剂灌肠造影、腹部立位X线平片、肛管直肠测压、下消化道动力测定结果。

三、常见护理问题

(一)舒适的改变

与腹胀、便秘有关。

(二)营养失调

低于机体需要量:与食欲缺乏、肠道吸收功能障碍有关。

(三)有感染的危险

与手术切口、机体抵抗力下降有关。

(四)体液不足

与术中失血失液、禁食、胃肠减压有关。

(五)合作性问题

巨结肠危象。

四、护理措施

(一)术前

(1)给予高热量、高蛋白质、高维生素和易消化的无渣饮食,禁食有渣的水果及食物,以利于灌肠。

(2)巨结肠灌肠的护理彻底灌净肠道积聚的粪便,为手术做好准备。在灌肠过程中,操作应轻柔、肛管应插过痉挛段,同时注意观察患儿的反应,洗出液的颜色,保持出入液量平衡,灌流量每次 100 mL/kg 左右。

(3)肠道准备手术晨灌肠排出液必须无粪渣。手术前日、手术日晨予甲硝唑口服或保留灌肠。

(4)做好术前禁食、备皮、皮试、用药等术前准备。

(二)术后

(1)患儿回病房后,去枕平卧 4～6 小时,头侧向一边,保持呼吸道通畅,防止术后呕吐或舌后坠引起窒息。

(2)监测心率、血压、尿量,评估黏膜和皮肤弹性,根据医嘱补充水分和电解质溶液。

(3)让患儿取仰卧位,两大腿分开略外展,向家长讲明肛门夹钳固定的重要性,必要时用约束带约束四肢,使之基本制动,防止肛门夹钳戳伤肠管或过早脱落。

(4)术后需禁食 3～5 天和胃肠减压,禁食期间,做好口腔护理,每天 2 次,并保持胃肠减压引流通畅,观察引流液的量、颜色和性质,待肠蠕动恢复后可进流质并逐步过渡为半流质饮食,限制粗糙食物,饮食宜少量多餐。

(5)观察腹部体征变化,注意有无腹胀、呕吐、伤口有无渗出,肛周有无渗血、渗液,随时用无菌生理盐水棉球或 PVP 碘棉球清洁肛周及肛门夹钳,动作应轻柔。清洁用具需每天更换。

(6)指导家长如何保持患儿肛门夹钳的正确位置,使夹钳位置悬空、平衡。更换尿布时要轻抬臀部,避免牵拉夹钳。

(7)肛门夹钳常在术后 7～10 天自然脱落,脱落时观察钳子上夹带的坏死组织是否完整,局部有无出血。

(8)对留置肛管者,以及时清除从肛管内流出的粪便,保护好臀部皮肤,防止破损。

(9)观察患儿排便情况,肛门狭窄时指导家长定时扩肛。

(10)观察有无夹钳提早或延迟脱落、有无结肠小肠炎,闸门综合征等并发症的发生。

(三)健康教育

(1)耐心介绍疾病的发生、发展过程,手术的必要性及预后等,以排除患儿及家长的顾虑。

(2)向患儿及家长讲解各项术前准备(备皮、禁食、皮试、术前用药)的目的和注意事项,以取得患儿及家长的配合。

(3)向患儿及家长讲解巨结肠灌肠的目的,灌肠时间及注意事项,以及进食无渣饮食的目的。

(4)解释术后注意保持肛管和肛门夹钳位置固定的重要性,随时清除粪便,保持肛门区清洁及各引流管引流通畅,以促使患儿早日康复。

(四)出院指导

(1)饮食适当增加营养,3～6 个月内给予高蛋白、高热量、低脂、低纤维、易消化饮食,以促进患儿的康复。限制粗糙食物。

(2)伤口护理保持伤口清洁,敷料干燥。小婴儿忌用手抓伤口。如发现伤口红肿及时就诊。

(3)出院后密切观察排便情况,若出现果酱样伴恶臭大便,则提示可能发生小肠结肠炎,应及时去医院诊治。

(4)肛门狭窄者要定时扩肛,教会家长正确的扩肛方法,并定期到医院复查。

(刘　聪)

第十二节　溃疡性结肠炎

溃疡性结肠炎(ulcerative colitis,UC)是一种病因不明的,与自身免疫有关的直肠和结肠慢性疾病,属非特异性炎性肠病,病变主要限于结肠的黏膜和黏膜下层,且以溃疡为主。临床主要表现为腹泻、黏液脓血便、腹痛等。溃疡性结肠炎是儿童和青少年主要的慢性肠道病变。

一、临床特点

(一)消化道症状

腹泻、黏液脓血便,病变局限于直肠,则其鲜血附于粪便表面,伴里急后重;病变范围广泛,则血、黏液与粪便混合。轻型者,稀便、黏液便<10 次/天;重型者,大便次数达 20～30 次/天,呈血水样便,伴脱水、电解质紊乱及酸碱失衡。年长儿腹部体征较明显,左下腹有触痛,肌紧张,可触及管状结肠。

(二)全身症状

发热、厌食、乏力、贫血、低蛋白血症,体重不增或减轻,生长发育迟缓。也可见有关节痛、关节炎、结节性红斑、慢性活动性肝炎等。

(三)辅助检查

1.大便常规镜检

镜下大量红细胞,白细胞,但多次大便细菌培养阴性。

2.血常规

外周血白细胞增高,血红蛋白降低,红细胞沉降率加快。

3.X 线征象

气钡双重造影显示肠黏膜细小病变,肠管边缘模糊。典型病例黏膜毛刷状,呈锯齿状改变,溃疡大小不一,呈小龛影。慢性持续型,结肠袋消失,肠管僵硬,缩短呈管状,肠腔狭窄。

4.肠镜检查

急性期黏膜充血水肿,粗糙呈细颗粒状,脆性增高,易出血,溃疡浅,大小不一,肠腔内有脓性分泌物。晚期见到肠壁纤维组织增生、僵硬及假性息肉等。

二、护理评估

(一)健康史

详细询问患儿既往史及其他家庭成员的健康史,有无患同类疾病史;了解患儿的饮食习惯,有无饮食过敏史。

(二)症状、体征

了解大便的性质、量、次数、颜色;评估患儿的生长发育情况。

(三)社会-心理状况

评估患儿与家长的心理状况和情绪反应,评估家长对疾病相关知识的了解程度。

(四)辅助检查

了解大便常规、培养、潜血试验、血生化、X线钡灌肠及肠镜检查结果。

三、常见护理问题

(一)排便异常

与结肠、直肠黏膜非特异性炎症有关。

(二)营养失调:低于机体需要量

与长期腹泻、便血、食欲缺乏有关。

(三)焦虑

与疾病病因不明、病程长、易复发等有关。

(四)皮肤完整性受损危险

与大便对臀部皮肤反复刺激有关。

(五)潜在并发症

中毒性巨结肠、肠穿孔、大出血、肠梗阻、恶变。

四、护理措施

(一)观察病情

观察大便的次数、量、性状、颜色并做记录,便血者要监测T、P、R、BP的变化,观察患儿的意识、面色及肢端皮肤温湿度,以及时发现早期休克。

(二)药物治疗

根据医嘱给予正确的药物治疗,密切观察药物不良反应。

(1)柳氮磺胺嘧啶(SASP)是减少UC复发唯一有效药物,用药期间注意观察药物的疗效与不良反应,常见的不良反应有恶心、呕吐、皮疹、血小板减少、叶酸吸收降低,可适当补充叶酸制剂。

(2)肾上腺糖皮质激素,做到送药到口,避免漏服,服药期间注意有无消化道出血、水肿、眼压升高、血压升高等情况发生,以及时补钙,防止骨质疏松。

(3)免疫抑制剂较少应用,适用于对SASP、激素治疗无效或激素依赖型患儿。观察有无继发性高血压和高血压脑病发生,定期监测肝肾功能和免疫抑制剂的血药浓度。

(三)药物保留灌肠

药物保留灌肠是治疗UC常用的护理措施之一,利用肠黏膜直接吸收药物来达到治疗目的,常用的灌肠药物有蒙脱石散、琥珀氢化可的松、SASP、甲硝唑等。

(1)灌肠前药物完全碾碎、混匀、加热至合适温度34～36 ℃,灌肠前嘱患儿排空大便,选择在睡眠前保留灌肠,利于延长保留时间。

(2)患儿取左侧卧位或平卧位,抬高臀部10 cm左右,肛管要用液状石蜡润滑,插管时动作轻柔,插入深度为15～20 cm(也可根据肠镜检查结果确定插入深度)。缓慢灌入药物,尽可能减少对肠黏膜的损伤。在灌肠过程中随时注意观察病情,发现脉速、面色苍白、出冷汗、剧烈腹痛、心慌气急,应立即停止灌肠,并与医师联系,以及时处理。

(3)灌肠后嘱患儿卧床2小时以上,尽量延长药物保留时间。

(四)饮食指导

发作期给予无渣流质、半流质饮食,必要时禁食。发作期过后给予易消化、质软、低脂肪、高蛋白质、高热量、低纤维素食物。

(五)评估患儿的营养状况

评估患儿的营养状况,给予支持疗法,必要时予以静脉营养以维持儿童正常的生长发育。

(六)心理护理

由于此病病因未明,病程长,预后欠佳,患儿及家长大多较敏感,顾虑重重。护士多与患儿沟通,向家长介绍治疗的进展,帮助家长和患儿树立战胜疾病的信心,促进患儿主动配合治疗。

(七)基础护理

保护肛门及周围皮肤清洁干燥,每次便后用温水冲洗干净,减少排泄物与皮肤的接触,减少局部刺激与不适。

(八)健康教育

(1)向患儿及家长通俗易懂地介绍本病的基础知识,如疾病的病因、一般护理知识,向家长做好各种治疗、用药的宣教及可以采取的应对措施等。

(2)向患儿讲解肠镜、钡灌肠检查的基本过程,注意事项,取得患儿及家长配合。

五、出院指导

(一)饮食指导

少量多餐,避免食用刺激性食物,禁食生冷食物。给予易消化的切成丝状或肉末的纯瘦肉,蔬菜宜选用含纤维素较少的瓜果、茄类。

(二)养成有规律的生活习惯

指导家长合理安排患儿休息,避免参加剧烈体育运动,避免责骂孩子,以减轻小儿心理压力。

(三)指导患儿正确用药

由于病程长,用药疗程长,须把药物的性能,每天服用剂量、用法、药物的不良反应等向患儿及家长讲解清楚,确保出院后用药正确。

(四)定期复查

每年至少做一次肠镜检查以监测疾病进展情况,以及早发现恶变。

(刘　聪)

第十三节　急性阑尾炎

急性阑尾炎是儿童常见的急腹症,可发生于任何年龄,新生儿及婴幼儿阑尾炎也有报道。临床表现多变易被误诊,若能正确处理,绝大多数患儿可以治愈,但如延误诊断治疗,可引起严重并发症,甚至造成死亡。

一、临床特点

(一)腹痛

多起于脐周或上腹部,呈阵发性加剧,数小时后腹痛转移至右下腹,右下腹压痛是急性阑尾炎最重要的体征,压痛点常在脐与右髂前上棘连线中、外 1/3 交界处,也称麦氏点,需反复三次测得阳性体征才能确诊。盆腔阑尾炎、腹膜后阑尾炎及肥胖小儿压痛不明显。穿孔时腹痛突然加剧。

(二)呕吐

早期常伴有呕吐,吐出胃内容物。

(三)发热

早期体温正常,数小时后渐发热,一般在 38 ℃左右,阑尾穿孔后呈弛张型高热。

(四)局部肌紧张及反跳痛

肌紧张和反跳痛是壁层腹膜受到炎性刺激的一种防御反应,提示阑尾炎已到化脓、坏疽阶段。右下腹甚至全腹肌紧张及反跳痛,提示伴有腹膜炎。阑尾坏疽或穿孔引起腹膜炎时,患儿行走时喜弯腰,卧床时爱双腿卷曲。阑尾脓肿时除高热外,炎症刺激直肠可引起里急后重、腹泻等直肠刺激症状。并发弥散性腹膜炎时可出现腹胀。

(五)腹部肿块

腹壁薄的消瘦患儿可在右下腹触及索条状的炎性肥厚的阑尾。阑尾脓肿时可在右下腹触及一包块。

(六)直肠指检

阑尾脓肿时直肠前壁触及一痛性肿块,右侧尤为明显。

(七)辅助检查

(1)血常规:多数有白细胞总数及中性粒细胞比例升高。

(2)末梢血 C 反应蛋白(CRP)测定>8 mg/L。

(3)腹部 B 超:有时可见水肿的阑尾、腹腔渗出液、阑尾脓肿包块。

二、护理评估

(一)健康史

了解患儿有无慢性阑尾炎史及胃肠道疾病史,询问腹痛出现的时间、部位,有无呕吐、发热等。

(二)症状、体征

评估腹部疼痛的部位、性质、程度及伴随症状,有无反跳痛及阵发性加剧,麦氏点有无压痛,有无恶心、呕吐及发热。

(三)社会-心理状况

评估患儿及家长对突然患病并需立即进行急诊手术的认知程度及心理反应。

(四)辅助检查

根据血常规、C 反应蛋白、腹部 B 超结果评估疾病的严重程度。

三、常见护理问题

(一)疼痛

与阑尾的炎性刺激及手术创伤有关。

(二)体温过高

与阑尾的急性炎症有关。

(三)体液不足

与禁食、呕吐、高热及术中失血、失液有关。

(四)合作性问题

感染、粘连性肠梗阻。

四、护理措施

(一)术前

(1)监测体温、心率、血压,评估疼痛的部位、程度、性质、持续时间及伴随症状。

(2)患儿取半卧位,在诊断未明确前禁用止痛剂,以免掩盖病情。

(3)开放静脉通路,遵医嘱及时补液、应用抗生素,并做好各项术前准备。

(4)与患儿及家长进行交谈,消除或减轻对疾病和手术恐惧、紧张、焦虑的心情。

(二)术后

(1)术后麻醉清醒、血压稳定后取半卧位,以促进腹部肌肉放松,有助于减轻疼痛,同时使腹膜炎性渗出物流至盆腔,使炎症局限。

(2)咳嗽、深呼吸时用手轻按压伤口。遵医嘱准确使用止痛剂后需观察止痛药物的效果。

(3)指导家长多安抚患儿,讲故事、唱儿歌,以分散患儿注意力。

(4)监测体温,体温>39 ℃时给物理降温或药物降温,并观察降温的效果。

(5)监测血压、心率、尿量,评估黏膜和皮肤弹性,观察有无口渴。

(6)肠蠕动恢复后,开始进少量水,若无呕吐再进流质饮食、软食,并逐渐过渡到普通饮食。

(7)保持伤口敷料清洁、干燥,观察伤口有无红肿、渗出,疼痛有无加重。

(8)观察肠蠕动恢复情况及腹部体征有无变化,鼓励并协助患儿床上活动,术后 24 小时后视病情鼓励早期下床活动,以防止肠粘连。若患儿术后体温升高或体温一度下降后又趋上升,并伴有腹痛、里急后重、大便伴脓液或黏液,应考虑为盆腔脓肿的可能。

(三)健康教育

(1)患儿及家长对手术易产生恐惧、忧虑,并担心手术预后,护理人员应热情接待患儿,耐心讲解疾病的发生、发展过程及主要治疗手段等,以减轻患儿及家长的顾虑,积极配合医护人员。

(2)在术前准备阶段,认真向患儿及家长讲解术前各项准备的内容,如备皮、皮试、禁食、禁水、术前用药的目的、注意事项,以取得患儿及家长配合。

(3)术后康复过程中,护理人员应始终将各项术后护理的目的、方法向患儿及家长说明,共同实施护理措施,以取得良好的康复效果。

五、出院指导

(1)饮食:适当增加营养,指导家长注意饮食卫生,给易消化的食物如稀饭、面条、肉末、鱼、蛋、新鲜蔬菜、水果等，饮食要定时定量，避免过饱。

(2)伤口护理：保持伤口的清洁干燥，勤换内衣，伤口发痒时忌用手抓，以防破损、发炎。

(3)鼓励适度的活动，以促进伤口愈合，预防肠粘连，但应避免剧烈活动，以防止伤口裂开。

(4)注意个人卫生，保持室内通风、清洁，防止感冒、腹泻等疾病的发生。

(5)如患儿出现腹痛、腹胀、发热、呕吐或伤口红、肿、痛等情况需及时去医院就诊。

（刘　聪）

第十四节　急性肾小球肾炎

一、疾病概述

急性肾小球肾炎(acute glomerulonephritis，AGN)简称急性肾炎，是一组不同病因所致的感染后免疫反应引起的急性弥漫性肾小球炎性病变。其特点为急性起病，患儿出现血尿、蛋白尿、水肿和高血压，并可伴有一过性氮质血症，多发生于5～10岁儿童，小于2岁者少见(原因是其免疫系统未发育完全)。男孩发病率是女孩的2倍。本病为自限性疾病，发病率为10%～12%。绝大多数为A组β溶血性链球菌感染后所致，称为急性链球菌感染后肾炎(APSGN)；较少见的病原体有肺炎链球菌、支原体和腮腺炎病毒等，称为急性非链球菌感染后肾炎。

(一)病因

最常见的病因是A组β溶血性链球菌感染后引起的，冬季常继发于呼吸道感染(尤其是咽扁桃体炎)，夏季继发于皮肤感染。

(二)发病机制

发病机制详见图9-1。

(三)原发性肾小球肾炎的主要类型

(1)肾小球轻微病变。

(2)局灶性序段性肾小球硬化。

(3)局灶性序段性肾小球肾炎

(4)弥漫性肾小球肾炎：①膜性肾小球肾炎(膜性肾病)。②系膜增生性肾小球肾炎。③毛细血管内增生性肾小球肾炎。④膜性增生性肾小球肾炎(系膜毛细血管性肾小球肾炎)Ⅰ型及Ⅲ型。⑤致密沉积物性肾小球肾炎(致密沉积物病；膜性增生性肾小球肾炎Ⅱ型)。⑥新月体性(毛细血管外增生性)肾小球肾炎。

(5)未分类肾小球肾炎。

二、治疗概述

本病治疗以休息及对症为主，少数急性肾衰竭病例应予透析，待其自然恢复。不宜用激素及细胞毒素药物。

(一)一般治疗

急性肾炎卧床休息十分重要。卧床能增加肾血流量，可改善尿异常改变。预防和减轻并发症，防止再感染。当肉眼血尿消失、水肿消退，血压下降可作适量散步，逐渐增加轻度活动，防止骤然增加活动量。予低盐(＜3 g/d)饮食，尤其有水肿及高血压时。肾功能正常者蛋白质入量应保持正常(每天每公斤体重 1 g)，但氮质血症时应限制蛋白质摄入，并予高质量蛋白(富含必需氨基酸的动物蛋白)。仅明显少尿的急性肾衰竭病例才限制液体入量。

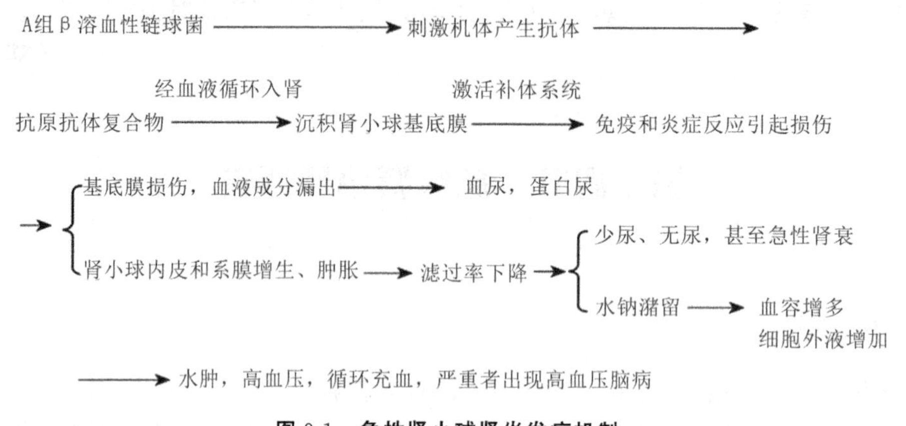

图 9-1　急性肾小球肾炎发病机制

(二)治疗感染灶

肾炎急性期在有感染灶的情况下要给以足够抗感染治疗，无感染灶时，一般以不用为妥。使用抗生素来预防本病的再发往往无效。首选青霉素。

(三)对症治疗

利尿、消肿、降血压。

1.利尿

利尿是治疗本病的关键。经控制水盐入量后仍有水肿少尿或高血压者给予利尿剂，一般用氢氯噻嗪每天 1～2 mg/kg，口服；重症者用呋塞米(速尿)每次 1～2 mg/kg，每天 1～2 次，肌内注射或静脉注射。应用利尿剂前后注意观察体重、尿量、水肿变化并做好记录，氢氯噻嗪饭后服，减轻胃肠道反应，利尿酸深部肌内注射或静脉滴注，尤其是静脉注射呋塞米后要注意有无大量利尿、脱水和电解质紊乱等现象，常见的有低血容量、低钾血症、低钠血症等。

2.降压

经上述处理血压仍持续升高，舒张压＞12.0 kPa(90 mmHg)时应给予降压药，首选硝苯地平(心痛定)每天 0.25～0.50 mg/kg，分 3 次口服；卡托普利，初始剂量每天 0.3～0.5 mg/kg，最大剂量每天 5～6 mg/kg，分 3 次口服，与硝苯地平交替使用效果好。

3.高血压脑病

首选硝普钠，5～20 mg 加入 5%葡萄糖液 100 mL 中，以 1 μg/(kg·min)速度静脉滴注，最快不得超过 8 μg/(kg·min)，同时，给予地西泮止痉及呋塞米利尿脱水等。应用硝普钠应新鲜配制，放置 4 小时后即不能再用，整个输液系统须用黑纸或铝箔包裹遮光。快速降压时必须严密监测血压、心率和药物不良反应(恶心、呕吐、情绪不安定、头痛和肌痉挛)。

4.严重循环充血

应严格限制水、钠摄入量和应用强利尿剂(如呋塞米)促进液体排出，表现有发生肺水肿者可用硝普钠扩张血管降压；对难治病例可采用腹膜透析或血液滤过治疗。

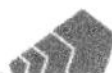

5.急性肾衰竭

维持水电解质平衡，以及时观察和处理水过多、低钠血症、高钾血症(乏力、心率减慢、心律失常)、氮质血症(恶心、呕吐、疲乏、意识障碍)、酸中毒(呼吸深快、樱桃嘴)。

(四)中医药治疗

本病多属实证。根据辨证可分为风寒、风热、湿热，分别予以宣肺利尿，凉血解毒等疗法。

(五)抗凝疗法

根据发病机制，肾小球内凝血是个重要病理改变，主要为纤维素沉积及血小板聚集。因此，在治疗时，可采用抗凝疗法，将有助于肾炎缓解。具体方法：①肝素按 0.8～1.0 mg/kg 体重加入 5%葡萄糖液 250 mL，静脉滴注，每天 1 次，10～14 次为 1 个疗程，间隔 3～5 天再行下 1 个疗程，共 2～3 个疗程。②双嘧达莫 50～100 mg 每天 3 次。③丹参 20～30 g 静脉滴注，亦可用尿激酶 2 万～6 万 U 加入 5%葡萄糖液 250 mL 静脉滴注，每天 1 次，10 天为 1 个疗程，根据病情进行 2～3 个疗程。但宜注意肝素与尿激酶不可同时应用。

(六)抗氧化剂应用

可应用超氧歧化酶(SOD)、含硒谷胱甘肽过氧化酶及维生素 E：①超氧歧化酶可使 O_2 转变成 H_2O_2。②含硒谷胱甘肽过氧化物酶(SeGsHPx)，使 H_2O_2 还原为 H_2O。③维生素 E 是体内血浆及红细胞膜上脂溶性清除剂，维生素 E 及辅酶 Q_{10} 可清除自由基，阻断由自由基触发的脂质过氧化的连锁反应，保护肾细胞，减轻肾内炎症过程。

三、护理评估

(一)健康史

询问患儿病前 1～3 周有无上呼吸道或皮肤感染史，目前有无发热、乏力、头痛、呕吐及食欲下降等全身症状；若主要症状为水肿或血尿，应了解水肿开始时间、持续时间、发生部位、发展顺序及程度。了解患儿 24 小时排尿次数及尿量、尿色。询问目前药物治疗情况，用药的种类、剂量、疗效及不良反应等。

(二)身体状况

重点评估患儿目前的症状、体征，包括一般状态，如神志、体位、呼吸、脉搏、血压及体重等。

1.一般病例

均有以下四项表现。①水肿：水肿的出现率为 70%～90%初始于眼睑和颜面，渐下行至四肢及全身，多为轻度或中度水肿，合并浆膜腔积液者少见。水肿一般为非凹陷性，与肾病性水肿明显不同。②尿少：尿量减少，可有少尿或无尿。尿量越少则水肿越重。③血尿：100%患儿有血尿，多为镜下血尿，约 1/3 病例可有肉眼血尿，此时尿呈鲜红色或洗肉水样(中性或弱碱性尿者)，也可呈浓茶色、茶褐色或烟灰样(酸性尿者)。④高血压：70%病例有高血压，患儿可有头晕、头痛、恶心、呕吐和食欲缺乏等，此因水钠潴留，血容量扩大所致。

2.严重病例

多在病程 1～2 周内发生，除上述一般病例的表现外，有以下一项或多项表现。①严重循环充血：表现有尿少加剧、心慌气促、频咳、烦躁、不能平卧、呼吸深大、发绀、两肺湿音、心率增快，可有奔马律和肝脏进行性增大。②高血压脑病：表现有剧烈头痛、频繁呕吐、视物模糊、一过性失明、嗜睡、惊厥和昏迷。此时血压可高达 21.3～26.7/14.7～18.7 kPa(160～200/110～140 mmHg)。③急性肾功能不全：表现有少尿或无尿、水肿加剧、氮质血症、代谢性酸中毒和电解质紊乱。

3.非典型病例

(1)无症状性 APSGN:无急性肾炎的临床表现,但有相应的实验室检查异常,但较轻微,故又称为亚临床型急性肾炎。

(2)肾外症状性 APSGN:患儿有水肿和/或高血压,但尿改变轻微,多呈一过性尿异常或尿检始终正常,故又称为尿轻微异常或无异常的急性肾炎。

(3)具肾病表现的 APSGN:以急性肾炎起病,但水肿和蛋白尿似肾病,可有低蛋白血症,以至于误诊为肾炎性肾病综合征,故又称为肾病综合征性急性肾炎。

(三)社会-心理状况

了解患儿及家长的心态及对本病的认识程度。患儿多为年长儿,心理压力来源较多,除因疾病和治疗对活动及饮食严格限制的压力外,还有来自家庭和社会的压力,如中断了日常与同伴的玩耍或不能上学而担心学习成绩下降等,会产生紧张、忧虑、抱怨等心理,表现为情绪低落、烦躁易怒等。家长因缺乏本病的有关知识,担心转为慢性肾炎影响患儿将来的健康,可产生焦虑、失望等心理,渴望寻求治疗方法,愿意接受健康指导并与医务人员合作。学龄期患儿的老师及同学因缺乏本病的有关知识,会表现出过度关心和怜悯,会忽略对患儿的心理支持,使患儿产生自卑心理。

(四)辅助检查指标

(1)尿液检查:血尿为急性肾炎重要所见,或肉眼血尿或镜下血尿,尿中红细胞多为严重变形红细胞,此外还可见红细胞管型,提示肾小球有出血渗出性炎症,是急性肾炎的重要特点。尿沉渣还常见肾小管上皮细胞、白细胞、大量透明和颗粒管型。尿蛋白通常为(+)~(++),尿蛋白多属非选择性,尿中纤维蛋白降解产物(FDP)增多。尿常规一般在 4~8 周内大致恢复正常。残余镜下血尿(或爱迪计数异常)或少量蛋白尿(可表现为起立性蛋白尿)可持续半年或更长。

红细胞计数及血红蛋白可稍低,因血容量扩大,血液稀释所致。白细胞计数可正常或增高,此与原发感染灶是否继续存在有关。红细胞沉降率增快,2~3 个月内恢复正常。

(2)血常规:肾小球滤过率(GFR)呈不同程度下降,但肾血浆流量仍可正常,因而滤过分数常减少。与肾小球功能受累相较,肾小管功能相对良好,肾浓缩功能多能保持。临床常见一过性氮质血症,血中尿素氮、肌酐增高。不限水量的患儿,可有一轻度稀释性低钠血症。此外病儿还可有高血钾及代谢性酸中毒。血浆蛋白可因血液稀释而轻度下降,在蛋白尿达肾病水平者,血清蛋白下降明显,并可伴一定程度的高脂血症。

(3)血化学及肾功能检查。

(4)细胞学和血清学检查:急性肾炎发病后自咽部或皮肤感染灶培养出 β 溶血性链球菌的阳性率约 30%左右,抗链球菌溶血素 O 抗体(ASO),其阳性率达 50%~80%,通常于链球菌感染后 2~3 周出现,3~5 周滴度达高峰,半年内恢复正常。判断其临床意义时应注意,其滴度升高仅表示近期有过链球菌感染,与急性肾炎的严重性无直接相关性;尚可检测抗脱氧核糖核酸酶 B 及抗透明质酸酶,并应注意应于 2~3 周后复查,如滴度升高,则更具诊断价值。

(5)血补体测定:除个别病例外,肾炎病程早期血总补体及 C_3 均明显下降,6~8 周后恢复正常。此规律性变化为本症的典型表现。血补体下降程度与急性肾炎病情轻重无明显相关,但低补体血症持续 8 周以上,应考虑有其他类型肾炎之可能,如膜增生性肾炎、冷球蛋白血症或狼疮肾炎等。

(6)肾活检:肾活检将展示急性间质性肾炎或肾小球肾炎的特征性病理变化。肾小球囊内可见广泛的新月体形成。

(7)其他检查：部分病例急性期可测得循环免疫复合物及冷球蛋白。通常典型病例不需肾活检，但如与急进性肾炎鉴别困难；或病后 3 个月仍有高血压、持续低补体血症或肾功能损害者可行肾活检检查。

四、护理措施

(1)急性期应绝对卧床休息 2 周，待水肿和肉眼血尿消失，血压正常，可逐渐恢复活动。

(2)严格执行饮食管理，急性期高度水肿、少尿时给予低蛋白、低盐、高糖饮食，适当限制水分，待尿量增加，水肿消退，可改为普通饮食，鼓励患儿多吃水果及糖类食物。

(3)详细记录尿液颜色、性质、次数，每周送检尿常规 2 次。

(4)急性期每天测血压 2 次，有条件给予血压监测，以及时记录。

(5)每周测体重 2 次，并积极应用抗生素控制感染灶，勿选用对肾有损害的抗生素。

(6)严密观察并发症的发生，发现问题及时报告医师处理。①心力衰竭：患儿烦躁不安、发绀、端坐呼吸、胸闷、心率增快、尿少、肝急骤增大、呼吸急促、咳泡沫样痰，应立即安置患儿半坐卧位、吸氧，报告医师并做好抢救准备。②高血压脑病：患儿出现血压增高、头痛、呕吐、烦躁、惊厥等，应立即报告医师并保持患儿安静，给产吸氧，神志不清按昏迷常规护理。③急性肾功能不全：患儿出现少尿或无尿、头痛、呕吐、呼吸深长，立即报告医师，按急性肾功能不全护理。

(刘　聪)

第十五节　肾 盂 肾 炎

一、疾病概述

肾盂肾炎是尿路感染中的一种重要临床类型，是由细菌(极少数为真菌、病毒、原虫等)直接引起的肾盂肾盏和肾实质的感染性炎症。本病好发于女性，女∶男约为 10∶1，临床上将本病分为急性或慢性两期。

(一)病因

本病为细菌直接引起的感染性肾脏病变，近年也有认为细菌抗原激起的免疫反应可能参与慢性肾盂肾炎的发生和发展过程。致病菌以肠道细菌为最多，大肠埃希菌占 60%～80%，其次依次是副大肠埃希菌、变形杆菌、葡萄球菌、粪链球菌、产碱杆菌、绿脓杆菌等，偶见厌氧菌、真菌、病毒和原虫感染。感染途径以上行感染最常见。

(二)发病机制

细菌侵入肾脏后，血液循环与肾脏感染局部均可产生抗体，与细菌结合，引起免疫反应。另外，细菌毒力在发病机制中起重要作用，某些大肠埃希菌对尿路上皮细胞有特殊亲和力，可黏附在尿路上皮细胞的相应受体上引起感染。

二、治疗概述

治疗原则:控制症状,消除病原体,去除诱发因素,预防复发。

(一)急性肾盂肾炎

1.轻型急性肾盂肾炎

经单剂或 3 天疗法治疗失败的尿路感染或轻度发热和/或肋脊角叩痛的肾盂肾炎,应口服有效抗菌药物 14 天,一般用药 72 小时显效,如无效,则应根据药物敏感试验结果更改药物。

2.较严重急性肾盂肾炎

发热体温>38.5 ℃,血白细胞升高等全身感染中毒症状明显者,静脉输注抗菌药物。无药敏结果前,暂用环丙沙星 0.25 g,每 12 小时 1 次,或氧氟沙星 0.2 g,每 12 小时 1 次,或庆大霉素 1 mg/kg,每 8 小时 1 次,必要时改用头孢噻肟 2 g,每 8 小时 1 次。获得药敏报告后,酌情使用肾毒性小而便宜的抗菌药。静脉用药至退热 72 小时后,改用口服有效抗菌药,完成 2 周疗程。

3.重型急性肾盂肾炎

寒战、高热、血白细胞显著增高、核左移等严重感染中毒症状,甚至低血压、呼吸性碱中毒,疑为革兰阴性败血症者,多是复杂性肾盂肾炎,无药敏结果前,可选用下述抗菌药联合治疗:①半合成的广谱青霉素(如哌拉西林 3 g,每 6 小时静脉滴注 1 次),毒性低,价格较第三代头孢菌素便宜。②氨基糖苷类抗生素(如妥布霉素或庆大霉素 1 mg/kg,每 8 小时静脉滴注 1 次)。③第 3 代头孢菌素类(如头孢曲松钠 1 g,每 12 小时静脉滴注 1 次,或头孢哌酮钠 2 g,每 8 小时静脉滴注 1 次)。通常使用一种氨基糖苷类抗生素加上一种广谱青霉素或头孢菌素类联用起协同作用。退热 72 小时后,改用口服有效抗菌药,完成 2 周疗程。肾盂肾炎患儿在病情允许时,应尽快做影像学检查。以确定有无尿路梗阻(尤其是结石),如尿液引流不畅未能纠正,炎症很难彻底治好。④碱化尿液:口服碳酸氢钠片,每次 1 g,每天 3 次,增强上述抗生素的疗效,减轻尿路刺激症状及减少磺胺结晶所致结石等。

(二)慢性肾盂肾炎

1.一般治疗

寻找并去除导致发病的易感因素,尤其是解除尿流不畅、尿路梗阻,纠正肾和尿路畸形,提高机体免疫力等。多饮水、勤排尿,增加营养。

2.抗菌药物治疗

药物与急性肾盂肾炎相似,但治疗较困难。抗菌治疗原则:①常需两类药物联合应用,必要时中西医结合治疗。②疗程宜适当延长,选用敏感药物。③抗菌治疗同时,寻找并去除易感因素。④急性发作期用药同急性肾盂肾炎。

三、护理评估

(一)健康史

询问患儿有无寒战、高热、全身不适、疲乏无力等全身症状及尿液外观有无浑浊、脓尿或血尿等。

(二)身体状况

评估患儿有无尿频、尿急、尿痛、耻骨弓上不适等尿路刺激征,是否伴腰痛或肾区不适、肋脊角有压痛和/或叩击痛或腹部上、中输尿管点和耻骨上膀胱区有压痛。

1.急性肾盂肾炎

临床表现为患儿起病急，常有寒战、高热（体温可达 40 ℃以上）、全身不适、疲乏无力、食欲减退、恶心呕吐等，泌尿系症状患儿有腰痛，多为钝痛或酸痛，程度不一，少数有腹部绞痛，沿输尿管向膀胱方向放射，体检时在上输尿管点（腹直肌外缘与脐平线交叉点）或肋腰点（腰大肌外缘与十二肋交叉点）有压痛，肾叩痛阳性。患儿常有尿频、尿急、尿痛等膀胱刺激症状。

2.慢性肾盂肾炎

症状较急性期轻，有时可表现为无症状性尿。半数以上患儿有急性肾盂肾炎既往史，其后有乏力、低热、厌食及腰酸腰痛等症状，并伴有尿频、尿急、尿痛等下尿路刺激症状。急性发作表现也时有出现。肾盂肾炎病程超过半年，同时伴有以下情况之一者，可诊断为慢性肾盂肾炎：①在静脉肾盂造影片上可见肾盂肾盏变形、狭窄。②肾外形凹凸不平（有局灶粗糙的肾皮质瘢痕），且两肾大小不等。③肾功能有持续性损害。

（三）社会-心理状况

了解患儿及家长的生活环境，以及对本病的认识程度。

（四）辅助检查指标

1.尿常规和细胞计数

镜检尿白细胞明显增多，见白细胞管型。红细胞增多，可有肉眼血尿。白细胞最常见＞5/HP。尿蛋白常为阴性或微量，一般＜2.0 g/d。

2.血常规

急性肾盂肾炎血白细胞和中性粒细胞增高，并有中性粒细胞核左移。红细胞沉降率可增快。慢性期红细胞计数和血红蛋白可轻度降低。

3.尿细菌学检查

临床意义为尿含菌量≥10^5/mL，即为有意义的细菌尿。（10^4～10^5）/mL 为可疑阳性，＜10^4/mL则可能是污染。膀胱穿刺尿定性培养有细菌生长也提示菌尿。

4.尿沉渣镜检细菌

清洁中段尿的未染色的沉渣用高倍镜找细菌，如平均每视野≥20 个细菌，即为有意义的细菌尿。

5.肾功能检查

尿渗透浓度下降，肌酐清除率降低，血尿素氮、肌酐增高。

6.影像学检查

肾盂造影、B 超等。

四、护理措施

（1）密切观察患儿的生命体征，尤其是体温的变化，对高热患儿可采用冰敷等物理降温措施，并注意观察和记录降温的效果。

（2）进食清淡而富于营养的饮食，指导患儿尽量多摄入水分，以使尿量增加达到冲洗膀胱、尿道的目的，减轻尿路刺激征。

（3）急性发作期患儿应注意卧床休息，各项护理操作最好集中进行，避免过多打扰患儿，加重患儿的不适，应做好生活护理。

（4）按医嘱使用抗生素药物，让患儿及家属了解药物的作用、用法、疗程的长短。尤其是慢性肾盂肾炎患儿治疗较复杂。

(5)向患儿及家属解释各种检查的意义和方法,正确采集化验标本,以指导临床选用抗生素药物。

(6)认真观察病情变化,如腰痛的性质、部位、程度变化及有无伴随症状、急性肾盂肾炎患者若高热等令身症状加重或持续不缓解,且出现腰痛加剧等时,应考虑是否出现肾周脓肿、肾乳头坏死等并发症,应及时通知医师处理。

(7)肾疼痛明显应卧床休息,嘱其尽量不要弯腰,应站立或坐直,以减少对肾包膜的牵拉力,利于疼痛减轻。

(8)加强卫生宣教,注意个人清洁,尤其是注意会阴部及肛周皮肤的清洁。避免过度劳累,多饮水、勤排尿是最简单而有效的预防尿路感染的措施。

(刘　聪)

第十六节　肾病综合征

一、疾病概述

肾病综合征(nephrotic syndrome,NS)是由于多种病因造成肾小球基底膜通透性增高,大量血浆蛋白从尿中丢失引起的一组临床综合征。

NS在小儿肾脏疾病中发病率仅次于急性肾炎。1982年我国的调查结果NS占同期住院泌尿系统疾病患儿的21%。男女比例为3.7∶1。发病年龄多为学龄前儿童,3～5岁为发病高峰,按病因分为原发性、继发性和先天性三种类型。小儿时期绝大多数＞90%以上为原发性肾病综合征,本节主要叙述原发性肾病综合征。

原发性肾病综合征分为单纯性肾病和肾炎性肾病,单纯性肾病多见于2～7岁,临床上具有四大特征,水肿非常重,可伴有胸腔积液、腹水及阴囊水肿,重者有少尿。病理多见微小病变。肾炎性肾病多见7岁以上儿童,水肿不如单纯性肾病重,但伴有持续性高血压或血尿或血补体下降,肾功能不全。病理多见微小病变。

(一)病因

目前病因尚未明确,多认为与机体的免疫功能异常有关(如急性肾炎引起肾小球滤过膜损伤等)患儿起病或复发前常有前驱期的感染症状,尤其是呼吸道感染,McDonald曾做前瞻性研究发现近70%复发前有上呼吸道感染。

(二)发病机制

发病机制详见图9-2。

二、治疗概述

治疗原则:利尿、激素治疗、免疫抑制剂治疗、抗凝治疗、中药治疗。

(一)利尿药物

一般不用利尿剂治疗,只有高度水肿、严重胸腔积液、腹水等时使用,以改善全身症状,如速尿和氢氯噻嗪等,以及右旋糖酐-40(提高血浆胶体渗透压)。必要时按医嘱用清蛋白。

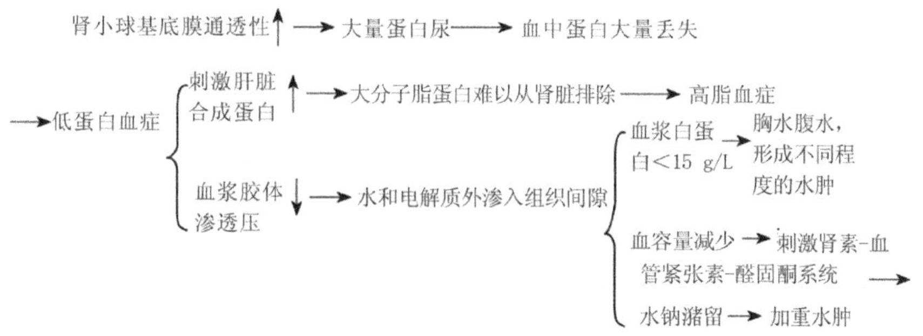

图 9-2 肾病综合征发病机制

(二)激素治疗

应用激素尽管有某些不良反应、且尚未解决复发问题，临床实践证明仍是目前能诱导蛋白消失的有效药物，并作为肾病治疗的首选药。故肾上腺皮质激素为治疗肾病综合征较有效的首选药物。常用泼尼松，口服给药。在尿蛋白消失以前每天 2 mg/kg，分 3～4 次服用；尿蛋白转阴后改为隔天给药一次，早餐后一次顿服、不能擅自停药。

1.泼尼松中长程疗法

国内较多采用。

2.泼尼松短程治疗

欧美等国多采用此法。

3.疗效判断

用药后 8 周进行评价，评价的要点是水肿情况，尿蛋白 2 项指标。激素分泌有晨高夜低昼夜波动规律，护理要点是正确准时执行药疗，并注意观察激素的不良反应。

4.复发

尿蛋白转阴，停用激素 4 周以上，尿蛋白≥＋＋。①反复：治疗过程中尿蛋白转阴后出现同复发蛋白尿变化。②频繁复发：初次反应后 6 月内 2 次，1 年内＞3 次。③激素依赖：皮质激素停用或减量 2 周内复发或反复且重复＞3 次。④激素耐药：治疗满 8 周尿蛋白＋＋以上。⑤激素敏感：正规治疗 8 周内尿蛋白转阴，水肿消退。⑥激素部分敏感：治疗 8 周内水肿消退，尿蛋白＋～＋＋。

(三)免疫抑制剂治疗

适应证：难治性肾病和/或激素不良反应严重者，可加用或换用免疫抑制剂，用药有环磷酰胺、雷公藤多苷等。

(四)抗凝治疗

如肝素、双嘧达莫、活血化瘀中药丹参等。

三、护理评估

询问感染病史、水肿血尿情况、尿量情况，观察患儿有无严重并发症，了解患儿及家长对本病的认识程度。

(一)健康史

询问患儿病前 1～3 周有无上呼吸道或皮肤感染史；若主要症状为水肿或蛋白尿，应了解水肿开始时间、持续时间、发生部位、发展顺序及程度。了解患儿 24 小时排尿次数及尿量、尿色，有无泡沫。询问目前药物治疗情况，用药的种类、剂量、疗效及不良反应等。

（二）身体状况

重点评估患儿目前的体征及有无并发症发生，检查水肿的部位、程度及指压迹，是否为凹陷性水肿，有无凝状态和血栓形成（如最常见的肾静脉血栓形成发生突然腰痛或腹痛）、感染、电解质紊乱、生长延迟等并发症。

临床四大特点：水肿（常为主诉，最常见）、大量蛋白尿（尿蛋白定性＞＋＋＋，24 小时定量＞50 mg/kg，最根本的病理生理改变，是引起其他三大症的基本原因）、低清蛋白血症和高胆固醇血症。

1.全身水肿

几乎所有肾病综合征患儿均出现程度不同的凹陷性水肿，水肿可持续数周或数月，或于整个病程中时肿时消。检查水肿的部位、程度及指压迹，是否为凹陷性水肿。在肾病综合征患儿感染（特别是链球菌感染）后，常使水肿复发或加重，甚至可出现氮质血症。

2.消化道症状

因胃肠道水肿，肾病综合征患儿常有不思饮食、恶心、呕吐、腹胀等消化道功能紊乱症状。当肾病综合征患儿出现有氮质血症时，上述症状加重。

3.高血压

非肾病综合征的重要症状，但有水、钠潴留及血容量增多，可出现一时性高血压，而Ⅱ型原发性肾病综合征可伴有高血压症状。

4.蛋白尿

大量蛋白尿是诊断肾病综合征最主要症状。

5.低蛋白血症

主要是肾病综合征患儿血浆蛋白下降，其程度与蛋白尿的程度有明显关系。

6.高脂血症

肾病综合征患儿血中三酰甘油明显增高。

（三）社会-心理状况

了解患儿及家长的心态及对本病的认识程度。年长儿因来自医院、家庭、社会多方面的压力而产生抑郁、焦虑、烦躁、隐瞒、否认等情绪，再加之患儿应用激素关系引起的体型改变产生自卑心理；而年龄小患儿会因医院检查治疗及医疗性限制等造成患儿情绪异常。

（四）辅助检查指标

1.尿

尿常规镜下可见大量的红细胞，白细胞和多种细胞或颗粒管型。在过敏性间质性肾炎患儿尿中可见嗜酸性粒细胞。尿钠浓度 10～40 meq/L。尿蛋白明显增多，定性＋＋＋～＋＋＋＋，24 小时尿蛋白定量≥0.05 g/kg。

2.血常规

血浆总蛋白和清蛋白明显减少，血清胆固醇明显增高。在免疫复合物沉积期间，血清补体成分减少。在某些条件下，可检出循环免疫复合物。其他测定可发现红斑狼疮和血栓性血小板减少性紫癜等全身性疾病。

3.X线检查

静脉尿路造影或同位素肾扫描可以表现为显影不良。因为造影剂有肾毒性作用,因此应避免进行常规的静脉尿路造影。超声检查是排除尿路梗阻的最佳手段。

四、护理措施

(1)执行儿科一般护理常规。

(2)适当休息,无高度水肿、低血容量及感染的患儿无须卧床,即使卧床也应在床上经常变换体位,以防血管栓塞等并发症,但不要过劳,以防复发,严重水肿或高血压须卧床休息,并遵医嘱使用利尿剂及降压药,一般无须严格限制活动。

(3)饮食治疗目的是保证营养供应,减轻肾的工作负担,减少钠、水潴留及代谢产物的积聚。严格按照医嘱给予必要的饮食治疗,有高血压、水肿时应限制盐的摄入。肾功能减退、明显少尿时,严格限水;氮质血症时应限制患儿蛋白质的入量,并给予含有必需氨基酸的优质蛋白;激素治疗阶段,适当增加蛋白质、钙剂和维生素D。

(4)与感染性疾病患儿分室居住,防止交叉感染。病室温度适宜,注意随气候变化增减衣服,防止受凉感冒使病情加重或复发。

(5)准确记录出入量,观察尿色、性质、尿量等。

(6)及时收集尿标本,收集早晨第1次尿做尿常规,每周送检2次。留取尿培养标本时遵守无菌操作,争取于治疗前送检。留24小时或12小时尿标本,在尿盆内加入0.8%硼酸10 mL。尿标本内不要混入大便,准确测量尿量并做记录。

(7)每周测体重2次(每周二、周六早餐前),水肿严重、少尿患儿每天测体重1次。

(8)加强皮肤护理,保持皮肤清洁、干燥,预防皮肤感染及褥疮。阴囊肿大时,可用阴囊托带托起。

(9)密切观察生命体征及病情变化,如发现烦躁、头痛、心律失常等及时报告医师。①肾衰竭:少尿或无尿、恶心、呕吐、食欲缺乏、头痛、呼吸深长等。②高血压脑病:血压增高、头痛眼花、呕吐、呼吸急促、烦躁、神志不清、惊厥等。③心力衰竭:患儿烦躁不安、胸闷、气促、咳嗽、脉快、尿少、肝大等。

(10)注意观察水、电解质平衡紊乱症状,以及时报告医师处置。①低钾血症:心律减慢、心音低钝、无力。②低钠血症:面色苍白、无力、食欲低下、水肿加重。③低钙血症:出现手足抽搐。

(11)血压高者,根据病情每天测量血压1～3次。

(12)肾病患儿用激素治疗时,易有骨质疏松,要避免剧烈活动,防止发生骨折。

(刘 聪)

第十七节 儿童糖尿病

一、疾病概述

糖尿病是一种以高血糖为主要生化特征的全身慢性代谢性疾病,儿童时期的糖尿病主要是指在15岁以前发生的糖尿病。

(一)病因及危险因素

目前广泛接受的观点认为IDDM(胰岛素依赖型糖尿病)是在遗传易感性基因的基础上，导致β细胞的损伤和破坏，最终致胰岛β细胞功能衰竭而起病。但是，在以上各因素中还有许多未能完全解释的问题。根据目前的研究成果概述如下。

1.遗传因素

IDDM和NIDDM(非胰岛素依赖型糖尿病)的遗传性不同。根据同卵双胎的研究，证明NIDDM的患病一致性为100%，而IDDM的仅为50%，说明IDDM是除遗传因素外还有环境因素作用的多基因遗传病。

2.环境因素

多年来不断有报告IDDM的发病与多种病毒的感染有关，如风疹病毒、腮腺炎病毒、柯萨奇病毒等感染后发生IDDM的报告。动物试验表明有遗传敏感性的动物仅用喂养方法即可使发生糖尿病。总之环境因素可能包括病毒感染、环境中化学毒物、营养中的某些成分等都可能对带有易感性基因者产生β细胞毒性作用，激发体内免疫功能的变化，最后导致IDDM的发生。严重的精神和身体压力，应激也能使IDDM的发病率增加。

3.免疫因素

最早发现新起病IDDM患者死后尸检见胰岛有急性淋巴细胞和慢性淋巴细胞浸润性胰小岛炎改变，继之发现IDDM患者血中有抗胰岛细胞抗体(ICA)，抗胰岛细胞表面抗体(ICSA)、抗胰岛素抗体等多种自身抗体，现在倾向于认为ICA抗体等是胰岛细胞破坏的结果。还发现患者的淋巴细胞可抑制胰岛β细胞释放胰岛素。辅助T细胞/抑制T细胞的比值增大，K杀伤细胞增多等。另外还证明了患者体内T淋巴细胞表面有一系列的有功能性的受体，以及有Ⅰa抗原的T细胞增多等免疫功能的改变。对免疫功能变化的机制也提出不同的学说。总之IDDM患者免疫功能的改变在发病中是一个重要的环节。

(二)病理生理和分类

1.病理生理

IDDM主要为胰岛β细胞破坏，分泌胰岛素减少引起代谢紊乱。胰岛素对能量代谢有广泛的作用，激活靶细胞表面受体，促进细胞内葡萄糖的转运，使葡萄糖直接供给能量，转变为糖原，促进脂肪合成，抑制脂肪的动员。胰岛素还加强蛋白质的合成，促进细胞的增长和分化。促进糖酵解，抑制糖异生。IDDM患者胰岛素缺乏，进餐后缺少胰岛素分泌的增高，餐后血糖增高后不能下降，高血糖超过肾糖阈值而出现尿糖，体内能量丢失，动员脂肪分解代谢增加，酮体产生增多(图9-3)。

另外糖尿病时反调节激素如胰高糖素、肾上腺素、生长激素的增多，加重了代谢的紊乱，使糖尿病发展为失代偿状态。反调节激素促进糖原分解、糖异生增加，脂肪分解旺盛，产生各种脂肪中间代谢的产物和酮体。由于高血糖、高血脂和高酮体血症引起渗透性利尿，而发生多尿、脱水、酸中毒。由于血浆渗透压增高而产生口渴多饮，体重明显减低。

酮症酮中毒时大脑功能受损伤，氧利用减低，逐渐出现嗜睡、意识障碍而渐进入昏迷。酸中毒严重时 CO_2 潴留，为了排出较多的 CO_2，呼吸中枢兴奋而出现不规则的呼吸深快(Kussmaul呼吸)。呼吸中的丙酮产生特异的气味(腐烂水果味)。

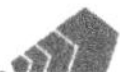

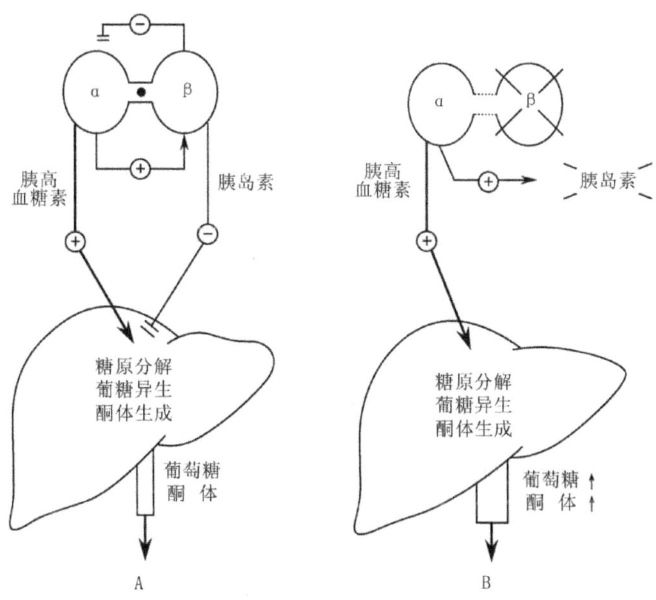

图 9-3　胰岛素和胰高糖素与能量代谢的关系

2.分类

具体分类详见表 9-1 和表 9-2。

表 9-1　儿童糖尿病的分类

胰岛素依赖型糖尿病(1 型糖尿病)(insulin dependant diabetes mellitus,IDDM)	ⅠA 型是指由于因遗传基因、免疫因素和环境因素共同参与起病的,是 IDDM 的代表 ⅠB 型是指家族性自身免疫性疾病中的 IDDM,是自身免疫疾病的一部分
非胰岛素依赖型糖尿(2 型糖尿病)(noninsul in dependant diabetes mellitus ,NIDDM)	有肥胖型和大肥胖型之分,过去 NIDDM 发生儿童期时称为儿童(青少年)开始的成人糖尿病(maturity onset diabetes mellitus of youny,MODY),MODY 一词未完全舍弃。这是属于常染色体显性遗传。但儿童期 2 型糖尿病也有散发病例
营养不良有关的糖尿病(rralnutrition related diabetes mellitus,MRDM)	可见有胰腺纤维钙化或胰岛钙化并有蛋白质缺乏的病史
其他型	包括胰腺疾病、内分泌病、药物或化学物直接引起的糖尿病,以及某些遗传综合征、胰岛素受体异常等引起的糖尿病
葡萄糖耐量损伤(inparial glucose tdarance,IGT)	儿童时期所患糖尿病绝大多数(90%以上)是胰岛素依赖型糖尿病ⅠA 型(IDDM,ⅠA 型),ⅠA 依赖是指患者必须用注射胰岛素治疗才能防止发生糖尿病酮症酸中毒昏迷和死亡

表 9-2　1 型糖尿病与 2 型糖尿病的区别

项目	1 型	2 型
发病原因	免疫与遗传	遗传与生活方式
发病年龄	青少年	中老年
发病方式	急	缓慢或无症状
体重情况	多偏瘦	多偏胖

续表

项目	1型	2型
胰岛素分泌	绝对缺乏	相对缺乏或胰岛素抵抗
酮症酸中毒	容易发生	不易发生
一般治疗	注射胰岛素	口服降糖药
胰岛素释放试验	空腹血胰岛素及C肽低于正常，且进食后不增高者	空腹血胰岛素及C肽正常、增高或稍低，进食后有增高但高峰值延迟

(三)临床症状和体征

IDDM常为比较急性起病，多数患者可由于感染、情绪激惹或饮食不当等诱因起病，出现多饮、多尿、多食和体重减轻的症状，全称为IDDM的“三多一少”症状。但是，婴儿多尿多饮不易被发觉，很快发生脱水和酮症酸中毒症状。幼年儿童因夜尿增多可发生遗尿。多食并非患者必然出现的症状，部分儿童食欲正常或减低，体重减轻或消瘦很快，疲乏无力、精神萎靡亦常见。如果有多饮、多尿又出现呕吐、恶心、厌食或腹痛、腹泻和腿痛等症状则应考虑并发糖尿病酮症酸中毒。糖尿病酮症酸中毒重者表现为严重脱水、昏迷、皮肤弹性差、口干舌燥、口唇樱红、眼眶深陷、呼吸深快、呼出气有烂水果的丙酮味。病情严重时出现休克，表现为脉快而弱、肢凉、血压下降。发热、咳嗽等呼吸道感染或皮肤感染、阴道瘙痒和结核病可与糖尿病并存。病程较久，对糖尿病控制不好时可发生生长落后、身矮，智能发育迟缓，肝大称为糖尿病侏儒(Mauhiac综合征)。晚期可出现白内障、视力障碍、视网膜病变，甚至双目失明。还可有蛋白尿、高血压等糖尿病肾病，最后致肾衰竭。

(四)常见并发症

1.急性并发症

(1)酮症酸中毒:IDDM患者在发生急性感染、延误诊断、过食或中断胰岛素治疗时均可发生酮症酸中毒，临床表现如前述。年龄越小酮症状中毒的发生率越高。新的IDDM患者以酮症酸中毒起病时可误诊为肺炎、哮喘、败血症、急腹症和脑膜炎等，应予以鉴别。酮症酸中毒血糖增高可>28.0 mmol/L(500 mg/dL)，血酮体可>10 mmol/L(200 mg/dL)，血酮体中不仅有乙酰乙酸，β-羟丁酸和丙酮，还有多种脂肪酸代谢的中间产物的许多酮体，如α-戊酮，3-戊烯-2酮等大分子酮体及脂肪酸如己二酸，癸二酸等均明显增高。糖尿病患者酮症酸中毒时的脂肪代谢紊乱较为复杂。酮症酸中毒时血pH下降，HCO_3^-减低，血钠、钾、氯亦低于正常，有的治疗前血钾不低，用胰岛素治疗血钾迅速降低。尿酮体定性试验阳性反应可较弱或(—)，经初步治疗后乙酰乙酸产生增多，尿酮体反应反而增强。

(2)低血糖:糖尿病用胰岛素治疗后发生低血糖是由于胰岛素用量过多或注射胰岛素后未能按时进餐，出现心悸、出汗、饥饿感、头晕和震颤等，严重时可发生低血糖昏迷甚至惊厥;抢救不及时可引起死亡。反复低血糖发作可产生脑功能障碍或发生癫痫。

(3)感染:IDDM为终身疾病，随时可发生各种感染的可能，包括呼吸道、泌尿系统及皮肤等急慢性感染。每当有轻度感冒时亦可使病情加重，严重感染时可发生中毒性休克，如果只注重感染的治疗，忽视对糖尿病的诊断和治疗，可造成严重后果应予以警惕。

(4)糖尿病高渗性非酮症性昏迷:儿童IDDM时少见，患者多数先有神经系统的疾病。高血糖非酮症性昏迷诊断为糖尿病高渗性非酮症性昏迷时必须是发生在原患有糖尿病的患者，应与

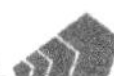

医源性由于注射高张葡萄糖盐水等引起的高血糖渗性昏迷相鉴别。糖尿病高渗性昏迷时血糖常＞28 mmol/L(500 mg/dL)，血 Na^+ ＞145 mmol/L，血浆渗透压＞310 mmol/L，有时可达＞370 mmol/L，有脱水及昏迷，但血、尿酮体不明显增高，无酸中毒、治疗需用等渗液或低于血浆渗透压 40 mmol/L(20 mOsm/L)的高渗液体，如血浆渗透液＞370 mmol/L(370 mOsm/ng)时用＞330 mmol/L 的高渗液。胰岛素用量应小、血糖降低速度应慢，防止血糖迅速下降使血浆渗透压降低太快引起脑水肿。本症病死率较高。

2.慢性并发症

糖尿病的慢性并发症有牙周脓肿；肺结核；肾病；麻木、神经痛；脑梗死、脑出血；白内障、视网膜病变出血；心肌梗死、心绞痛、高血压；便秘、腹泻；感染；坏疽、截肢等。

二、治疗概述

IDDM 是终身的内分泌代谢性疾病，治疗的目标是使患者达到最佳的"健康"状态。IDDM 的治疗是综合性的，包括胰岛素、饮食管理和身体的适应能力，还应加强精神心理的治疗。

在 IDDM 的治疗过程中应定期(出院后 1～2 周一次，稳定后 2～3 个月一次)复诊，复诊前检查当天餐后 2 小时血糖，前 1 天留 24 小时尿测尿糖定量，有条件的每次应测糖基化血红蛋白(HbA1c 或 HbA1)使 HbA1＜10.5%，平均血糖＜11.1 mmol/L(200 mg/dL)。患者备有自动血糖仪时每天应测血糖 4 次，至少测 2 次，无血糖仪者每次餐前及睡前测尿糖共 4 次。每次复诊应测血压。每年检查眼底一次。

(一)胰岛素的治疗

胰岛素是治疗 IDDM 能否成功的关键。胰岛素的种类、剂量、注射方法都影响疗效，胰岛素的制剂近年来有许多新产品，注射方法也有多样。

1.胰岛素制剂和作用

世界各国胰岛素的产品共有数十种，从作用时间上分为短效、中效和长效三类。从制剂成分上分由猪或牛胰岛提取的胰岛素，基因工程重组 DNA 合成的纯人胰岛素和半人工合成的，改造猪胰岛素为人胰岛素(置换胰岛素结构中的一个氨基酸)4 类。中国目前只有短效的正规胰岛素(rogular insulin，RI)和长效的鱼精蛋白锌胰岛素(protamine zinc insulin，PZI)，近年来常有进口的中效胰岛素 NPH(neutral pratamine Hagedorn，NPH)和其他纯品人胰岛素。

2.胰岛素开始治疗时的用量和调整

IDDM 患儿每天胰岛素的需要量一般为 0.4～1.0 U/(kg・d)，治疗开始的第 1 天以 0.5～0.6 U/kg计算较安全。将全日量平均分为 4 次丁每餐前及睡前加餐前 30 分钟注射。每天的胰岛素总量分配：早餐前 30%～40%，中餐前 20%～30%，晚餐前 30%，临睡前 10%。糖尿病初患者一开始也用 NPH 60%和 RI 40%的量分二次注射，早餐前用全日量的 2/3，晚餐前用 1/3 量。早餐前注射的胰岛素提供早餐和午餐后的胰岛素，晚餐前注射的胰岛素提供晚餐后及睡前点心直至次日晨的胰岛素。根据用药日的血糖或尿糖结果调整次日的胰岛素。RI 分 3～4 次注射时胰岛素用量的调节应根据前 1 天上午第一段尿糖及午餐前尿糖或血糖调节次日早餐前 RI 量或调整早餐；根据前 1 天晚餐后一段尿糖及睡前尿糖或血糖调节晚餐前 RI 剂量或调整晚餐。病情稳定后有波动时应从饮食、感染、气候和情绪的变化先找原因，再调整胰岛素和病因治疗(表 9-3)。

表 9-3 常用注射胰岛素剂型及作用时间

剂型	作用类别	注射途径	作用时间(h)		
			开始	最强	持续
普通速效胰岛素(RI)	速效	皮下	0.5	3～6	6～8
		静脉	即刻	0.5	1～2
中效胰岛素(NPH)	中效	皮下	2	8～12	18～24
鱼精蛋白锌胰岛素(PZI)	长效	皮下	4～6	14～20	24～36
混合(RI+PZI)		皮下	0.5～1.0	2～8	24～36
混合(RI+NPH)		皮下	0.5～1.0	2～8	18～24

3.胰岛素注射笔或注射泵强化胰岛素的治疗

胰岛素注射笔是普通注射器的改良，用喷嘴压力和极细针头推进胰岛素注入皮下，可减少皮肤损伤和注射的精神压力，此法方便和无痛，所用胰岛素 RI 和长效胰岛素(与注射笔相适用的包装)，以普通注射器改用胰岛素笔时应减少原胰岛素用量的 15%～20%，仔细监测血糖和尿糖进行调整。连续皮下输入胰岛素(continuous subcatanous insulin infusion，CSⅡ)是用胰岛素泵持续的输入基础量的胰岛素，用 RI 和 NPH 较稳定，于每餐前加注 RI。CSⅡ可能使血糖维持在正常水平，开始应住院观察，调整剂量，用量一般为平常量的 80%，基础输入量为总量的 40%，早餐前加量 20%，午餐和晚餐前各加 15%，睡前加餐时为 10%。餐前加量应在进餐前 20～30 分钟输入，应特别注意晨 3 时和 7 时的血糖，以及时发现 Somogy 现象及黎明现象。

(二)饮食治疗

IDDM 的饮食治疗目的也是为了使血糖能稳定的控制在接近正常水平，以减少并发症的发生，糖尿病儿童的饮食应是有一定限度的计划饮食，并与胰岛素治疗同步。

每天总热卡以糖占 55%～60%，蛋白质 10%～20%，脂肪 30%～35%的比例计算出所需的糖、蛋白质和脂肪的量(克)。脂肪应是植物油(不饱和脂肪)避免肥肉和动物油。全日热卡分为三餐和三次点心，早餐为每天总热卡的 25%，午餐 25%，晚餐 30%，三餐间 2 次点心各 5%，睡前点心(加餐)10%。每餐中糖类是决定血糖和胰岛素需要量的关键。

(三)运动治疗

运动是儿童正常生长和发育所需要的生活内容的一部分，运动对糖尿病患儿更有重要意义。运动可使热量平衡并能控制体重，运动能促进心血管功能，改进血浆中脂蛋白的成分，有利于对抗冠心病的发生。运动时肌肉消耗能量比安静时增加 7～40 倍。能量的来源主要是由脂肪代谢所提供和肌糖原的分解；运动使肌肉对胰岛素的敏感性增高，从而增强葡萄糖的利用，有利于血糖的控制。运动的种类和剧烈的程度应根据年龄和运动能力进行安排，有人主张 IDDM 的学龄儿童每天都应参加 1 小时以上的适当运动。运动时必须做好胰岛素用量和饮食的调节，运动前减少胰岛素用量或加餐。糖尿病患者应每天固定时间运动，并易于掌握食入热量、胰岛素的用量和运动量之间的关系。

三、护理评估、诊断和措施

(一)家庭基本资料

1.家族史

遗传因素。

2.家庭经济状况

对糖尿病长期治疗过程有参考价值。

3.体重的变化情况

糖尿病对体重有严重的影响,尤其是1型糖尿病患儿发病前体重多为正常或偏低,发病后体重明显下降,合理治疗后体重可恢复正常。

4.用药史

了解求医过程,用药情况,做好药物管理。

(1)指导患儿正确服药,并尽量避免或纠正药物的不良反应。

(2)正确抽吸胰岛素,采用1 mL OT针筒,以保证剂量绝对准确。长、短效胰岛素混合使用时,应先抽吸短效胰岛素,再抽吸长效胰岛素,然后混匀。切不可逆行操作,以免将长效胰岛素混入短效内,影响其速效性。

(3)掌握胰岛素的注射时间:普通胰岛素于饭前半小时皮下注射,鱼精蛋白锌胰岛素在早餐前1小时皮下注射。根据病情变化,以及时调整胰岛素的用量。

5.不典型症状

(1)日渐消瘦:由于胰岛素缺乏,葡萄糖氧化生能减少,组织分解代谢加强,动用体内脂肪及蛋白质,因此病儿日见消瘦,经胰岛素治疗后,能很快恢复正常。

(2)不易纠正的酸中毒:小婴儿发病常误诊为消化不良、脱水及酸中毒,输入大量碳酸氢钠、葡萄糖及盐水等,不但酸中毒未能纠正,还可能出现高钠、高血糖昏迷。有的病儿酸中毒出现呼吸深长,误诊为肺炎而输入抗生素及葡萄糖而延误诊治。

(3)酷似急腹症:急性感染诱发糖尿病酮症酸中毒(DKA)时可伴有呕吐、腹痛、发热、白细胞增多,易误诊为急性阑尾炎等急腹症。文献上曾有误诊而行手术者。

(二)健康管理

1.有感染的危险

接触有感染性疾病的患儿,包括呼吸道、泌尿系统、皮肤感染等,避免不同病种交叉感染,定期查血常规,以免感染导致酮症酸中毒等并发症的发生。

(1)相关因素:与抵抗力下降有关。

(2)护理诊断:有感染的危险。

(3)护理措施:预防感染,患儿在住院期间无感染的症状和体征。①定期为患儿洗头,洗澡,勤剪指甲。注重患儿的日常清洁。②保持患儿的口腔清洁,指导患儿做到睡前、早起要刷牙,必要时可给予口腔护理。③每天为患儿清洗外阴部,并根据瘙痒的程度,酌情增加清洗次数。做好会阴部护理,预防泌尿道感染。④预防外伤:告知患儿不可赤脚走路,不可穿拖鞋外出。要求患儿尽量不使用热水袋,以防烫伤。做好瘙痒部位的护理,以防抓伤。⑤做好保暖工作,预防上呼吸道感染。对于已发生感染的患儿,应积极治疗。而对未发生感染的患儿,可预防性地使用抗生素,预防感染。

2.潜在并发症:酮症酸中毒

患儿发生急性感染、延误诊断、过食或中断胰岛素治疗时均可发生酮症酸中毒。

(1)相关因素:酮症酸中毒与过食导致酸性代谢产物在体内堆积有关。

(2)护理诊断:潜在并发症——酮症酸中毒。

(3)护理措施:患儿在住院期间未发生酮症酸中毒;患儿发生酮症酸中毒后及时发现并处理。

①病情观察:密切观察患儿血糖、尿糖、尿量和体重的变化。必要时通知医师,予以处理。监测并记录患儿的生命体征、24 小时液体出入量、血糖、尿糖、血酮、尿酮及动脉血气分析和电解质变化,防止酮症酸中毒发生。②确诊酮症酸中毒后,绝对卧床休息,应立即配合抢救治疗。③快速建立 2 条静脉通路,1 条为纠正水、电解质及酸碱平衡失调,纠正酮症症状,常用生理盐水 20 mL/kg,在 30 分钟到 1 小时内输入,随后根据患儿的脱水程度继续输液。另 1 条静脉通路遵医嘱输入小剂量胰岛素降血糖,应用时抽吸剂量要正确,最好采用微泵调节滴速,保证胰岛素均匀输入。在输液过程中随酸中毒的纠正、胰岛素的输入,钾从细胞外进入细胞内,此时可出现致死性的低血钾,因此在补液排尿后应立即补钾。对严重酸中毒患儿(pH<7.1)可给予等渗碳酸氢钠溶液静脉滴注。静脉输液量及速度应根据患儿年龄及需要调节并详细记录出入水量,防止输液不当引起的低血糖、低血钾、脑水肿的发生。④协助处理诱发病和并发症,严密观察生命体征、神志、瞳孔,协助做好血糖的测定和记录。每次排尿均应检查尿糖和尿酮。⑤饮食护理:禁食,待昏迷缓解后改糖尿病半流质或糖尿病饮食。⑥预防感染:必须做好口腔及皮肤护理,保持皮肤清洁,预防压疮和继发感染,女性患者应保持外阴部的清洁。

3.潜在并发症:低血糖

低血糖患儿主诉头晕,面色苍白、心悸、出冷汗等低血糖反应,胰岛素注射过量或注射胰岛素后未按时进食所导致。

(1)相关因素:低血糖或低血糖昏迷与胰岛素过量或注射后进食过少有关。胰岛素注射剂量准确,注射后需按时进食。

(2)护理诊断:潜在并发症——低血糖。

(3)护理措施:患儿在住院期间未发生低血糖,患儿发生低血糖后及时发现并处理,教会患儿及家属处理低血糖的急救方法。

1)病情监测:低血糖发生时患儿常有饥饿感,伴软弱无力、出汗、恶心、心悸、面色苍白,重者可昏迷。睡眠中发生低血糖时,患儿可突然觉醒,皮肤潮湿多汗,部分患儿有饥饿感。

2)预防:应按时按剂量服用口服降糖药或注射胰岛素,生活规律化,定时定量进餐,延迟进餐时,餐前应少量进食饼干或水果。运动保持恒定,运动前适量进食或适当减少降糖药物的用量。经常测试血糖,尤其注射胰岛素者及常发生夜间低血糖者。

3)低血糖的紧急护理措施。①进食含糖食物:大多数低血糖患儿通过进食含糖食物后 15 分钟内可很快缓解,含糖食物可为 2~4 块糖果或方糖,5~6 块饼干,一匙蜂蜜,半杯果汁或含糖饮料等。②补充葡萄糖:静脉推注 50%葡萄糖 40~60 mL 是紧急处理低血糖最常用和有效的方法。胰高血糖素及 1 mg 肌内注射,适用于一时难以建立静脉通道的院外急救或自救。

(4)健康教育:教育患儿及家长知道发生低血糖的常见诱因,其一是胰岛素应用不当,其中胰岛素用量过大是最常见的原因。低血糖多发生在胰岛素最大作用时间内,如短效胰岛素所致低血糖常发生在餐后 3 小时左右;晚餐前应用中、长效胰岛素者易发生夜间低血糖。此外还见于注射胰岛素同时合用口服降糖药,或因运动使血循环加速致注射部位胰岛素吸收加快,或胰岛素种类调换如从动物胰岛素转为人胰岛素时,或胰岛素注射方法不当,如中、长效胰岛素注射前未充分混匀,剂量错误等。其二是磺脲类口服降糖药剂量过大。其三是饮食不当,包括忘记或延迟进餐、进食量不足或食物中碳水化合物过低,运动量增大的同时未相应增加食物量、减少胰岛素或口服降糖药物的剂量及空腹时饮酒过量等。

4.有体液不足的危险

患儿多尿，且消耗较高，易有体液不足。

(1)相关因素：与血糖升高致渗透性利尿有关。

(2)护理诊断：有体液不足的危险。

(3)护理措施：患儿在住院期间体液平衡。①检测血糖和血电解质。②关心患儿主诉。③尤其是运动过后，必须及时补充水分，以防意外。

(三)营养代谢：营养不良

食物偏好，食欲的变化。

1.相关因素

与胰岛素缺乏致体内代谢紊乱有关。

2.护理诊断

营养失调：低于机体需要量。

3.护理措施

患儿饮食均衡，尽早治疗使获得适当的生长与发育。

(1)用计划饮食来代替控制饮食。以能保持正常体重，减少血糖波动，维持血脂正常为原则，指导患儿合理饮食。

(2)多食富含蛋白质和纤维素的食物，限制纯糖和饱和脂肪酸。鼓励患儿多食用粗制米，面和杂粮。饮食需定时定量。

(3)为患儿计算每天所需的总热量，儿童糖尿病患者热量用下列公式进行计算：全日热量＝1 000＋年龄×(80～100)，热量略低于正常儿童，不要限制太严，避免影响儿童生长发育，并予以合理分配。全日量分三餐，1/5、2/5、2/5，每餐留少量食物作为餐间点心。详细记录患儿饮食情况，游戏、运动多时给少量加餐(加 20 g 碳水化合物)或减少胰岛素用量。

(四)排泄：排尿异常

病儿夜尿多，有的尿床，有些家长发现尿甜、尿黏度增高。女孩可出现外阴瘙痒。皮肤疖、痈等感染亦可能为首发症状。

1.相关因素

与渗透性利尿有关。

2.护理诊断

排尿异常与渗透性利尿有关。

3.护理措施

未发生排尿异常。

(1)观察有无多尿、晚间有无遗尿。

(2)了解尿液的色、质、量及尿常规的变化并做相应记录。

(五)感知和认知：焦虑

糖尿病是需要长期坚持治疗，易产生心理负担。

1.相关因素

执行治疗方案无效，担心预后。

2.护理诊断

焦虑，与担心预后有关。

执行治疗方案无效，与知识缺乏及患儿的自控能力差有关。

3.护理措施

能接受和适应此疾病，积极配合检查和治疗。

4.心理护理

关心患儿，耐心讲解疾病相关知识，认真解答患儿提出的问题，帮助患儿树立起生活的信心。教会患儿随身携带糖块及卡片，写上姓名、住址、病名、膳食治疗量、胰岛素注射量，以便救治。

5.健康教育

(1)告知患儿父母糖尿病是一终生疾病，目前尚不能根治。但若血糖控制良好，则可减少或延迟并发症的发生和发展，生长发育也多可不受影响。

(2)正确饮食。正确饮食是控制血糖的关键，与疾病的发展有密切的关系。要教会父母为患儿计算每天饮食总量并合理安排。每餐中糖类是决定血糖和胰岛素需要量的关键。不同食物的血糖指数分为低、中、高三类。注意食物的色、香、味及合理搭配，督促患儿饮食定时定量。当患儿运动多时，应给予少量加餐或减少胰岛素用量。

(3)注意防寒保暖，以及时为孩子添加衣服。注重孩子的日常清洁，勤洗澡，勤洗头，勤换衣，勤剪指甲。预防外伤，避免孩子赤脚走路，以免刺伤；避免孩子穿拖鞋外出，以免踢伤。使用电热毯或热水袋时，应避免孩子烫伤。若孩子已有感染，则应积极治疗。

(4)监督并指导孩子正确使用药物。抽吸胰岛素时应采用 1 mL 注射器以保证剂量绝对准确。根据不同病期调整胰岛素的用量，并有计划的选择注射部位进行注射。注射时防止注入皮内致组织坏死。每次注射需更换部位，注射点至少相隔 1～2 cm，以免局部皮下脂肪萎缩硬化。注射后应及时进食，防止低血糖。

(5)若备有自动血糖仪，则应每天测血糖 4 次，至少测 2 次，无血糖仪者每次餐前及睡前测尿糖共 4 次。24 小时尿糖理想应$<$5 g/24 小时，最多不应超过 20 g/24 小时，每年检测血脂 1 次包括胆固醇、三酰甘油、HDL、LDL，血脂增高时改进治疗。每次复诊应测血压。每年检查眼底一次。

(6)应定期(出院后 1～2 周一次，稳定后 2～3 个月一次)带孩子去医院复诊，复诊前检查当天餐后 2 小时血糖，前 1 天留 24 小时尿测尿糖定量，有条件的每次应测糖基化血红蛋白(HbA1c 或 HbA1)使 HbA1$<$10.5%，平均血糖$<$11.2 mmol/L(200 mg/dL)。

(7)学会用斑氏试剂或试纸法作尿糖检测。每周为孩子测一次重量，若体重改变$>$2 kg，应及时去医院就诊。

(8)指导孩子健康生活，让孩子进行适量的运动，例如步行，以利于降低血糖，增加胰岛素分泌，降低血脂。

(9)教会观察低血糖和酮症酸中毒的表现，以便及时发现孩子的异常，同时掌握自救的方法，并给予积极的处理。

(10)为孩子制作一张身份识别卡，并随时提醒孩子携带糖块和卡片外出。给予孩子足够的关心，帮助孩子树立生活的信心，使孩子能正确面对疾病，并积极配合治疗。

(刘　聪)

第十八节　营养性贫血

贫血是指单位容积中红细胞数、血红蛋白量低于正常或其中一项明显低于正常。营养性贫血是由于各种原因导致造血物质缺乏而引起的贫血，如缺铁引起营养性缺铁性贫血，缺乏叶酸、维生素 B_{12} 引起营养性巨幼红细胞贫血等。

一、临床特点

（一）营养性缺铁性贫血

营养性缺铁性贫血是体内铁缺乏致使血红蛋白合成减少而发生的一种小细胞低色素性贫血。临床上除出现贫血症状外，还可因含铁酶活性降低而出现消化道功能紊乱、循环功能障碍、免疫功能低下，出现精神神经症状及皮肤黏膜病变等一系列非血液系统的表现。可由早产、喂养不当、摄入不足、偏食、吸收障碍、失血等原因引起。

1.症状和体征

发病高峰年龄在 6 个月至 2 周岁，贫血呈渐进性，患儿逐渐出现面色苍白，不爱活动，食欲缺乏、甚至出现异食癖。新生儿或小婴儿可有屏气发作；年长儿童可诉头晕、目眩、耳鸣、乏力等，易患各种感染。患儿毛发干枯，缺乏光泽，脉搏加快，心前区可有收缩期吹风样杂音，贫血严重时可有心脏扩大和心功能不全，肝脾淋巴结可轻度肿大。

2.辅助检查

（1）血常规：红细胞、血红蛋白低于正常，血红蛋白减少比红细胞减少更明显。红细胞体积小、含色素低。白细胞和血小板正常或稍低。

（2）骨髓细胞学检查：涂片见幼红细胞内、外可染铁明显减少或消失。幼红细胞比例增多，有核细胞增生活跃。

（3）其他：血清铁蛋白减少（$<12\ \mu g/L$），血清铁减低（$<50\ \mu g/dL$），总铁结合力增高（$>62.7\ \mu mol/L$），运铁蛋白饱和度降低（$<15\%$），红细胞游离原卟啉增高（$>9\ \mu mol/L$）。

（二）营养性巨幼红细胞性贫血

营养性巨幼红细胞性贫血又称大细胞性贫血，主要由叶酸和/或维生素 B_{12} 直接或间接缺乏所致，大多因长期单一母乳喂养而导致直接缺乏引起。临床除有贫血表现外还常伴有精神、神经症状。

1.症状、体征

好发于 6 个月至 2 周岁的婴幼儿，病程进展缓慢，逐渐出现贫血，面部水肿，常有厌食、恶心、呕吐、腹泻，偶有吞咽困难、声音嘶哑。患儿面色蜡黄，烦躁不安，表情呆滞，舌、肢体颤抖，食欲差，疲乏无力，呼吸、脉搏快，舌面光滑，头发稀黄。肝脾淋巴结及心脏病变同缺铁性贫血。维生素 B_{12} 缺乏可出现明显的精神神经症状及智力障碍。

2.辅助检查

（1）血常规：红细胞较血红蛋白降低得更明显，红细胞体积增大，中央淡染区缩小。粒细胞及血小板数量减少，出血时间延长。

(2)骨髓细胞学检查：骨髓细胞大多数代偿性增生旺盛，均有红细胞巨幼变。

(3)其他：血清叶酸及维生素 B_{12} 含量减低，胃酸常减低，个别内因子缺乏。

二、护理评估

(一)健康史

询问母亲怀孕时期的营养状况及患儿出生后的喂养方法及饮食习惯，有无饮食结构不合理或患儿偏食导致铁、叶酸、维生素 B_{12} 长期摄入不足。对小婴儿则应询问有无早产、多胎、胎儿失血等引起先天储铁不足的因素，了解有无因生长发育过快造成铁相对不足及有无慢性疾病如慢性腹泻、肠道寄生虫、反复感染使铁丢失、消耗过多或吸收减少等现象。了解患儿乏力、面色苍白出现的时间。

(二)症状、体征

评估贫血程度，注意患儿面色、皮肤、毛发色泽，评估有无肝、脾大等其他系统受累的表现。

(三)社会-心理状况

了解家长对本病相关知识的熟知程度，评估家长的焦虑水平及患儿对疾病的承受能力。

(四)辅助检查

了解各项相关检查如血红蛋白值、红细胞数量及形态变化、骨髓变化等。

三、常见护理问题

(一)活动无耐力

与贫血致组织缺氧有关。

(二)营养失调

低于机体需要量，与相关元素供应不足、吸收不良、丢失过多或消耗增加有关。

(三)有感染的危险

与营养失调、免疫功能低下有关。

(四)知识缺乏

缺乏营养知识。

四、护理措施

(一)注意休息，适当活动

应根据患儿的病情制订适合个体的运动方案；贫血较轻者，对日常活动均可耐受，但应避免剧烈运动，以免疲乏而致头晕目眩；严重贫血或因贫血已引起心功能不全者应注意休息，减少活动，有缺氧者酌情吸氧。

(二)饮食护理

应予高蛋白、高维生素、适量脂肪饮食，营养搭配应均衡，纠正患儿偏食、挑食等不良饮食习惯，多吃含铁或含叶酸、维生素 B_{12} 丰富的食物。积极治疗原发病如胃炎、腹泻、感染等，促进营养物质的吸收和利用。巨幼红细胞性贫血患儿伴有吞咽困难者要耐心喂养，防止窒息。

(三)铁剂应用的注意事项

(1)铁剂对胃肠道有刺激，可引起胃肠道反应及便秘或腹泻，故口服铁剂应从小剂量开始，在两餐之间服药。

(2)可与稀盐酸和/或维生素C同服以利吸收，忌与抑制铁吸收的食品同服，如茶、咖啡、牛奶等。

(3)注射铁剂时应精确计算剂量，分次深部肌内注射，每次应更换注射部位，以免引起组织坏死。首次注射后应观察1小时，以免个别患儿因应用右旋糖酐铁引起过敏性休克的发生。

(4)疗效的观察：铁剂治疗1周后可见血红蛋白逐渐上升，血红蛋白正常后继续服用铁剂2个月，以增加储存铁，但需防止铁中毒。如用药3～4周无效，应查找原因。

(四)安全护理

巨幼红细胞性贫血患儿伴有精神、神经症状者要做好安全防护工作，防止摔伤、跌伤、烫伤等；对智障者要有同情心和耐心，积极争取患儿配合治疗和护理。

(五)输血护理

严重贫血(Hb＜70 g/L)或因贫血引起心功能不全者，应少量多次输血，以减轻慢性缺氧。输血时注意点滴速度要缓慢(＜20滴/分)，并注意观察输血不良反应。

(六)健康教育

1.疾病相关知识

疾病确诊后应向家长讲解引起营养性贫血的各种因素，积极查找和治疗原发病，宣教合理饮食的重要性，纠正不良饮食习惯。

2.治疗与用药相关知识

向家长详细说明骨髓穿刺的重要性，使家长积极配合尽快明确病因。说明应用铁剂可能会出现的不良反应如胃肠道反应、便秘、腹泻、牙黑染、大便呈黑色等，以消除患儿及家长的顾虑，积极配合治疗。告知减轻或避免服用铁剂不良反应的应对措施，如餐后服，用吸管吸取，避免与牙齿接触。

3.教育和培训

对于智力低下、身材矮小、行为异常的患儿应耐心教育和培训，不应歧视和谩骂，帮助患儿提高学习成绩，过正常儿童的生活，养成良好的性格和行为。

五、出院指导

(一)饮食指导

遵守饮食护理原则，多吃些含铁丰富的食物如红枣、花生、黑木耳、猪肝、各种动物蛋白、豆类等以促进造血。维生素C、氨基酸、果糖、脂肪酸可促进铁吸收，可与铁剂或含铁食品同时进食，忌与抑制铁吸收的食物如茶、咖啡、牛奶、蛋类等同服。婴幼儿应指导及时添加含铁丰富的辅食，提倡母乳喂养。富含叶酸及维生素B_{12}的食物有红苋菜、龙须菜、菠菜、芦笋、豆类、酵母发酵食物及苹果、柑橘等。应用叶酸时需补充铁剂及含钾丰富的食物。

(二)运动指导

适当运动，劳逸结合，增强机体抵抗力，促进骨髓血循环，促进造血。

(三)环境及温度

居室及周边环境空气新鲜，温度适宜，定时通风换气。不去公共场所，注意冷暖，以及时增减衣服，防止感冒、发热。

(四)用药就医指导

定时复查血常规，如有异常及时就医。按医嘱定时服药，正确掌握服药的方法，不随意增加药量，以防铁中毒。巨幼红细胞性贫血者须每3天肌内注射维生素B_{12}一次，共2～3周，伴有神经系统症状者可加用维生素B_6，适当加服铁剂以供制造红细胞所用，多食含钾丰富的食物，如香蕉、橘子、含钾饮料等。用药过程如出现较严重的不良反应，应及时来院咨询。

（刘　聪）

第十九节　再生障碍性贫血

再生障碍性贫血（aplastic anemia，AA）简称再障，是一种由多种原因引起的骨髓造血功能代偿不全，临床上出现全血细胞减少而肝、脾、淋巴结大多不肿大的一组综合征。可继发于药物、化学品、物理或病毒感染等因素。按病程长短及症状轻重可分为急性再障和慢性再障。其发病机制可归纳为造血干细胞缺陷、造血微环境损害及免疫性造血抑制等。

一、临床特点

（一）症状

急性再障起病急，病程短，一般为1～7个月，贫血呈进行性加重，感染时症状严重，皮肤黏膜广泛出血，重者内脏出血。慢性再障起病缓慢，病程长，达一年以上，贫血症状轻，感染轻，皮肤黏膜散在出血，内脏出血少见。

（二）体征

急性再障1/3患儿可有肝轻度肿大（肋下1～2 cm），脾、淋巴结不肿大，慢性再障肝、脾、淋巴结均不肿大。

（三）辅助检查

1.血常规

急性再障除血红蛋白下降较快外，须具备以下3项之中2项。

（1）网织红细胞$<1\%$、绝对值$<15\times10^9/L$。

（2）白细胞总数明显减少，中性粒细胞绝对值$<0.5\times10^9/L$。

（3）血小板$<20\times10^9/L$。慢性再障血红蛋白下降速度较慢，网织红细胞、白细胞、中性粒细胞及血小板常较急性型为多。

2.骨髓象

急性型多部位增生减低。慢性型至少一个部位增生不良，巨核细胞减少。均有三系血细胞不同程度减少。

3.其他

骨髓造血干细胞减少。淋巴细胞亚群改变，出现$CD4^+/CD8^+$比值下降或倒置（$CD4^+\downarrow$，$CD8^+\uparrow$），慢性型主要累及B淋巴细胞。

二、护理评估

（一）健康史

询问家族史，了解母亲怀孕时期和患儿出生后服用过的各种药物，暴露过的环境，感染情况等。询问患儿乏力、面色苍白出现的时间，高热时的体温，鼻出血的程度及其他部位出血的伴随症状。

（二）症状、体征

测量生命体征，评估患儿贫血程度，皮肤、黏膜出血情况及有无内脏出血征象。

（三）社会-心理状况

评估患儿对疾病的耐受状况，评估患儿家长对本病的了解程度和焦虑程度，评估家庭经济状况及社会支持系统的情况。

（四）辅助检查

了解血常规、骨髓等各项检查结果，判断疾病的种类及严重程度。

三、常见护理问题

（一）活动无耐力

与骨髓造血功能不良、贫血有关。

（二）有出血的危险

与血小板减少有关。

（三）有感染的危险

与白细胞低下，机体抵抗力差有关。

（四）焦虑

与疾病预后有关。

（五）知识缺乏

缺乏疾病相关知识。

（六）自我形象紊乱

与服用雄性激素及环孢霉素引起容貌改变有关。

四、护理措施

（1）按出血性疾病护理常规。

（2）做好保护性隔离，保持床单、衣服清洁、干燥，白细胞低时嘱戴口罩，减少探视，避免交叉感染，有条件者进层流室。

（3）特殊药物的应用及观察。

1）环孢霉素 A（CsA）：总疗程至少 3 个月，应用时应注意以下几点。①密切监测肝肾功能情况，并及时反馈给医师。②减轻药物胃肠道反应：大孩子可于饭后服，婴幼儿可将 CsA 滴剂掺入牛奶、饼干、果汁内摇匀服用。③正确抽取血液以检测血药浓度：应在清晨未服药前抽取 2 mL 血液，盛于血药浓度特殊试管内摇匀及时送检。④服药期间应避免进食高钾食物、含钾药物及保钾利尿剂，以防高血钾发生。⑤密切监测血压变化，注意有无头痛、恶心、痉挛、抽搐、惊厥等，以防高血压脑病的发生。

2）抗胸腺细胞免疫球蛋白（ATG）：本制剂适用于血小板 $>10\times10^9/L$ 的病例。常见的不良反应有变态反应和血清病样反应。在应用 ATG 时应注意以下几点：①静脉输注 ATG 前，应遵医嘱先用日需要量的皮质醇和静脉抗组织胺类药物，如氢化可的松、异丙嗪等。②选择大静脉缓慢滴注，开始时速度宜慢，根据患儿对药物的反应情况调节速度，使总滴注时间不短于 4 小时。

③密切观察患儿面色、生命体征变化，观察有无寒战、高热、心跳过速、呕吐、胸闷、气急、血压下降等，如有不适应及时通知医师，减慢滴速或暂停输液，必要时予心肺监护、吸氧、降温等。一般这些反应经对症处理后逐渐好转。④输液过程中应注意局部有无肿胀外渗。一旦渗出应重新穿刺，局部用25%的硫酸镁湿敷，尽量选择粗大的静脉，以避免血栓性静脉炎的发生。⑤观察血清病样反应发生：于初次使用后7～15天，患儿若出现发热、瘙痒、皮疹、关节痛、淋巴结肿大，严重者出现面部及四肢水肿、少尿、喉头水肿、哮喘、神经末梢炎、头痛、谵妄、甚至惊厥，应考虑血清病样反应。一旦发生，应立即报告医师，以及时处理。

(4)健康教育。①疾病相关知识宣教：疾病确诊后应向家长讲解引起再障的各种可能因素，尽可能找到致病原因，避免再次接触，向家长宣传再障治疗的新进展，树立战胜疾病的信心。②宣传做好各种自我防护的必要性：如白细胞低时能使患儿自觉戴上口罩或进层流室隔离，血小板降至$50\times10^9/L$以下时减少活动，卧床休息。③做好各种治疗、用药必要性的宣教：向家长详细说明使用免疫抑制剂及雄激素等药物可能会出现的各种并发症及应对措施，以减轻患儿及家长的顾虑，积极配合治疗。

五、出院指导

(1)饮食指导：除遵守饮食护理原则外，可吃些红枣、带衣花生、黑木耳等补血食物以促进造血；多食菌类食物及大蒜等，增强机体抵抗力，应用激素时需补充钙剂及含钙丰富的食物。

(2)运动指导：适当运动，劳逸结合，促进骨髓血循环，促进造血。

(3)环境及温度：居室及周边环境空气新鲜，温度适宜，定时通风换气。不去公共场所，注意冷暖，以及时增减衣服，防止感冒、发热。

(4)卫生指导：注意个人卫生，勤换内衣，勤剪指甲，不用手指甲挖鼻，不用力搔抓皮肤。

(5)就医指导：定时复查血常规，如有异常及时就医。按医嘱定时服药，正确掌握服药的方法，不随意增减药量，用药过程如出现较严重的不良反应，应及时来院咨询。

(6)告知药物不良反应：长期应用环孢霉素及雄激素类药物会出现容貌改变及多毛、皮肤色素沉着、牙龈肿胀、乳腺增生、水钠潴留、手足烧灼感、震颤、肌肉痉挛及抽搐、高血压及头痛等，告知家长对于药物引起的体形及容貌方面的改变停药后会逐渐恢复，不必为此担忧而擅自停药，其他不良反应严重时应及时来院就诊。

(7)病情稳定时可予中医中药调理。

（刘　聪）

第十章 儿童保健护理

第一节 儿童保健评价指标

通过评价儿童保健状况获得儿童生命、健康信息，为宏观制定儿童卫生发展战略、规划和疾病防治提供依据。

一、生物学指标

生物学指标是评价儿童保健和儿童健康状况的重要指标。

(一)生命指标

生命指标反映儿童生存状况。如围生期死亡率、早产儿死亡率、新生儿死亡率、婴儿死亡率、1～4岁儿童死亡率、5岁以下儿童死亡率、5岁以下儿童死亡下降率、死亡率/死因专率(归类死因死亡率)、伤残调整生命年(DALY)等。其中，围生期死亡率、早产儿死亡率、新生儿死亡率是反映妇女保健、产科质量和儿童保健的综合指标。因战争、自然灾害、贫困等首先影响婴儿死亡率，同时婴儿死亡率不受人口构成影响，也是人均期望寿命研究的重要参考数据，故其是国际社会衡量一个国家或地区经济、文化、人民健康和卫生保健事业水平的重要指标。

(二)疾病指标

最常用的指标是发病率和患病率。发病率是某一时期内(年、季、月)特定儿童人群中发生某种疾病的新发生病例的频率(‰)(增加率的调查)，如急性传染病、急性感染、新生儿破伤风等；患病率是横断面调查受检儿童中某疾病的现患情况(%)。患病率可按观察时间的不同分为期间患病率和时点患病率2种，时点患病率较常用。通常患病率时点在理论上是无长度的，一般不超过1个月。而期间患病率所指的是特定的一段时间，通常多超过1个月。如儿童贫血、佝偻病、龋齿、弱视、伤残等调查。

(三)生长发育和营养状况指标

采用体格发育指标评价儿童生长与营养状况，神经心理行为指标评价儿童发育水平。

二、工作指标

工作指标是反映儿童保健机构服务能力的指标，如＜3 岁儿童系统管理率、＜7 岁儿童保健管理率、＜5 月龄婴儿人乳喂养率、新生儿访视率、预防接种率等。

（吴晓彤）

第二节　儿童发展的关键期

在儿童成长过程中，存在各种能力发展的敏感期。所谓敏感期，就是发展的关键期，儿童心理、教育学家蒙特梭利认为“这是自然赋予幼儿的生命助力，如果敏感期的内在需求受到妨碍而无法发展时，就会丧失学习的最佳时机，日后要想再学习此项事物，不仅要付出更大的心力和时间，成果也显著”。

儿童智力发展的速度与大脑的发育一致，3 岁以前大脑发展最快，以后逐渐减慢。美国著名教育学家、心理学家曾经做过追踪研究，如果人的智力 17 岁达到 100%，那么 4 岁会达到 50%，4～7 岁达到 80%，8～17 岁又获得另外 20%，因此 7 岁以前是儿童智力发展的关键期，3 岁以前尤为重要。对儿童早期智力开发的关键，就是抓住关键期。具体内容如下。①3～4 个月：手眼协调、翻身能力发展关键期。②5～7 个月：单手抓握两物的关键期。③6～8 个月：爬行能力的关键期。④8～10 个月：理解语言意义的关键期。⑤9～11 个月：婴儿放物入孔的关键期和独自行走能力的关键期。⑥1 岁半左右：婴儿口语发展的关键期。⑦1 岁 10 个月左右：婴儿掌握 1 个和许多量的关键期。⑧2～3 岁：学习口头语言的关键期，要特别注意用标准语言准确表达想要告诉孩子的意思。⑨4～5 岁：学习书面语言的关键期，要注意孩子语言表述的规范和文明。⑩2～3 岁：学习计数能力的关键期，给孩子确立数字顺序概念，教孩子按物点数。⑪2.5～3.5 岁：学习如何守规矩的关键期，学习简单的社会规范和生活规则，对培养以后有规律的生活方式很有帮助。⑫3～5 岁：学习音乐的关键期，这个时期的孩子对音色、节奏都有很强的感受。⑬3～8 岁：学习外语的关键期，8 岁以后学外语在语音方面可能会受到母语的影响。⑭4～5 岁：学习辨认图像的关键期，经常让孩子看一些彩色图片，有利于他以后像视觉的发展。⑮5～6 岁：学习汉语词汇的关键年龄，多给孩子讲些儿歌、童话、故事、古诗词等可以诱发孩子的感性认识，奠定其向文学方面发展的基础。

通过从出生到 6 岁关键期的发展可以看出，0～3 岁儿童的发展是最为关键的。根据孩子的发展过程，将 3 岁之前的发展分为 8 个阶段（关键期），具体如下。①第 1 关键期（0～1 个月）重点发展能力：目光交流、视觉适应能力、俯卧、触角刺激、三浴锻炼。②第 2 关键期（1～3 个月）重点发展能力：视听觉刺激、触觉刺激、健康操、头部运动和控制、主动伸手够取和拍抓、视觉追踪和听觉分辨。③第 3 关键期（4～6 个月）重点发展能力：自由翻身和坐起、准确抓握和手眼初步协调、提高视听及其分辨的能力、发元音和对话交流、培养规律生活习惯。④第 4 关键期（7～9 个月）重点发展能力：自由游戏的能力、坐位平衡和爬行能力、双手配合和手指抓捏提高手眼协调性、提高发音表达能力、发展具体形象认知能力和客观永存观念积极表达愿望和要求。⑤第 5 关键期（10～12 个月）重点发展能力：适应伙伴交往、提高爬行能力、练习站立和迈步行走、发展手眼协调和相对准确的操作能力、学习更多词汇和主动开口、认识具体事物、自我意识的启蒙训练。⑥第 6 关键期(13～18 个月)重点发展能力:尝试独立思考和探索、提高行走和控制平衡的能力、练习高级手眼协调能力、更多用语言表达思想和要求、发展自我控制能力、训练记忆能力、自己动手吃饭和穿衣配合能力、大小便自我控制能力。⑦第 7 关键期(19～24 个月)重点发展能力:提高身体动作能力、学习使用工具游戏、学习更多词汇发展语言表达能力、基本的自我服务能力、发展人际交往能力、认识和躲避危险的训练、保护和培养创造力。⑧第 8 关键期(25～36 个月)重点发展能力:参与社会生活、提高身体协调运动能力、练习复杂精确的动手操作能力、丰富词汇准确表达、提高认知和学习能力、因导训练想象和创造力、发展自我服务培养劳动精神、训练自我控制能力培养合作精神。

这里还要注意 2 点,叙述如下:①所谓关键期的划分并不是绝对的。比如说"目光交流"的能力是在第1 关键期(0～1 个月)内重点发展能力,但是在 2 个月时也需要训练这个能力。②所谓关键期有个体差异。以上列出的 8 个关键期是根据发展心理学的知识和临床经验总结出来的,代表着大部分孩子的发育水平,但不是每个孩子都一样。可能有的孩子在 11 个月时已经有很好的独立行走和控制平衡的能力了,而这一能力却是大多数孩子 13 个月的重点发展能力。一旦出现这种情况,跳过这一项能力,提前开发下一项能力就可以了。

在儿童的智力发展中,遗传是自然前提,环境和教育是决定条件,其中教育起着主导作用。抓住儿童各种能力发展的关键期,施行早期教育,为儿童创造更为优越的客观条件,儿童的智力潜力就会得到更大的发挥,会起到事半功倍的效果,并可提高儿童的智商。超常儿童虽然有比较好的先天素质,但如果不在关键期给予教育,将永远达不到他们原来应该达到的水平。所以,关键期对孩子一生智力的发展起着决定性的作用,千万不要错过。而在关键期内施行的教育可以有很多种方式,有心的父母应该根据孩子的性格和爱好,选择合适的方法,并注意不断尝试新的做法,尤其要充分利用游戏,通过做游戏教会孩子各种知识和技能。注意及时对孩子的进步进行表扬和强化,给孩子一些成功的感觉,以使孩子保持学习的兴趣

在儿童成长关键期的具体引导和保健措施,根据各关键期分述如下。

一、关键期一

初生到 4 岁是儿童视觉发展的关键期,4 岁是儿童形象视觉发展的关键期。

(一)训练基础篇

训练时间:从出生起。

训练方法:在宝宝周围放置一些五颜六色的布制小猫、小狗等,时常移动玩具刺激他的视觉。

在墙上贴上一些画,指给他看,并且告诉他画的名称和内容。

用三棱镜将太阳光反射成七色光映到墙上,指给他看。

带宝宝观赏大自然的风光,以扩大他的视野,开阔他的眼界。

在给宝宝看某样东西时,同时让他用小手去摸,并用清晰准确的语言告诉他这样东西的名称、用途等,充分刺激宝宝的感觉器官。让宝宝多看、多听、多摸、多闻,以促进各种感知觉功能的发展。

(二)障碍早发现

有斜视的宝宝,如果在 3 岁以前矫正了斜视,立体感就能恢复,如果错过这个时机,就会成为永久性的立体盲。

二、关键期二

此关键期是听觉发展的关键期。

宝宝出生 1 周后，就能辨别给他喂奶的妈妈的声音，4 周就具有对不同发音的辨别力。从出生到 1 岁是语言的准备期，是语言发生的基础。研究表明，天才人物的语言训练是从摇篮期开始的。

(一)训练——基础篇

训练时间：从出生起。

训练方法：在宝宝睡醒后，精神很好时，朗读诗歌给他听。

妈妈经常唱歌或放音乐给宝宝听。

妈妈经常对宝宝说话，教他人物或物品的名称等。

经常带宝宝到户外聆听周围环境中的各种声音，如狗叫声、喇叭声、自行车铃铛声、门铃声等，并向宝宝一一解释。模仿动物的叫声，鼓励宝宝模仿。

利用游戏的机会，让宝宝辨别从各个不同方向传来的声音。

多与周围的人接触，让宝宝感受不同的声音特点和模式。

(二)训练——提高篇

在能发出 7 个音的琴键上，分别拴上红、橙、黄、绿、青、蓝、紫 7 种颜色的带子，起名红色键、橙色键等。敲这些键给他听，并告诉他键的名字，这样可以同时训练宝宝声音和颜色概念。

放莫扎特或贝多芬等名家的音乐给宝宝听，既训练宝宝听觉，又对宝宝的性格以及智力发展有益。

(三)障碍早发现

耳聋宝宝如果在 1 岁前发现，并使用助听器，就能正常地学会语言发音。

三、关键期三

2 岁之前是动作发展的关键期。

2 岁的孩子已经会走路，是活泼好动时期，父母应充分让孩子运动，使其肢体动作正确、熟练，并帮助左、右脑均衡发展。除了大肌肉训练外，孩子要重视小肌肉的练习，即手眼协调的细微动作教育，这不仅能养成良好的动作习惯，也能帮助智力的发展。2～3 岁，儿童神经传导功能迅速而准确，动作开始表现得比较成熟。

这一时期，家长首先因势利导，鼓励他们自己穿衣、吃饭、洗手帕、帮妈妈递东西；其次，教育和引导孩子翻筋斗、游泳，可以带孩子去观看体育比赛和舞蹈表演。

(一)训练——基础篇

训练时间：从出生起。

训练方法：抓住动作成熟的关键期，提供合适的条件和合理的外界刺激促进动作的发展。例如：满月起，用手推着孩子的脚丫，训练他爬行。

4 个月左右的宝宝喜欢用手玩弄胸前的玩具，可在宝宝 3 个月时，在他小床的上空悬挂一些玩具，使孩子双手能够抓到，锻炼他的手眼协调功能。

8 个月、9 个月的宝宝俯卧时能用双膝支撑着向前爬，可在宝宝六七个月时就开始设法创造爬的机会。如让宝宝俯卧着，放一两件玩具在他前方，吸引他向前爬，尝试着去抓取玩具，以促进他动作的发育。

(二)训练——提高篇

让宝宝跟着音乐的节奏运动,如拍手、摇晃身体、打拍子、做操、跳舞等,感受音乐的节拍和运动的快乐。

在宝宝蹒跚学步时,选择阶梯不高、坡度较小的楼梯让他进行上下楼梯练习,宝宝的兴趣会很浓的。

通过精心设计的游戏,如把小球放入小瓶中、把圆圈套在木棍上、抛接球、折纸、画线、搭积木、穿绳、涂色等,促进宝宝手眼的协调性。

重点提示:多创造机会让宝宝运动,但不是强迫。如果宝宝抵触时,不要强制施行,但也不等于放弃,等时机成熟时再开始。

四、关键期四

3 岁前是儿童语言发展的关键期。

孩子从呱呱落地到 3 岁,是掌握口语的最佳时期。婴儿开始注视大人说话的嘴形,并发出牙牙学语声时,就开始了他的语言敏感期。学习语言对成人来说是件困难的工程,但幼儿能容易地学习母语,因为幼儿具有自然所赋予的语言敏感力,所以,若孩子在 2 岁左右迟迟不开口说话,应带孩子到医院检查是否有先天障碍。语言能力影响孩子的表达能力,因此,父母应经常和孩子说话,讲故事,或多用“反问”的方式,加强孩子的表达能力,为日后的人际关系奠定良好的基础。

尤其是 2 岁左右,孩子学说话的积极性最高,常“叽叽咕咕”,“滔滔不绝”。家长要为孩子语言的发展创造良好条件。孩子 0～1 岁时,父母可用各种言语和声音刺激孩子,穿衣、洗澡、喂食时,用简单的语言同孩子说话,这样,孩子最终便能理解词与动作、实物的关系;让孩子听各种物体发出的声音,如小铃、玩具以及各种物体的敲打、撞击声,以帮助孩子发展听力。1 岁以后,父母可利用各种途径帮助孩子掌握新的词汇,和孩子一起谈论看到的、听到的及正在做的事物都有益于孩子对语言的掌握。最重要的是,要尽可能多地和孩子交谈,不要以为孩子听不懂你的话而放弃交流的机会。

(一)训练——基础篇

在训练宝宝发音及说话时,引导宝宝把语音与具体事物、具体人联系起来,经过多次反复训练,宝宝就能初步了解语言的含义。如宝宝在说“爸爸”“妈妈”时,就会自然地把头转向爸爸妈妈;再经过一段时间的训练,有了初步的记忆,看到爸爸妈妈时就能说出“爸爸”“妈妈”。利用生活中遇到的各种事物向宝宝提问,如散步时问树叶是什么颜色等,并要求宝宝回答,提高他的语言表达能力。

利用日常生活中和宝宝说话的机会,鼓励宝宝多说话。注意让宝宝用准确的语言表达自己的想法和要求,耐心纠正宝宝表达不完整或不准确的地方。

(二)训练——提高篇

父母日常生活中的口语,对宝宝有深刻的影响。因此,在平时说话时,父母要努力做到用词准确、吐字清晰、语法规范,让宝宝多接触正确的语言。多为宝宝提供当众演讲的机会,训练宝宝的思维能力和口头表达能力。

五、关键期五

4～5 岁是儿童学习书面语言的关键期,5～6 岁是儿童掌握词汇能力的关键期。

(一)训练——基础篇

可以通过游戏、实物、儿歌、识字卡等教宝宝说话，背诵简单的儿歌及复述简单的故事，培养宝宝的辨音能力，丰富宝宝的词汇。

设计很多有趣的游戏，如填字比赛、汉字接龙、制作字卡、踩字过河等，让宝宝在游戏中学习汉字。

向宝宝解释汉字的字形和结构，引导宝宝精确地感知和辨认每一个字。通过各种练习，让宝宝加深对汉字音、形、意之间联系的了解，让宝宝牢固地掌握汉字。

(二)训练——提高篇

增加宝宝使用汉字的机会，如教宝宝读报、写信、写留言、做电话记录等，扩大宝宝的词汇量。

鼓励宝宝多读书、读好书，培养其广泛的阅读兴趣。

六、关键期六

3 岁是计数能力发展的关键年龄，掌握数字概念的最佳年龄是 5～5.5 岁。

3 岁时，孩子数数一般不过 5。到了 4 岁，孩子常为自己能数到 100 而自豪。这时，孩子对带有明显数概念特征的事物表现出浓厚兴趣，他们已经能领会数字与物体概念的关系，从只能口头数数发展能按物点数，点数后能说出物体总数，能分辨物体的大小、多少、前后顺序，按数目取出相应的物体，用实物进行数的组成和分解。4 岁，已到了孩子学习数概念的关键期。

(一)训练——基础篇

训练时间：从 3 岁起(某些数或说给宝宝听的项目可以更早开始)。

训练方法：利用日常生活的各种机会，经常数数给宝宝听，如给宝宝糖果时、上下楼梯时。借助不同的物品，如手指、积木等，和宝宝一起数数，增加宝宝对数字的感性认识。利用生动的形象，教宝宝认识数字符号，如 1 像筷子，2 像鸭子，3 像耳朵等。设计一些有趣的游戏让宝宝做，如让宝宝从数字卡片中找数字。运用具体实例，教宝宝加减法。如用苹果、积木等演示。提供足够的实物材料，让宝宝自己动手，寻找数字间的联系。

(二)训练——提高篇

调动多种感官学习数学知识。如利用实际的物品产生触觉感受，利用听声响的次数产生听觉上的印象，利用身体的跳跃次数或拍球的次数形成动作上的感受。

教宝宝掌握时间概念，如与孩子讨论一周中的 7 天以及每天的时间，了解今天、明天和昨天，了解月份和季节。

重点提示：当宝宝说对时进行表扬。所数物品的数量从少到多，富有变化地重复，把抽象的数学知识用具体、生动、形象的形式呈现出来，循序渐进，不让宝宝感到枯燥而失去兴趣。

七、关键期七

3～5 岁是音乐能力发展的关键年龄。

2～3 周的婴儿，已有明显的听觉，能对声音做出各种不同的反应。2～3 个月时，能够安静地倾听周围的音乐声和成人的说话声。3～4 个月时，听到声音头就会转向发声的一侧，视觉和听觉开始建立联系。2 个月的婴儿已能分辨出性质不同的声音，如风琴声和摇铃声。到 5 个月就能辨别母亲的声音。1 岁后孩子对声音很着迷，很爱听音乐。3 岁左右能分辨出他熟悉的歌是否唱走了调，以及不同乐器演奏的声音。5 岁左右是孩子音乐智能发展的关键期，父母应该让孩子

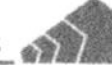

多参加以音乐为中心的活动。

(一)训练——基础篇

训练时间:从3岁起(欣赏的部分从出生时就可以开始)。

训练方法:选择适合孩子的歌曲、世界名曲、童话故事音乐等,与孩子一起欣赏,同时进行讲解,或向孩子提出问题,激发孩子的想象。选择适合孩子年龄特点的歌曲,教孩子唱。

(二)训练——提高篇

根据孩子的兴趣、特长和其他条件选择合适的乐器,如钢琴等。选择好乐器后,每天引导孩子坚持练习。

重点提示:对孩子进行早期音乐能力的培养,要从孩子的兴趣和爱好出发。音乐能力的早期培养不仅限于开发孩子的音乐天赋,它对于孩子身心的健康发展也具有不容忽视的作用。

八、关键期八

想象智能发展在3岁左右,幼儿的想象是很活跃的,他们的脑袋里经常装着许多神奇、美妙的东西。首先,家长要创造机会多让幼儿想象,发展幼儿的有意想象。如给孩子讲故事时,讲到关键的地方停下来,以下的情节让幼儿自己去想象,然后家长再讲;让幼儿看着无义图画讲故事。幼儿的想象如果富于创造,别出心裁,那就应该受到称赞。其次,让幼儿自由地去想象,不要干涉,要引导。最后,要扩大幼儿的知识面,幼儿有了丰富的感性知识,想象力才能展开翅膀。因此,家长除了让幼儿多观察,多参观,多看电影、儿童电视片外,还应该让幼儿多看、多听一些适合的童话和科学幻想故事。此外,让幼儿多做游戏,多画画,也是培养幼儿想象力的一种好形式。

九、关键期九

这一时期是人际智能发展期。

促进人际智能的发展,首先,帮助幼儿认识五官,懂得它们的功能。如用眼睛判断物体的大小,用耳朵辨别物体的声音,用舌品尝食物的味道,用手感觉物体的冷暖、厚薄等;其次,应给孩子提供机会,让他用多种感官参与认识活动。如使孩子善于发现别人的特征,帮助他快速识别出电影或电视里的人物是否反面角色。鼓励他演短剧和小品。

看过一场电视剧,同他谈谈戏中的角色,尽量要求他将戏中主要人物的特征述说一遍。最后,还应帮助孩子掌握观察方法,按正确的顺序,从多种角度观察事物。

十、关键期十

3～8岁是学习外语的关键期。

(一)训练——基础篇

训练时间:3岁起。

训练方法:经常让孩子听一些浅显的、有趣的外语故事。选择一些浅显的、优秀的外语读物,让他通过查字典自己阅读。

(二)训练——提高篇

用不同的语言讲同一个故事。

利用不同语言做各种游戏,如组词造句、猜谜、编故事等。与外国孩子通信。

重点提示:有条件的父母可以用自己掌握的外语来教孩子,没有条件的可以送孩子上相应的兴趣班或者请个老师。

注意：学习一定要吸引孩子的兴趣，充分调动他学习的热情和积极性。

（吴晓彤）

第三节　儿童体格生长评价

一、基本要求

（一）测量工具与方法

WHO以及各国关于儿童体格生长评估指南（建议）均强调，采用准确的测量工具及规范的测量方法。

（二）参考人群值

2015年《中华儿科杂志》编辑委员会中华医学会儿科学分会儿童保健学组撰写的《中国儿童体格生长评价建议》中，选择“中国儿童生长参照标准”或2006年世界卫生组织儿童生长标准。

（三）资料表示方法

1.统计学方法

(1)均值离差法：对于体重、身高和头围等连续性变量，通常是呈正态分布的，变量值用平均值±标准差(SD)表示。均值±1个SD包括样本的68.26%，均值±2个SD包括样本的95.44%，均值±3个SD包括样本的99.72%。为了更精确反映与均值的距离，可计算偏离的程度，即Z评分。Z=（变量值－均值）/SD，变量值等于均值，Z=0；变量值小于均值，Z为负数；变量值大于均值，Z为正数。这样利于进行不同组别（年龄、性别、生长指标）之间的比较。

(2)百分位数法：是将某一组变量值（如体重、身高）按从小到大的顺序排列，将最小值与最大值分为100个等份，每一等份为一个百分位，并按序确定各百分位数。当变量呈正态分布时，第50百分位相当于均值。第3百分位接近于均值减2个SD，P97接近于均值加2个SD。

2.界值点

通常离差法以均值±2SD为正常范围，包括样本的95%；百分位数法以P3～P97为正常范围，包括样本的94%。也就是说，＜P3，或＞P97为异常，＜均值－2SD，或大于均值＋2SD为异常。

二、体格生长评价

（一）结果表示方法

1.等级评价

因方法简单而最常用。将参照值用±SD或百分位数进行区间分级，有三分法、五分法、六分法（图10-1）。测量值与参照值等级对应即可判定测量值所在等级。等级评价是人为分级，据实际工作内容选择，常用三分法与五分法。等级评价用于横断面的测量值分析，又称单项分级评价，如生长水平、体型匀称的评价。WHO将各项指标的人群正常范围设定在±2SD，而美国AAP则推荐以第5百分位至第95百分位之间为正常范围，而国际肥胖工作组（IOFT）、中国肥

胖问题工作组（WGOC）及 9 市儿童体格发育调查工作组制定的 BMI 筛查超重/肥胖的界值点采用与成人 BMI 界值点接轨的方法。此外，体重/身高还可以用中位数百分比的方法评价营养状况。

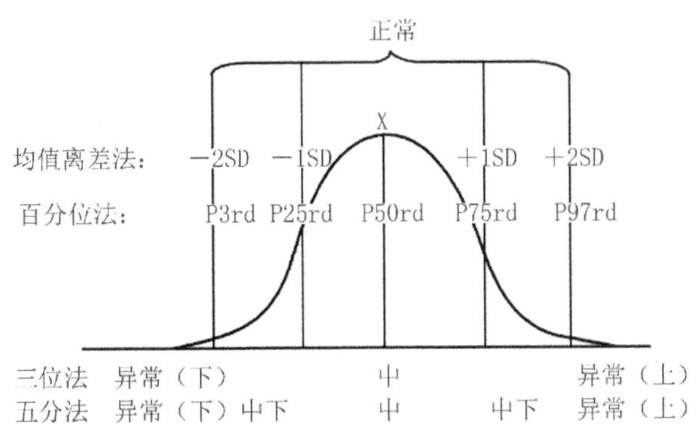

图 10-1　等级评价：三分法、五分法

2.测量值计算

如纵向测量值分析儿童生长速度的评价需计算连续 2 次测量值的差值，与参照值的对应数值比较；或计算坐高与身高的比值评价儿童身材匀称度，或计算体质指数[BMI＝体重(kg)/身高(m^2)]。

(二)评价内容

儿童体格生长评价应包括生长水平、生长速度以及匀称程度 3 个方面。评价个体儿童体格生长时按临床需要应进行全面评估，或其中 2 个，但生长水平是基本评估内容。群体儿童体格生长评价仅为生长水平。

1.生长水平

将某一年龄时点获得的某一项体格测量值（反映从受精到某个年龄阶段生长的总和）与标准值（参照值）比较，得到该儿童在同年龄同性别人群中所处的位置，即该儿童生长的现实水平。生长水平评价简单易行、直观形象，较准确地反映个体或群体儿童的体格生长水平，但不能反映儿童的生长变化过程或“轨道”。评价结果以等级表示。生长水平为单项指标评估。有些评估发育成熟度的指标也有生长水平的意义，如骨龄、齿龄、体重的年龄、身长（高）的年龄。

2.生长速度

对某一单项体格生长指标，进行定期连续测量（纵向调查）所获得的该项指标在某一时间段中的增长值，为该项指标的生长速度（如厘米/年）。如出生时身长为 50 cm，1 岁时为 75 cm，第一年身长的生长速度是 25 厘米/年。儿童期不同年龄阶段生长速度不相同，定期连续的生长测量值可计算儿童生长速度，间隔时间可是月、年。生长速度参数有表格与曲线形式。WHO 制定的 0～2 岁儿童身长生长速度标准，生长速度曲线应是倒“S”形。但目前儿童生长的纵向调查资料较少，生长曲线多源于横向调查资料，即不是真正的参照人群相应的生长速度值，儿童定期连续测量获得的生长数据在生长曲线上为生长趋势。如采用体重、身长（高）、头围生长曲线可较直观地发现个体儿童生长速度的变化，但无具体数据。如生长曲线上某儿童定期测量值各点均在同一等级线，或在 2 条主百分位线内波动说明儿童生长正常；向上或向下超过 2 条主百分位线，或连续 2 次点使曲线变平或下降提示儿童生长出现异常现象。采用生长速度曲线评估的实际可操作性较差，临床上将生长速度计算值与参照人群相应的生长速度值比较，可判断个体儿童在一段时间内生长的趋势，以正常、下降（增长不足）、缓慢、加速等表示即可。

3.匀称度

匀称度为体格发育的综合评价。儿童体格生长发育过程中各项体格生长指标间存在一定的联系，可用回归分析方法研究部分体格生长指标的相互关系。

(1)体型匀称：实际工作中采用体重/身高与体质指数(BMI)表示体型(形态)发育的比例关系，即代表一定身高的相应体重增长范围。体重/身高实际测量与参照人群值比较，结果以等级评估。BMI以第5百分位至第95百分位之间为正常范围。体型匀称度表示人体各部分之间的比例和相互关系，可由此来判断儿童的营养状况、体型。

(2)身材匀称：以坐高(顶臀高)/身高(长)的比值(SH/H)或躯干/下肢比值从婴儿的0.68逐渐下降至青少年的0.52，提示青春期前下肢较躯干生长快，SH/H与身高有显著的负相关关系。临床上，可按实际测量坐高、身高的测量值计算比值与参照人群值坐高、身高的比值相比较，实际比值≤参照人群值为身材匀称，实际比值＞参照人群值为不匀称。评估身材匀称的最重要问题是坐高与身长的测量，但易出现误差，影响结果的判断。身材匀称的评价结果可帮助诊断内分泌及骨骼发育异常疾病。

(三)评估流程

儿童体格生长评价是一个比较复杂的临床问题。儿童体格生长状况与疾病有关，如遗传代谢性、内分泌、营养性以及炎症慢性重要脏器疾病。体格生长评估有助于临床筛查营养性疾病、与遗传或内分泌有关的身材异常(矮小、超高)、与头围发育有关的神经系统疾病。按2015年《中华儿科杂志》编辑委员会中华医学会儿科学分会儿童保健学组的《中国儿童体格生长评价建议》中建议的，评估流程有体格生长测量→采用参数生长水平评估→发现高危儿童→生长速度与匀称状况评估＋临床资料(病史、体格检查)→初步诊断→选择实验室方法或转诊。

三、评价结果分析与解释

人体测量值的评价是一种临床筛查方法，以早期发现体格生长的高危儿童，不宜作为诊断方法，或简单贴上“营养不良”或“生长异常”的标签，给家庭与儿童带来心理与经济负担。评估时应动态观察，按病史、临床表现、体格检查特点进行生长水平、生长速度和匀称度综合判断，选择相关实验室检查以获得较准确的结论。同时，个体和群体儿童的评价方法也不同。因此，正确进行生长评价并做出合理解释是儿童保健医师及儿科医师必备的基本功。

(一)个体评价

1.生长的个体差异

正常儿童有自己的生长“轨道”，生长参照标准的均值或第50百分位线不是儿童应达到的“目标”。为了避免误解第50百分位线为“达标”线，英国的新生长曲线已用虚线替代实线来表示第50百分位线。

2.各生长指标发育均衡

正常儿童各种体格生长指标测量值等级评估应在相近水平，如某一测量值与其他测量值偏离明显，提示可能有问题。

3.出生体重、身长不能完全预测生长“轨道”

随访中可发现，多数儿童早期体重和身长测量值不一定沿出生时的水平或“轨道”发育，约2/3的儿童可在2岁前出现体重或身长回归均值趋势或生长追赶与生长减速。2～3岁后儿童生长的“轨道”较稳定，提示逐渐显示儿童遗传潜力，但需准确测量与复测后，方可确定儿童出现生长追赶或生长减速。

4.喂养方式

人乳喂养婴儿生长与配方喂养婴儿不同，3～4 月龄后人乳喂养的婴儿较瘦，评价婴儿生长时应考虑喂养方式的差别，避免不必要的检查、或用配方替代人乳、或过早引进固体食物。

5.青春期的生长

体格生长的第二高峰与性发育时间与遗传因素有关。

(二)群体儿童评价

群体儿童评价是对一人群或亚儿童人群的测量数据进行统计分析，并与营养良好儿童人群的正常参照值进行比较。因此，群体儿童生长发育状况可以反映出一个国家或地区政治、经济和文化教育的综合发展水平，与营养供应、营养学知识、疾病控制情况、医疗卫生保健工作质量有关；结果可帮助决策者和领导机构了解该群体儿童的健康及营养状况，如评价结论“不良”则提示该儿童人群可能存在某些健康和营养问题，应积极寻找儿童营养、环境和生活方式存在的问题，并予以纠正。另外，进行不同地区、不同集体儿童生长状况比较，可给地区社会和经济政策决策者提供反馈信息，寻找存在问题，促进儿童生长。

四、早产儿体格生长评价

(一)出生时评估

1.胎龄评估

出生时的评估需要有准确的胎龄估计。胎龄为胎儿在宫内的发育时间，多以周龄表示，反映胎儿的成熟度。一般以母亲末次月经时间、超声检查胎儿双顶径和股骨长等信息判断胎龄。出生后以早产儿的外表特征和神经系统检查判断胎龄。早产儿出生时的胎龄不同，外表特征和神经系统检查存在明显差异。出生后 24 小时内进行胎龄评估，判断其宫内发育的成熟度，对早期监测早产儿各器官的功能起到重要的作用。常用的胎龄评估方法有 Dubowitz 评分法和我国简易胎龄评分法等。

(1)Dubowitz 评分法：采用 11 个体表特征评分和 10 个神经肌肉成熟度评分(表 10-1)相结合进行判断，查表得出胎龄(表 10-2)。Dubowitz 评分内容较全面，结果可靠准确，但较复杂，评分操作过程对新生儿干扰较大。

表 10-1　Dubowitz 胎龄评分法-神经系统发育评估评分

神经体征	评分					
	0	1	2	3	4	5
1.体位	软，伸直	软，稍屈	稍有张力	有张力	张力较高	
2.方格(腕部)	90°	60°	45°	30°	0°	
3.踝背屈	90°	75°	45°	20°	0°	
4.上肢退缩反射	180°	90°～180°	<90°			
5.下肢退缩反射	180°	90°～180°	<90°			
6.腘窝成角	180°	160°	130°	110°	90°	<90°
7.足跟至耳	至耳	接近耳	稍近耳	不至耳	远离耳	

续表

神经体征	评分					
	0	1	2	3	4	5
8.围巾征(上肢)	肘至腋前线外	肘至腋前线与中线间	肘至中线	肘不至中线		
9.头部后退	头软后退	头水平位	头稍向前	头向前		
10.腹部悬吊	头软下垂	头稍高，低于水平	头水平位	头稍抬	抬头	

表 10-2 Dubowitz **总分评估胎龄关系**

Dubowitz 总分	胎龄/日	胎龄/周＋日
10	191	27＋2
15	202	28＋2
20	210	30
25	221	31＋4
30	230	32＋6
35	240	34＋2
40	248	35＋3
45	259	37
50	267	38＋1
55	277	39＋4
60	287	41
65	296	42＋2
70	306	43＋5

(2)简易胎龄评分：主要依据新生儿皮肤外观的特征进行评估，临床应用简便(2～3 分钟)，易于推广(表 10-3)。

表 10-3 **简易胎龄评估**

体征	0 分	1 分	2 分	3 分	4 分
足底纹理	无	前半部红痕明显	红痕＞前半部，褶痕＜前 1/3	明显深的褶痕＞前 2/3	
乳头形成	难认，无红晕	明显可见，乳头淡，直径＜0.75 cm	乳晕呈点状，边缘突，直径＞0.75 cm		

续表

体征	0分	1分	2分	3分	4分
指甲	未达指尖	已达指尖	超过指尖		
皮肤组织	薄，胶冻状	薄而光滑	光滑，中等厚度，皮疹或表皮翘起	稍厚，表皮手足皱裂翘起，明显	厚，羊皮纸样，皱裂深浅不一

注：1.若各体征的评分介于两者之间，用均数计算。

2.结果判断：胎龄周数＝总分＋27。

2.生长状况评估

(1)按出生体重评估：可将早产儿分为超低出生体重儿(＜1 000 g)、极低出生体重儿(＜1 500 g)、低出生体重儿(＜2 500 g)和正常出生体重儿(2 500～4 000 g)。

(2)按胎龄和出生体重关系评估：与足月儿一样，可分为小于胎龄(SGA)早产儿、适于胎龄(AGA)早产儿和 大于胎龄(LGA)早产儿。

按照出生体重评估反映胎儿宫内生长，而按胎龄和出生体重关系评估反映胎儿宫内的生长与成熟度匹配程度。

3.按匀称度评估

评估胎儿体格生长指标间发育的比例关系，如体重与身长、或身长与头围比例反映胎儿宫内生长发育状况。常用的指标有 PI 指数以及身长(cm)/头围(cm)比值。

PI 结果表示出生时体重与身长的关系，类似体质指数(BMI)为匀称度，PI＝出生体重(g)/出生身长(cm^3)×100%。胎儿宫内体重、身长受影响程度的不同使 PI 值不同。正常宫内胎儿身长(cm)/头围(cm)之比约为 1.36。

(二)生后生长评估

1.胎龄矫正

早产儿体格生长发育的评价应据矫正后的胎龄，即以胎龄40 周(预产期)为起点计算生理年龄，矫正胎龄后再参照正常婴幼儿的生长指标进行评估。如胎龄 32 周的早产儿实际年龄为 3 月龄，以胎龄 40 周计算，该早产儿矫正后的生理年龄为 1 月龄。评价该 3 月龄的早产儿时应与 1 月龄正常婴儿的生长标准来进行比较。一般情况下，评价早产儿生长时应矫正年龄，但体重、身长、头围有不同的矫正年龄时间。

2.评价方法

目前尚无"正常"早产儿的生长标准，各国指南对早产儿体格生长的评价依胎龄＜40 周、胎龄＞40 周采用不同的方法。

(1)胎龄＜40 周的早产儿：国际上多采用 Fenton 早产儿生长曲线评价生长。2013 年发表修订后的早产儿生长曲线图(图 10-2、图 10-3)。与 2003 年版相比，新版 Fenton 曲线数据范围更广更新；样本量更大，有近 400 万不同胎龄早产儿的数据分析，增加胎龄＜30 周的早产儿比例；有不同性别的区分；胎龄 50 周与 WHO 曲线更接近。

早期早产儿的生长可参照正常胎儿在宫内的生长速率，即 15～20 g/(kg · d)。因胎儿在宫内的生长是非匀速的，评估不同胎龄早产儿生长速率需参考胎龄。

(2)胎龄＞40 周早产儿：校正胎龄后采用正常婴幼儿的生长标准评估，与群体的横向比较采用儿童体格发育调查制定的中国儿童生长标准，如进行国际比较需采用世界卫生组织儿童生长标准，但早产儿追赶性生长期间应超过足月儿的标准。纵向生长速率需准确测量后计算比较。早产儿出院后的生长评价可参照正常胎儿在宫内的生长速率参照值为纵向比较，Fenton 宫内生长曲线和我国不同胎龄新生儿的生长参照值为横向比较。纵向比较反映早产儿个体的生长趋势，横向比较则反映个体早产儿与同胎龄早产儿群体间的差异。

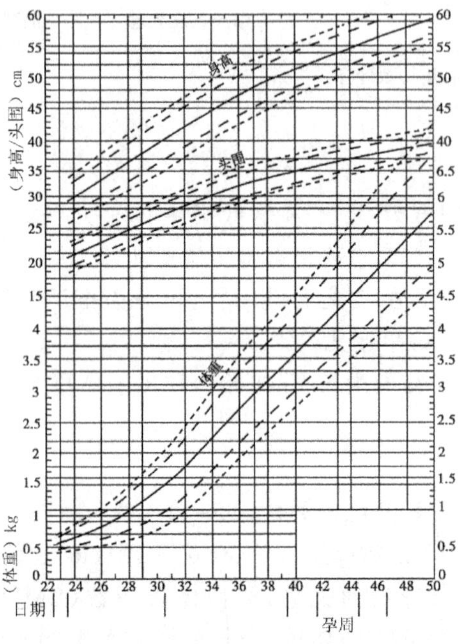

图 10-2　Fenton 早产男婴生长曲线

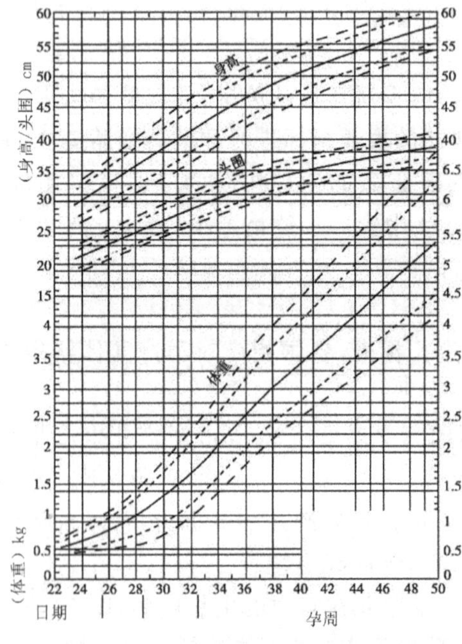

图 10-3　Fenton 早产女婴生长曲线

（吴晓彤）

第十一章　公共卫生护理

第一节　公共卫生的概念

一、公共卫生的定义

至于公共卫生的概念，各个国家和组织之间没有一个统一的、严格的定义。简单来讲，公共卫生实际上就是大众健康。它是相对临床而言的，临床是针对个体的，公共卫生是关注人群的健康。

1920 年，美国耶鲁大学的 Winslow 教授首次提出了早期经典的公共卫生概念。公共卫生是通过有组织的社区行动，改善环境卫生，控制传染病流行，教育个体养成良好的卫生习惯，组织医护人员对疾病进行早期诊断和预防性治疗，发展社会体系以保证社区中的每个人享有维持健康的足够的生活水准，最终实现预防疾病、延长寿命、促进机体健康、提高生产力的目标。随着社会和公共卫生实践的发展、人们认识的更新，公共卫生的概念也在不断地发展之中。

1988 年，艾奇逊将公共卫生定义为“通过有组织的社会努力预防疾病、延长生命、促进健康的科学和艺术。”这一概念高度概括了现代公共卫生的要素。

1995 年，英国的 Johnlast 给出了详细的定义，即“公共卫生是为了保护、促进、恢复人们的健康。是通过集体的或社会的行动，维持和促进公众健康的科学、技能和信仰的集合体。公共卫生项目、服务和机构强调整个人群的疾病预防和健康需求”。尽管公共卫生活动会随着技术和社会价值等的改变而变化，但是其目标始终保持不变，即减少人群的疾病发生、早死、疾病导致的不适和伤残。因此，公共卫生是一项制度、一门学科、一种实践。随着社会经济的发展，医学模式的转变，公共卫生的概念和内涵有了进一步发展。公共卫生通常涉及面都很广泛，包括生物学、环境医学、社会文化、行为习惯、政治法律和涉及健康的许多其他方面。现代公共卫生最简单的定义为“3P”，即 Promotion（健康促进），Prevention（疾病预防），Protection（健康保护）。

在我国，公共卫生的内涵究竟是什么？公共卫生包括哪些领域？对此至今尚无统一认识和明确定义。2003 年 7 月，中国原副总理兼卫生部部长吴仪在全国卫生工作会议上对公共卫生做了一个明确的定义：公共卫生就是组织社会共同努力，改善环境卫生条件，预防控制传染病和其他疾病流行，培养良好卫生习惯和文明的生活方式，提供医疗服务，达到预防疾病，促进人民身体健康的目的。因此，公共卫生建设需要政府、社会、团体和民众的广泛参与，共同努力。其中，政府主要通过制定相关法律、法规和政策，促进公共卫生事业发展；对社会、民众和医疗卫生机构执行公共卫生法律法规实施监督检查，维护公共卫生秩序；组织社会各界和广大民众共同应对突发公共卫生事件和传染病流行；教育民众养成良好卫生习惯和健康文明的生活方式；培养高素质的公共卫生管理和技术人才，为促进人民健康服务。

从这一定义可以看出，公共卫生就是"社会共同的卫生"。公共即共同，如公理公约。卫生是个人、集体的生活卫生和生产卫生的总称，一般指为增进人体健康，预防疾病，改善和创造合乎生理要求的生产环境、生活条件所采取的个人和生活的措施，包括以除害灭病、讲卫生为中心的爱国卫生运动。

一般情况来讲，公共卫生是通过疾病的预防和控制，达到提高人民健康水平的目的。如对传染病、寄生虫病、地方病，还有一些慢性非传染性疾病的预防控制；借助重点人群或者高危人群，如职业人群，妇女、儿童、青少年、老年人等人群进行的健康防护；通过健康教育、健康政策干预等措施，促进人群健康的社会实践。具体讲，公共卫生就是通过疾病预防控制，重点人群健康防护、健康促进来解决人群中间的疾病和健康问题，达到提高人民健康水平的目的。公共卫生就是以生物－心理－社会－医学模式为指导，面向社会与群体，综合运用法律、行政、预防医学技术、宣传教育等手段，调动社会共同参与，消除和控制威胁人类生存环境质量和生命质量的危害因素，改善卫生状况，提高全民健康水平的社会卫生活动。由此可见，公共卫生具有社会性、系统性、政策法制性、多学科性和随机性等特征。公共卫生的实质是公共政策。

二、公共卫生特征

2004 年，Beaglehole 教授将现代公共卫生的特征进行了总结，认为，公共卫生是以持久的全人群健康改善为目标的集体行动。这个定义尽管简短，但是充分反映了现代公共卫生的特点：①需要集体的、合作的、有组织的行动；②可持续性，即需要可持久的政策；③目标是全人群的健康改善，减少健康的不平等。

现代公共卫生的特征包括 5 个核心内容：①政府对整个卫生系统起领导作用，这一点对实现全人群的健康工程至关重要，卫生部门只会继续按生物医学模式关注与卫生保健有关的近期问题；②公共卫生工作需要所有部门协作行动，忽视这一点只会恶化健康的不平等现象，而政府领导是协作行动、促进全人群健康的核心保障；③用多学科的方法理解和研究所有的健康决定因素，用合适的方法回答相应的问题，为决策提供科学依据；④理解卫生政策发展和实施过程中的政治本质，整合公共卫生科学与政府领导和全民参与；⑤与服务的人群建立伙伴关系，使有效的卫生政策能够得到长期的社区和政治支持。

（吴晓彤）

第二节　大规模传染病的救护

一、大规模传染病的概述

各类重大传染病疫情、各类生物恐怖袭击事件等，可能在短时间内产生大批量伤病员，超出

基层卫生机构的救治范围和收治能力。有组织的医学救援可以迅速控制疫情，尽快治疗病员，减少对公众健康的危害，稳定民心和维护社会秩序。此外，医学救援还可以借助上级医疗单位专家的智慧，对于不明原因的传染病疫情尽快作出诊断，提出治疗措施。

“新发突发传染病的应对，是一个永恒的课题。”传染病防控既是一个科学问题又是一个技术问题，同时还是一个管理问题。专家们建议，下一步应从国家、科技、地方政府层面着手，真正使传染病防控为我国全面实现小康社会和经济社会发展保驾护航。

（一）基本概念

1.传染病

传染病是由病原微生物（病毒、细菌、螺旋体等）和寄生虫（原虫或蠕虫）、朊毒体感染人体后引起的，能在人群、动物或人与动物之间相互传播，造成流行的常见病和多发病。

2.突发传染病

突发传染病是指突然发生、严重影响社会稳定、对人类健康构成重大威胁，需要对其采取紧急处置措施的急性传染病疫情。在实际生活中，任何过去已知的传染病在某一时间段突然集中暴发，对人群健康造成严重危害，甚至导致人员死亡的，是突发传染病。

（二）传染病的分类及特征

1.传染病的分类

（1）甲类传染病：指鼠疫、霍乱。

（2）乙类传染病：指传染性非典型肺炎、艾滋病、病毒性肝炎、脊髓灰质炎、人感染高致病性禽流感、甲型 H1N1 流感、麻疹、流行性出血热、狂犬病、流行性乙型脑炎、登革热、炭疽、细菌性和阿米巴性痢疾、肺结核、伤寒和副伤寒、流行性脑脊髓膜炎、百日咳、白喉、新生儿破伤风、猩红热、布鲁氏菌病、淋病、梅毒、钩端螺旋体病、血吸虫病、疟疾。

（3）丙类传染病：指流行性感冒、流行性腮腺炎、风疹、急性出血性结膜炎、麻风病、流行性和地方性斑疹伤寒、黑热病、棘球蚴病、丝虫病，除霍乱、细菌性和阿米巴性痢疾、伤寒和副伤寒以外的感染性腹泻病、手足口病。

上述规定以外的其他传染病，根据其暴发、流行情况和危害程度，需要列入乙类、丙类传染病的，由国务院卫生行政部门决定并予以公布。传染病管理制度是依据《传染病防治法》，确保传染性疫情报告的及时性、准确性、完整性和加强传染病的科学管理制定的专业性部门规章制度。

能够有效处置突发传染病的前提是医护人员掌握了传染病学所涉及的基本理论、基本知识和基本技能，并针对传染病的基本特征、流行的基本条件、突发传染病的临床表现特点采取相应措施。

2.传染病的基本特征

（1）有病原体：每一种传染病都是由特异病原体所引起，包括各种致病微生物和寄生虫。有些新发传染病的病原体在疾病流行之前不能马上明确，需要科研人员反复研究确定，如英国流行的疯牛病、我国流行的传染性非典型肺炎等。在实行医学救援时，如果已经确知了本次突发传染病的病原，就要针对此病原体做好防治准备。如果不明确病原，医护人员要做好个人防护，带好必要的检测设备，并且通过各种手段尽快判明病原体。

（2）有传染性：这是传染病与其他感染性疾病的主要区别。突发传染病时医护人员暴露于某种传染病环境中，所以要做好个人防护，并采取隔离患者、对其他暴露者采取服用药物和预防接种的措施，以防止疾病传播对人群造成进一步危害。

(3)有流行病学特征:传染病有散发、暴发、流行和大流行之分。散在性发病是指某一种传染病发病率在某地区处于常年一般水平的发病;暴发是指短时间(数天内)集中发生大量同一病种的传染病患者;当某种传染病发病率水平显著高于该地区常年一般发病水平时称为流行;若某种传染病流行范围很广,甚至超出国界或洲界时,则称为大流行。许多传染病的流行与地理条件、气候条件和人民生活习惯等有关,构成其季节性和地区性特点。需要医学救援的一般是暴发或暴发流行的传染病。

(4)有感染后免疫:人体感染病原体后,无论是显性或隐性感染,都能产生针对病原体及其产物的特异性免疫,感染后免疫属于自动免疫,其持续时间在不同传染病中有很大差异。感染后所产生的特异性抗体,可通过胎盘转移给胎儿,使之获得被动免疫。由于病原体种类不同,感染后所获得的免疫力持续时间的长短和强度也不同。突发传染病医学救援由于具有被感染的危险,医护人员应该对自身抵抗某种传染病的能力做一评估。如果过去没有暴露史,也没有接种过疫苗,那就属于对该传染病高度易感者,应该做好个人防护,必要时接种疫苗。对于身处疫区的民众,要科学评估其对该种传染病的抵抗力,采取被动和主动免疫措施增强其免疫力。

(三)传染病的临床特点

1.临床分期

按传染病的发生、发展及转归可分为四期。

(1)潜伏期:从病原体侵入人体起,至首发症状时间,称为潜伏期。不同传染病其潜伏期长短各异,短至数小时,长至数月乃至数年;同一种传染病,各患者之潜伏期长短也不尽相同。每一种传染病的潜伏期长短不一,相当于病原体在体内繁殖、转移、定位、引起组织损伤和功能改变导致临床症状出现之前的整个过程。每种传染病的潜伏期都有一个相对不变的限定时间,并呈常态分布,是检疫工作观察、留验接触者的重要依据。

(2)前驱期:是潜伏期末至发病期前,出现某些临床表现的短暂时间,一般 1～2 天,呈现乏力、头痛、微热、皮疹等表现。多数传染病,看不到前驱期。

(3)症状明显期:又称发病期,是各传染病之特有症状和体征,随病日发展陆续出现的时期。症状由轻而重,由少而多,逐渐或迅速达高峰。随机体免疫力之产生与提高趋向恢复。

(4)恢复期:病原体完全或基本消灭,免疫力提高,病变修复,临床症状陆续消失的时间。多为痊愈而终止,少数疾病可留有后遗症。

2.常见症状和体征

(1)发热和热型:发热是传染病重要症状之一,具有鉴别诊断意义,常见热型有稽留热、弛张热、间歇热、回归热、马鞍热等。

传染病的发热过程可分为三个阶段。①体温上升期:体温可骤然上升至 39 ℃以上,通常伴有寒战,见于疟疾、登革热等;亦可缓慢上升,呈梯形曲线,见于伤寒。②极期:体温升至一定高度,然后持续数天至数周。③体温下降期:体温可缓慢下降,几天后降至正常,如伤寒、副伤寒;亦可在一天之内降至正常,如间日疟和败血症,退热时多伴大量出汗。

(2)皮疹:许多传染病在发热的同时伴有皮疹,称为发疹性传染病。疹子的出现时间、分布和先后顺序对诊断和鉴别有重要参考价值。

(3)毒血症状及单核-吞噬细胞系统反应:病原体的各种代谢产物,可引起除发热以外的多种症状如疲乏、全身不适、厌食、头痛,肌肉、关节、骨骼疼痛等,严重者可有意识障碍、谵妄、脑膜刺激征、中毒性脑病、呼吸及外周循环衰竭等,还可引起肝、肾损害,甚至充血、增生等反应,以及肝、

脾和淋巴结的肿大。

(四)传染病的流行条件及影响因素

传染病的流行过程就是传染病在畜、人群中发生、发展和转归的过程。流行过程的发生需要有三个基本条件,就是传染源、传播途径和畜(人)群易感性。流行过程本身又受社会因素和自然因素的影响。

1.传染源

传染源是指病原体已在体内生长繁殖并能将其排出体外的动物(人)。

(1)患畜:是重要的传染源,急性患畜及其症状(咳嗽、吐、泻)而促进病原体的播散;慢性患畜可长期污染环境;轻型患畜数量多而不易被发现;在不同传染病中其流行病学意义各异。

(2)隐性感染者:在某些传染病(沙门菌病、猪丹毒)中,隐性感染者是重要传染源。

(3)病原携带者:慢性病原携带者不显出症状而长期排出病原体,在某些传染病(如伤寒、猪喘气病)有重要的流行病学意义。

(4)受感染的人:某些传染病,如人型结核,也可传给动物,引起严重疾病。

2.传播途径

病原体从传染源排出体外,经过一定的传播方式,到达与侵入新的易感者的过程,谓之传播途径。分为四种传播方式。

(1)水与食物传播:病原体借粪便排出体外,污染水和食物,易感者通过污染的水和食物受染。菌痢、伤寒、霍乱、甲型病毒性肝炎等病通过此方式传播。

(2)空气飞沫传播:病原体由传染源通过咳嗽、喷嚏、谈话排出的分泌物和飞沫,使易感者吸入受染。流脑、猩红热、百日咳、流感、麻疹等病,通过此方式传播。

(3)虫媒传播:病原体在昆虫体内繁殖,完成其生活周期,通过不同的侵入方式使病原体进入易感者体内。蚊、蚤、蜱、恙虫、蝇等昆虫为重要传播媒介。如蚊传疟疾,丝虫病,乙型脑炎,蜱传回归热、虱传斑疹伤寒、蚤传鼠疫,恙虫传恙虫病。由于病原体在昆虫体内的繁殖周期中的某一阶段才能造成传播,故称生物传播。病原体通过蝇机械携带传播于易感者称机械传播。如菌痢、伤寒等。

(4)接触传播:有直接接触与间接接触两种传播方式。如皮肤炭疽、狂犬病等均为直接接触而受染,乙型肝炎为注射受染,血吸虫病、钩端螺旋体病为接触疫水传染,均为直接接触传播。多种肠道传染病通过污染的手传染,谓之间接传播。

3.易感人群

易感人群是指人群对某种传染病病原体的易感程度或免疫水平。新生人口增加,易感者的集中或进入疫区,部队的新兵入伍,易引起传染病流行。病后获得免疫,人群隐性感染,人工免疫,均使人群易感性降低,不易传染病流行或终止其流行。

4.影响流行过程的因素

自然因素包括地理、气候、生态条件等,对流行过程的发生和发展起着重要影响,比如呼吸道传染病冬季多发,肠道传染病夏季多发,就是受气候影响所致;有些传染病在某一区域多发,如鼠疫、血吸虫病、疟疾、麻风病,是受地理和生态条件的影响。社会因素包括社会制度、经济和生活条件以及人群的文化水平等,对传染病的流行过程有着决定性的影响。

二、大规模传染病的应急预案

(一)工作原则

(1)预防为主,按照“早发现、早诊断、早治疗”的传染病防治原则,提高警惕,加强监护,及时发现病例,采取有效的预防与治疗措施,切断传染途径,迅速控制重大疫病在本地区的传播和蔓延。

(2)切断传染病的传播,根据有关法律法规,结合重大疫病的流行特征,在采取预防控制措施时,对留院观察病例、疑似病例、临床诊断病例及实验室确诊病例依法实行隔离治疗,对疑似病例及实验室确诊病例的密切接触者依法实行隔离和医学观察。

(3)预防和控制重大疫病,坚持“早、小、严、实”的方针,对留院观察病例、疑似病例、临床诊断病例及实验室确诊病例,要做到“及时发现、及时报告、及时治疗、及时控制”。同时,对疑似病例、临床诊断病例及实验室确诊病例的密切接触者要及时采取实行隔离控制措施,做到统一、有序、快速、高效。

(4)实行属地管理,应急人员必须服从本单位和卫生主管部门统一指挥。

(二)预警制度

预警制度包括现场预警、区域预警、全体预警。当出现下列情况时立即启动预警:

(1)某种在短时间内发生、波及范围广泛,出现大量的伤病员或死亡病例,其发病率远远超过常年发病率水平的重大传染病疫情。

(2)群体性不明原因疾病是指在一定时间内某个相对集中的区域或者相继出现相同临床表现的伤病员、病例不断增加、呈蔓延趋势有暂时不明确诊断的疾病。

(3)其他严重影响公众健康事件,具有重大疫情特征,以及突发性、针对不特定社会群体,造成或者可能造成社会公众健康严重损害,影响社会稳定的重大事件。

(三)信息报告制度

一旦发生传染病疫情,现场人员应尽可能了解和弄清事故的性质、地点、发生范围和影响程度,然后迅速向本单位上级如实汇报。

(1)发现甲类传染病和乙类传染病中的肺炭疽、传染性非典型肺炎、脊髓灰质炎、人感染高致病性禽流感的伤病员、疑似伤病员或不明原因疾病暴发时,于 2 小时内将传染病报告卡通过网络报告;未实行网络直报的医疗机构于 2 小时内以最快的通信方式,如电话、传真等,向当地疾病预防控制机构报告,并与 2 小时内寄送出传染病报告卡。

(2)乙类传染病为要求发现后 6 小时内上报,并采取相应的预防控制措施。

(3)丙类传染病在发病后 24 小时内向当地疾病控制中心报告疫情。

(四)应急响应

1.成立护理应急管理小组

成立由护理部、感染科、急诊科、ICU 等护士长及医院感染控制科组成的护理应急管理小组,负责应急护理救援工作的指挥、协调、检查与保障等工作。

2.人员调动

护理应急管理小组根据伤病员数量及隔离种类等需要,启动医院护理人力资源应急调配方案,合理调配人力资源。应急护理队伍主要由具有丰富的传染病护理经验、熟练掌握危重伤病员抢救知识和技能、身体素质好的护士组成。

3.组织救援

成立应急护理救援专家组，组织专家对疑难伤病员进行护理会诊，制定科学合理的护理方案，实施有效的救护；负责病房的随时消毒、终末消毒和相关部门的消毒技术指导工作；严格清洁区、半污染(缓冲)区、污染区的区域划分，在缓冲区、污染区分别贴有医护人员防护、污染物品处理流程与路线的醒目标识，防止医院内交叉感染；建立健全各项规章制度，做到有序管理。

4.物资保障

物资保障包括必要的通信设备、急救设备、抢救设备、测量设备、标志明显的服装或显著标志、旗帜等。指定专人保管，并定期检查保养，使其处于良好状态。

(五)善后处理

应急处置结束后，进入临时应急恢复阶段，应急救援指挥部要组织现场清理、人员清点和撤离。并组织专业人员对应急进行总结评审，评估事故后期的损失，尽快恢复医疗护理秩序。

三、大规模传染病的救护

突发传染病发病病种多样，发生时间往往不确定，发生地域广泛，而可能造成突发传染病的因素复杂，表现形式差异较大，本节仅根据以往世界范围和我国传染病突发事件的特点予以简述。

(一)烈性呼吸道传染病

1.传染性非典型肺炎

传染性非典型肺炎又名严重急性呼吸道综合征，为一种由冠状病毒(SARS-CoV)引起的急性呼吸道传染病，世界卫生组织(WHO)将其命名为严重急性呼吸综合征(severe acute respiratory syndrome，SARS)。临床特征为发热、干咳、气促，并迅速发展至呼吸窘迫，外周血白细胞计数正常或降低，胸部X线为弥漫性间质性病变表现。又称传染性非典型肺炎、SARS。2002年11月，该病首先在我国广东出现，随后蔓延我国多个省、市、自治区，并波及世界29个国家和地区。

目前发现的传染途径有经呼吸道传播或经密切接触传播；易感人群包括与SARS患者密切接触的医护人员、家庭成员及青壮年人群。该病潜伏期为2～12天，多数为4～5天，首发的症状是发热(100%)，体温较高，多在38 ℃以上，可有寒战或畏寒、肌痛、头痛等，呼吸道症状较多的为咳嗽、咳痰少，伴胸闷及呼吸困难。偶有恶心、呕吐或腰痛，有些患者可有腹泻。严重的病例可导致急性呼吸窘迫综合征(ARDS)、多器官功能衰竭综合征(MODS)。肺部体征一般较少，有时可闻少许湿啰音，有皮疹、淋巴结肿大及发绀。实验室检查见大多数患者白细胞数正常或降低，在病程中部分病例常有淋巴细胞计数减少和血小板计数减少。23.4%的患者ALT升高，71%的患者LDH升高，有6%～10%的患者心肌酶谱升高，部分患者有低钠。

影像学检查见胸部X线片显示一侧或双侧肺多肺叶病变，最突出的特征是病变进展迅速。病变形态无典型特征，可为片状、斑片状、网状、磨玻璃样改变。目前传染性非典型肺炎的病因尚没有完全确定，又缺乏特效治疗方法，只能采用综合治疗方法。2003年后，本病没有再次出现，但需要密切关注。

目前尚无针对SARS-CoV的药物，临床治疗主要根据病情采取综合性措施，应全面密切观察病情，监测症状、体温、脉搏、呼吸频率、血象、SpO_2或动脉血气分析，定期复查胸部X线片(早期不超过3天)，以及心、肝、肾功能和水电解质平衡等。患者均应严格隔离，并注意消毒和防护措施。

(1)对症支持:①卧床休息,避免用力活动。②发热:超过 38 ℃者可做物理降温(冰敷、乙醇擦浴)或解热镇痛药(儿童忌用阿司匹林)。③镇咳祛痰药:用于剧咳或咳痰者,如复方甘草合剂,盐酸氨溴索等。④氧疗:有气促症状尽早作氧疗,可作持续鼻导管或面罩吸氧,以缓解缺氧。⑤营养支持治疗:由于能量消耗及进食困难,患者常有营养缺乏,影响恢复,应注意足够的营养支持和补充,可经肠内或全肠外营养给予,如鼻饲或静脉途径。总热量供应可按每天每公斤实际体重 83.7～104.6 kJ(20～25 kcal/kg)计算,或按代谢能耗公式计算[代谢消耗量(HEE)=基础能量消耗(BEE)×1.26],营养物质的分配一般为糖 40%,脂肪 30%,蛋白质 30%。氨基酸摄入量以每天每公斤体重 1.0g 为基础,并注意补充脂溶性和水溶性维生素。患者出现 ARDS 时,应注意水、电解质平衡,结合血流动力学监测,合理输液,严格控制补液量(25 mL/kg 体重),要求液体出入量呈轻度负平衡,补液以晶体液为主。

(2)糖皮质激素:糖皮质激素治疗早期应用有利于减轻肺部免疫性损伤,减轻低氧血症和急性呼吸窘迫综合征(ARDS)的发生和发展,并可预防和减轻肺纤维化的形成,大部分患者用药后改善中毒症状,缓解高热,但是大量长期应用糖皮质激素,可能削弱机体免疫力,促进病毒增生繁殖,以及引起三重感染(细菌和真菌),因此激素的合理应用值得进一步探讨。①指征:有严重中毒症状,高热 3 天持续不退;48 小时内肺部阴影进展超过 50%;出现 ALI 或 ARDS。②用法和剂量:一般成人剂量相当于甲泼尼龙80～320 mg/d,静脉滴注;危重病例剂量可增至 500～1 000 mg/d,静脉滴注。体温恢复正常后,即应根据病情逐渐减量和停用,以避免和减少不良反应的发生,如消化道出血、电解质紊乱、继发感染等。采用半衰期短的糖皮质激素如甲泼尼龙较为安全有效。

(3)抗病毒药:抗病毒药物治疗效果报道不一,利巴韦林和干扰素的应用报道较多。利巴韦林可阻断病毒 RNA 和 DNA 复制,宜在早期应用,用法和剂量(成人)宜参照肾功能情况:①肌酐清除率>60 mL/min者,利巴韦林 400 mg,静脉滴注,每 8 小时 1 次,连用 3 天;继以 1 200 mg,口服,每天 2 次,共用7 天。②肌酐清除率 30～60 mL/min 者,利巴韦林 300 mg,静脉滴注,每 12 小时1 次,连用 3 天;继而 600 mg,口服,每天 2 次,共用 7 天。③肌酐清除率<30 mL/min 者,利巴韦林 300 mg,静脉滴注,每 24 小时 1 次,连用 3 天;继而改用每天 600 mg,口服。主要不良反应有骨髓抑制、溶血性贫血、皮疹和中枢神经系统症状,应加强注意。

(4)机械通气:机械通气治疗是对患者的重要治疗手段,宜掌握指征及早施行。①无创通气(NPPV)指征:鼻导管或面罩吸氧治疗无效,PaO_2<9.3 kPa(70 mmHg),SaO_2<93%,呼吸频率≥30 次/分,胸部 X 线片示肺部病灶恶化。②方法:用面罩或口鼻罩,通气模式为持续气道正压通气。

2.肺鼠疫

鼠疫是鼠疫耶尔森菌(旧称鼠疫杆菌)引起的自然疫源性疾病。自然宿主为鼠类等多种啮齿类动物,主要是通过染菌的鼠蚤为媒介进行传播。经人皮肤传入引起腺鼠疫;经呼吸道传入引起肺鼠疫,都可发生败血症。临床表现为发热、严重的毒血症状,腺鼠疫有急性淋巴腺炎;肺鼠疫有胸痛、咳嗽、呼吸困难和发绀;败血症型鼠疫多为继发,可有广泛皮肤出血和坏死。该病传染性强,死亡率极高,是危害最严重的传染病之一,属国际检疫传染病。我国把其列为法定甲类传染病之首。

肺鼠疫患者是人间鼠疫的重要传染源,病菌借飞沫或尘埃传播。原发性肺鼠疫是由呼吸道直接吸入鼠疫杆菌而引起,感染后潜伏期可短至数小时。

肺鼠疫起病急,除高热、寒战等严重全身中毒症状外,并发生咳嗽、剧烈胸痛、呼吸急促。病

初咳嗽轻，痰稀薄，很快转为大量泡沫样血痰，内含大量鼠疫杆菌。患者呼吸极为困难、发绀，肺部体征不多，仅有散在湿性啰音及胸膜摩擦音，与严重的全身症状不相称，多在2～3天内因心力衰竭、出血、休克而死亡。

肺鼠疫患者要严密隔离，单独一室，室内无鼠无蚤。联合应用抗生素，是降低死亡率的关键。可应用链霉素、庆大霉素、四环素、氯霉素。其中链霉素，每次0.5g，每6小时1次肌内注射，2天后剂量减半，疗程7～10天，也可和其他抗生素合用，加强对症治疗。

预防传播的措施：灭鼠、灭蚤，监测和控制鼠间鼠疫；疫情监测，加强疫情报告；工作人员每4小时更换帽子、口罩及隔离衣一次。严格隔离患者，患者与疑似患者分开隔离。腺鼠疫隔离至症状消失，淋巴结肿完全消散后再观察7天。肺鼠疫隔离至临床症状消失，痰培养6次阴性可解除隔离。接触者医学观察9天，接受过预防接种者检疫12天。患者的分泌物、排泄物彻底消毒或焚烧，尸体应用尸体袋严密包套后焚烧。加强国际检疫与交通检疫，对可疑旅客应隔离检疫。医务和防疫人员在疫区工作必须穿五紧服、穿高筒靴、戴面罩、戴符合标准的口罩、防护眼镜、橡皮手套等，必要时接种疫苗。

3.禽流感

人禽流行性感冒(以下称人禽流感)是由禽甲型流感病毒某些亚型中的一些毒株引起的急性呼吸道传染病。早在1981年，美国即有禽流感病毒H7N7感染人类引起结膜炎的报道。1997年，我国香港特别行政区发生H5N1型人禽流感，导致6人死亡，在世界范围内引起了广泛关注。近年来，人们又先后获得了H9N2、H7N2、H7N3亚型禽流感病毒感染人类的证据，荷兰、越南、泰国、柬埔寨、印尼及我国相继出现了人禽流感病例。尽管目前人禽流感只是在局部地区出现，但是，考虑到人类对禽流感病毒普遍缺乏免疫力，人类感染H5N1型禽流感病毒后的高病死率以及可能出现的病毒变异等，世界卫生组织认为，该疾病可能是对人类潜在威胁最大的疾病之一。禽流感病毒属正黏病毒科甲型流感病毒。已证实感染人的禽流感病毒亚型为H5N1，H9N2、H7N7、H7N2、H7N3等，其中感染H5N1的患者病情重，病死率高。

禽流感病毒对乙醚、氯仿、丙酮等有机溶剂均敏感。常用消毒剂容易将其灭活，如氧化剂、稀酸、卤素化合物(漂白粉和碘剂)等都能迅速破坏其活性。病毒对热较敏感，在低温中抵抗力较强，65 ℃加热30分钟或煮沸2分钟以上可灭活。

传染源主要为患禽流感或携带禽流感病毒的鸡、鸭、鹅等禽类。野禽在禽流感的自然传播中扮演了重要角色，目前尚无人与人之间传播的确切证据。经呼吸道传播，也可通过密切接触感染的家禽分泌物和排泄物、受病毒污染的物品和水等被感染，直接接触病毒毒株也可被感染。一般认为，人类对禽流感病毒并不易感。尽管任何年龄均可被感染，但在已发现的H5N1感染病例中，13岁以下儿童所占比例较高，病情较重。从事家禽养殖业者及其同地居住的家属、在发病前1周内到过家禽饲养、销售及宰杀等场所者、接触禽流感病毒感染材料的实验室工作人员、与禽流感患者有密切接触的人员为高危人群。

感染H9N2亚型的患者通常仅有轻微的上呼吸道感染症状，部分患者甚至无任何症状；感染H7N7亚型的患者主要表现为结膜炎；重症患者一般均为H5N1亚型病毒感染。患者呈急性起病，早期类似普通型流感。主要为发热，大多持续在39 ℃以上，可伴流涕、鼻塞、咳嗽、咽痛、头痛、肌肉酸痛和全身不适。部分患者有恶心、腹痛、腹泻、稀水样便等消化道症状。重症患者可出现高热不退，病情发展迅速，几乎所有患者都有临床表现明显的肺炎，可出现急性肺损伤、急性呼吸窘迫综合征、肺出血、胸腔积液、全血细胞减少、多脏器功能衰竭、休克及雷耶综合征等多种并发症。可继发细菌感染，发生败血症；重症患者可有肺部实变体征等。

H5N1亚型病毒感染者可出现肺部浸润。胸部影像学检查可表现为肺内片状影，重症患者肺内病变进展迅速，呈大片状磨玻璃样影及肺实变影像，病变后期为双肺弥漫性实变影，可合并胸腔积液。白细胞总数一般不高或降低；重症患者多有白细胞总数及淋巴细胞减少，并有血小板降低。取患者呼吸道标本采用免疫荧光法（或酶联免疫法）检测甲型流感病毒核蛋白抗原（NP）或基质蛋白（M1）、禽流感病毒H亚型抗原。还可用RT-PCR法检测禽流感病毒亚型特异性H抗原基因；从患者呼吸道标本中可分离禽流感病毒；发病初期和恢复期双份血清禽流感病毒亚型毒株抗体滴度4倍或以上升高，有助于回顾性诊断。

人禽流感的预后与感染的病毒亚型有关。感染H9N2、H7N7、H7N2、H7N3者大多预后良好，而感染H5N1者预后较差，据目前医学资料报告，病死率超过30%。影响预后的因素还与年龄、基础疾病、合并症以及就医、救治的及时性等有关。

对疑似病例、临床诊断病例和确诊病例应进行隔离治疗。抗病毒治疗应在发病48小时内使用抗流感病毒药物神经氨酸酶抑制剂奥司他韦，并辅以对症治疗，可应用解热药、缓解鼻黏膜充血药、止咳祛痰药等。儿童忌用阿司匹林或含阿司匹林以及其他水杨酸制剂的药物，避免引起儿童雷耶综合征。

4.呼吸道传染病的护理

（1）卧床休息。

（2）饮食宜清淡为主，注意卫生，合理搭配膳食。

（3）避免剧烈咳嗽，咳嗽剧烈者给予镇咳，咳痰者给予祛痰药。

（4）发热超过38.5 ℃者，可使用解热镇痛药，儿童忌用阿司匹林，因可能引起雷耶综合征，或给予冰敷、酒精擦浴等物理降温。

（5）鼻导管或鼻塞给氧是常用而简单的方法，适用于低浓度给氧，患者易于接受。氧气湿化瓶应每天更换。

（6）行气管插管或切开经插管或切开处给氧，有利于呼吸道分泌物的排出和保持气道通畅。但应按气管切开护理常规去护理。

（7）心理护理：患者因受单独隔离，且病情重，常易出现孤独感和焦虑、恐慌等心理障碍，烦躁不安或情绪低落，需要热情关注，并有针对性进行心理疏导治疗。

（8）健康教育：保持良好的个人卫生习惯，不随地吐痰，避免在人前打喷嚏、咳嗽、清洁鼻腔，且事后应洗手；确保住所或活动场所通风；勤洗手；避免去人多或相对密闭的地方，应注意戴口罩。建立良好的卫生习惯和工作生活环境，劳逸结合，均衡饮食，增强体质。

（9）对临床诊断病例和疑似诊断病例应在指定的医院按呼吸道传染病分别进行隔离观察和治疗。对医学观察病例和密切接触者，如条件许可应在指定地点接受隔离观察，为期14天。在家中接受隔离观察时应注意通风，避免与家人密切接触，并由卫生防疫部门进行医学观察，每天测量体温。

（10）完善疫情报告制度：按传染病规定进行报告、隔离治疗和管理。发现或怀疑呼吸道传染病时，应尽快向卫生防疫机构报告。做到早发现、早隔离、早治疗。

（二）严重肠道传染病

1.霍乱

霍乱是由霍乱弧菌所致的烈性肠道传染病。发病急、传播快，可引起世界大流行，属国际检疫传染病。在我国《传染病防治法》中列为甲类。一直认为霍乱是由O1群霍乱弧菌的两种生物型,即古典生物型与埃尔托生物型所致的感染。1992年发现非O1群新的血清型,即O139引起霍乱样腹泻大量患者的暴发或流行,已引起人们的重视。

霍乱弧菌对热、干燥、直射日光、酸及一般消毒剂(如漂白粉、来苏儿、碘、季铵盐和高锰酸钾等)均甚敏感。干燥2小时或加热55 ℃持续10分钟,弧菌即可死亡,煮沸后立即被杀死。自来水和深井水加0.5 ppm的氯,经15分钟即可杀死。1 L水加普通碘酊2～4滴,作用20分钟亦可杀死水中的弧菌。在正常胃酸中霍乱弧菌能生存4分钟,在外界环境中如未经处理的河水、塘水、井水、海水中,埃尔托行弧菌可存活1～3周,在各类食品上存活1～3天。O139型霍乱弧菌在水中存活时间较O1霍乱弧菌更长。

霍乱患者和带菌者是霍乱的传染源,患者在发病期间,可连续排菌,时间一般为5天,亦有长达2周者。尤其是中、重型患者,排菌量大,每毫升粪便含有10^7～10^9个弧菌,污染面广,是重要的传染源。可通过水、食物、日常生活接触和苍蝇等不同途径进行传播或蔓延,其中水的作用最为突出。缺乏免疫力的人,不分种族、年龄和性别对霍乱弧菌均普遍易感。病后免疫力不持久,再感染仍有可能。潜伏期一般为1～3天,短者3～6小时,长者可达7天。

典型患者多为突然发病,临床表现可分3期。①泻吐期:多数以剧烈腹泻开始,继以呕吐。多无腹痛,亦无里急后重,少数有腹部隐痛,个别可有阵发性绞痛。每天大便数次至数十次或更多,少数重型患者粪便从肛门直流而出,无法计数。排便后一般有腹部轻快感。初为稀便,后为水样便,以黄水样或清水样为多见,少数为米泔样或洗肉水样,无粪臭,稍有鱼腥味,镜检无脓细胞。少数人有恶心、呕吐(喷射状),呕吐物初为食物残渣,继为水样,与大便性质相仿。一般无发热,少数有低热。本期可持续数小时至2天。②脱水虚脱期:由于严重泻吐引起水和电解质丧失,可出现脱水和周围循环衰竭。碳酸氢根离子大量丧失可产生代谢性酸中毒。此期一般为数小时至3天。③反应期及恢复期:脱水纠正后,大多数患者症状消失,尿量增加,体温逐渐恢复正常。约1/3患者出现发热性反应。

按临床症状、脱水程度、血压、脉搏及尿量等可分为轻、中、重三型。此外尚有罕见的特殊临床类型即“干性霍乱”,起病急骤,不待泻吐症状出现即迅速进入中毒性循环衰竭而死亡。可以通过粪便涂片镜检、动力试验、制动试验和粪便培养获得诊断。霍乱病后不久,可在血清中出现抗菌的凝集素、抗弧菌抗体及抗毒抗体。前二者可于第5天出现,半月时达峰值,有追溯性诊断价值。

采用补液疗法,补充液体和电解质是治疗本病的关键。原则是早期、快速、足量、先盐后糖、先快后慢、纠酸补碱、见尿补钾。输液总量应包括纠正脱水量和维持量。对患者应及时严格隔离至症状消失6天,大便培养致病菌,每天1次,连续2次阴性,可解除隔离出院。

2.细菌性痢疾

细菌性痢疾简称菌痢,为夏秋季常见肠道传染病。病原体是痢疾杆菌,经消化道传播。一些卫生状况差的学校和其他人群聚居地可以发生本病暴发和流行。目前痢疾杆菌分为4群及47个血清型,即A群痢疾志贺菌、B群福氏志贺菌、C群鲍氏志贺菌和D群宋内志贺菌。各型痢疾杆菌均可产生内毒素,是引起全身毒血症的主要因素;痢疾杆菌在外界环境中生存力较强,在瓜果、蔬菜及污染物上可生存1～2周,但对各种化学消毒剂均很敏感。

传染源为菌痢患者及带菌者,病原菌随患者粪便排出,污染食物、水经口通过消化道传播使人感染;苍蝇污染食物也可传播,均可造成夏、秋季流行。人群普遍易感,病后可获得一定的免疫力，但短暂而不稳定，且不同菌群及血清型之间无交叉免疫，但有交叉抗药性，故易复发和重复感染。

急性典型菌痢有发热、腹痛、腹泻、脓血便、里急后重等症状，易于诊断。不典型病例仅有黏液稀便，应予注意。夏秋季遇急性高热或惊厥的学龄前儿童需考虑中毒型菌痢的可能，可用肛拭或温盐水灌肠取粪便做检查。

本病主要采用敏感有效的喹诺酮类抗菌药物进行治疗。按肠道传染病隔离。休息，饮食以少渣易消化的流食及半流食为宜，保证足够水分、维持电解质及酸碱平衡。中毒型菌痢病势凶险，应及时采用山莨菪碱改善微循环，综合措施抢救治疗。

3.肠道传染病的护理

(1)急性期患者要卧床休息，大便次数频繁的，应用便盆、布兜或垫纸，以保存体力。

(2)饮食以流食为主，开始 1～2 天最好只喝水，进淡糖水、浓茶水、果子水、米汤、蛋花汤等，喝牛奶有腹胀者，不进牛奶。病情好转，可逐渐增加稀饭、面条等，不宜过早给予刺激性、多渣、多纤维的食物。不要吃生冷食品，可鼓励患者多吃点生大蒜。

(3)保护肛门：由于大便次数增多，尤其是老人和小孩肛门受多次排便的刺激，皮肤容易淹坏溃破，因此每次便后，用软卫生纸轻轻擦后用温水清洗，涂上凡士林油膏或抗生素类油膏。

(4)按时服药：要坚持按照医嘱服药 7～10 天，不要刚停止腹泻就停止服药，这样容易使细菌产生抗药性，很容易转为慢性腹泻。

(三)严重虫媒传染病

1.流行性乙型脑炎

流行性乙型脑炎简称乙脑，是以脑实质炎症为主要病变的中枢神经系统传染病。病原体是乙脑病毒，经蚊虫传播，多在夏秋季流行，多见于儿童。理论上人和多种家畜均可成为本病的传染源，在乙脑流行区，猪感染率高达 100%，且血中病毒数量多，病毒血症时间长，故猪是主要传染源。带喙库蚊是主要的传播媒介人群普遍易感；病后可获得稳定的免疫力。我国是乙脑高发区，除新疆、西藏和青海等少数地区无乙脑疫情报告外，其他省份均有出现。2003 年广东出现局部流行，2006 年山西、河北出现局部暴发流行，表明当对此病监控减弱后，本病就会卷土重来。

本病起病急，有高热、呕吐、惊厥、意识障碍以及脑膜刺激征。实验室检查：白细胞总数及中性粒细胞增高，脑脊液细胞增多，压力和蛋白增高，糖、氯化物正常。特异性 IgM 抗体检查早期出现阳性。补体结合试验双份血清抗体效价呈 4 倍增高，有助于回顾性诊断。死亡主要由于中枢性呼吸衰竭所致。

本病无特效疗法，一般采用中西医结合治疗，重点是对高热、惊厥、呼吸衰竭等危重症的处理，这是降低病死率的关键；加强护理，防止呼吸道痰液阻塞、缺氧窒息及继发感染，注意营养及加强全身支持疗法。

2.疟疾

疟疾是疟原虫寄生于人体所引起的传染病。经疟蚊叮咬或输入带疟原虫者的血液而感染。不同的疟原虫分别引起间日疟、三日疟、恶性疟及卵圆疟。本病主要表现为周期性规律发作，全身发冷、发热、多汗，长期多次发作后，可引起贫血和脾肿大。儿童发病率高，大都于夏秋季节流行。是一种严重危害人民健康的传染病。全球约有 40%的人口受疟疾威胁，每年有 2 000 万人感染疟疾，超过 200 万人死于疟疾。世界卫生组织估计，全球有 59%的疟疾病例分布在非洲，38%分布在亚洲，3%分布在美洲。我国传染病网络报告系统数据显示，疟疾年报告病例数由

2002 年的 2.4 万增加到 2006 年的 6.4 万，2007 年，全国共报告疟疾病例 46 988 例，死亡 15 例，较 2006 年下降 22.2%。发病主要集中在经济相对落后、交通不便的边远、贫困地区。

疟疾是疟原虫按蚊叮咬传播的寄生原虫病。临床特点是周期性寒战、高热，继以大汗而缓解，可出现脾肿大和贫血等体征。间日疟、三日疟常复发。恶性疟的发热不规则，常侵犯内脏，引起凶险发作。典型发作是诊断的有力依据，非典型发作要仔细分析，可通过血涂片查疟原虫获得诊断。

抗疟原虫治疗是最有效手段，并且辅助以对症处理。①积极治疗传染源：常用的药物主要有羟基哌喹、乙胺嘧啶、磷酸咯啶等。另外常山、青蒿、柴胡等中药治疟的效果也很好。以上这些药物要根据疟原虫的种类和病情的轻重由医师来对症使用，剂量和用法一般人不易掌握，千万不要自己乱吃。除此之外，还要对患者进行休止期治疗，即对上一年患过疟疾的人，再用伯氨喹治疗，给予 8 天剂量，以防止复发。②彻底消灭按蚊：主要措施是搞好环境卫生，包括清除污水，改革稻田灌溉法，发展池塘、稻田养鱼业，室内、畜棚经常喷洒杀蚊药等。③搞好个人防护：包括搞好个人卫生，夏天不在室外露宿，睡觉时最好要挂蚊帐；白天外出，要在身体裸露部分涂些避蚊油膏等，以避免蚊叮。④切断传播途径：主要是消灭按蚊，防止被按蚊叮咬。清除按蚊幼虫孳生场所及使用杀虫药物。个人防护可应用驱避剂或蚊帐等，避免被蚊虫叮咬。彻底消灭按蚊。

3.登革热

登革热是由伊蚊传播登革热病毒引起的急性传染病。临床上主要以高热、头痛、肌肉痛、骨骼和关节痛为主，还有疲乏、皮疹、淋巴结肿大及白细胞减少。本病是一种古老的疾病，现在已成为一种重要的热带传染病。20 世纪在世界各地发生过多次大流行，病例数可达百万。我国广东、海南、广西等地近年已数次发生流行，已知的 4 个血清型登革病毒均已在我国发现。

传染源主要是患者和隐性感染者。传播途径是埃及伊蚊和白纹伊蚊，新流行区人群普遍易感，成人发病为主。主要发生于夏秋雨季。本病潜伏期 3～14 天，通常 5～8 天。世界卫生组织按登革热的临床表现将其分为典型登革热和登革出血热。

登革热无特殊治疗药物，主要采取支持及对症治疗。单纯隔离患者不能制止流行，因为典型患者只是传染源中的一小部分。灭蚊是预防本病的根本措施。

4.虫媒传染病的护理

(1)早期患者宜卧床休息，恢复期的患者也不宜过早活动，体温正常，血小板计数恢复正常，无出血倾向方可适当活动。

(2)保持病室内凉爽、通风、安静。昆虫隔离，病室彻底灭蚊，须有防蚊设备。采取以灭蚊、防蚊及预防接种为主的综合性预防措施。

(3)严密观察精神、意识、心率、血压、体温、呼吸、脉搏及出血情况等，异常时及早通知医师处理。并准确记录出入量。

(4)发热的护理：高热以物理降温为主，不宜全身使用冰袋，以防受凉发生并发症，但可头置冰袋或冰槽，以保护脑细胞，对出血症状明显者应避免酒精擦浴，必要时药物降温，降温速度不宜过快，一般降至 38 ℃时不再采取降温措施。

(5)皮肤护理：出现瘀斑、皮疹时常伴有瘙痒、灼热感，提醒患者勿搔抓，以免抓破皮肤引起感染，可采用冰敷或冷毛巾湿敷，使局部血管收缩，减轻不适，避免穿紧身衣。有出血倾向者，静脉穿刺选用小号针头，并选择粗、直静脉，力求一次成功，注射结束后局部按压至少 5 分钟。液体外渗时禁止热敷。

(6)疼痛的护理:卧床休息,保持环境安静舒适,加强宣教,向患者解释疼痛的原因,必要时遵医嘱使止痛药。

(7)饮食护理:给予高蛋白、高维生素、高糖、易消化吸收的流质、半流饮食,如牛奶、肉汤、鸡汤等,嘱患者多饮水,对腹泻、频繁呕吐、不能进食、潜在血容量不足的患者,可静脉补液。

(四)严重动物源性传染病

1.肾综合征出血热

出血热是多种病毒引起的临床以发热和出血为突出表现的一组疾病。世界各地冠以"出血热"的疾病达几十种,按肾脏有无损害,分两大类。我国一直沿用流行性出血热(epidemic hemorrhagic fever,EHF),现统称肾综合征出血热(HFRS)。

HFRS是由汉坦病毒引起,以鼠类为主要传染源的自然疫源性疾病。临床以起病急、发热、出血、低血压和肾损害为特征。我国除青海、台湾外均有疫情发生。本病呈多宿主性,我国发现自然感染汉坦病毒的脊椎动物有53种。其中黑线姬鼠是农村野鼠型出血热的主要传染源;林区为大林姬鼠;褐家鼠为家鼠型出血热的主要传染源;大白鼠则为实验室感染的主要传染源。携带病毒的鼠类等排泄物污染尘埃后形成气溶胶,通过呼吸道而感染人体。此外,携带病毒的动物排泄物污染食物,可以通过消化道而感染人体。被鼠咬伤或破损伤口接触带病毒的鼠类血液和排泄物,也可以被感染。本病毒还可以通过患病孕妇胎盘传给胎儿。寄生于鼠类身上的革螨和恙螨也可能具有传染作用。感染人群以男性青壮年、工人多见。

本病潜伏期4～46天,一般1～2周。典型病例分发热期、低血压休克期、少尿期、多尿期、恢复期。重者可发热、休克和少尿期相互重叠。实验室检查有白细胞第3～4天逐渐升高,可达(15～30)$\times 10^9$/L,少数重者可达(50～100)$\times 10^9$/L,并出现较多的异型淋巴细胞。发热后期和低血压期血红蛋白和红细胞明显升高,血小板减少。尿常规可出现蛋白尿,4～6天常为(+++)～(++++),对诊断有明确意义。部分患者尿中出现膜状物。尿沉渣中可发现巨大的融合细胞,此细胞能检出EHF病毒抗原。免疫学检查中的特异性抗体检查:包括血清IgM和IgG抗体。一周后4倍以上增高有诊断意义。重症患者可因并发症,如腔道出血、大量呕血、便血引起继发性休克,大量咯血引起窒息。还可能出现心力衰竭性肺水肿、呼吸窘迫综合征、脑炎和脑膜炎、休克、凝血功能障碍、电解质紊乱和高血容量综合征等,并可能出现严重的继发性呼吸系统、泌尿系统感染及心肌损害、肝损害等。

早发现、早休息、早治疗,减少搬运是本病的治疗原则。防休克、防肾衰、防出血。采取综合治疗,早期可应用抗病毒治疗,中晚期对症治疗。灭鼠防鼠是关键,做好食品卫生和个人卫生工作。防止鼠类排泄物污染食品,不用手接触鼠类及排泄物。动物试验要防止馈大、小白鼠咬伤。必要时可进行疫苗注射,有发热、严重疾病和过敏者忌用。

2.钩端螺旋体病

钩端螺旋体病简称钩体病,是由致病性钩端螺旋体引起的急性传染病,属自然疫源性疾病。鼠类和猪是其主要传染源。人接触被钩体污染的水、周围环境及污染物,通过皮肤、黏膜进入人体。另外可在消化道传播。临床表现为急性发热,全身酸痛,结膜充血、腓肠肌压痛、浅表淋巴结肿大和出血倾向,疾病后期可出现各种变态反应并发症等。重者可并发黄疸、肺出血、肾衰竭、脑膜炎等,预后差。

钩体病的治疗包括杀灭病原治疗、对症治疗及并发症的治疗。病原治疗首选青霉素G。早期剂量不宜过大,以防止赫克斯海默尔反应(一般在首剂后2～4小时发生,突起发冷、寒战、高热

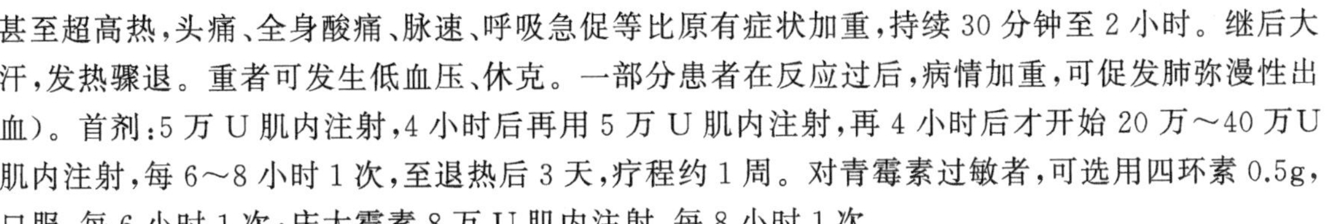
甚至超高热，头痛、全身酸痛、脉速、呼吸急促等比原有症状加重，持续 30 分钟至 2 小时。继后大汗，发热骤退。重者可发生低血压、休克。一部分患者在反应过后，病情加重，可促发肺弥漫性出血）。首剂：5 万 U 肌内注射，4 小时后再用 5 万 U 肌内注射，再 4 小时后才开始 20 万～40 万U 肌内注射，每 6～8 小时 1 次，至退热后 3 天，疗程约 1 周。对青霉素过敏者，可选用四环素 0.5g，口服，每 6 小时 1 次；庆大霉素 8 万 U 肌内注射，每 8 小时 1 次。

3.动物源性传染病的护理

（1）发热期的护理：早期卧床休息，创造舒适、安静的环境。减少噪声，减少对患者的刺激。予以高热量、高维生素、易消化饮食。随时观察体温的变化，特别是高热的患者，体温过高时应及时采取物理降温。由于此病有毛细血管中毒性损害，故不宜用酒精擦浴。尽量少用解热镇痛药，定期测量血压。患者发热后期多汗，应鼓励患者多口服补液。必要时给予右旋糖酐-40 等防止休克和保护肾脏。

（2）低血压期的护理：严密观察血压的变化，每 30 分钟测血压、脉搏 1 次，做好记录及时报告医师；注意补液速度，低血压早期应快速补液，必要时加粗针头或多静脉通道，但对老年体弱及心、肾功能不全者，速度应适当放慢，减少用量以防止肺水肿的发生，准确记录 24 小时尿量，尽早发现少尿倾向；低血压期患者注意保暖，禁止搬动。

（3）少尿期的护理：少尿期应注意尿量每天 3 000 mL 为依据。此时鼓励患者食用营养丰富、易消化、含钾量较高的饮食，对严重贫血者可酌情输入新鲜血液。尿量每天＞3 000 mL，补钾时应以口服为主。必要时可缓慢静脉滴入，同时注意钠、钙等电解质的补充。对尿量每天＜500 mL者，可试用氢氯噻嗪、去氧皮质酮、神经垂体后叶素、吲哚美辛等。由于免疫功能低下，应注意预防感染。注意病室内空气消毒。特别是加强口腔及皮肤的护理。

（4）恢复期的护理：加强营养，高蛋白、高糖、多维生素饮食。注意休息，一般需 1～3 个月，应逐渐增加活动量，重型病例可适当延长时间。

（5）并发症的护理：①观察是否有鼻出血、咯血、呕血、便血；是否有烦躁不安、面色苍白、血压下降、脉搏增快等休克的表现。根据出血部位的不同给予相应的护理，并按医嘱给予止血药。②心力衰竭、肺水肿患者，应减慢输液或停止补液，半卧位，注意保暖。氧气吸入保持呼吸道通畅。③脑水肿发生抽搐等中枢神经系统并发症时，应镇静、止痉脱水。注意观察疗效。④高血钾患者静脉注射葡萄糖酸钙时宜慢。输注胰岛素时应缓慢静脉滴注，随时观察患者的生命体征，必要时血液透析治疗。⑤进行预防流行性出血热的宣教，特别是宣传个人防护及预防接种的重要性和方法。以降低本病的发病率。向患者及家属说明，本病恢复后，肾功能恢复还需较长时间，应定期复查肾功能、血压垂体功能，如有异常及时就诊。

（吴晓彤）

第三节　群体性食物中毒的救护

近年来，群体性食物中毒事件时有发生，在食源性疾病报告系统中，过去 20 多年里，仅在美国，每年就有 7 600 万食物中毒病例，导致 32 万人住院、5 000 人死亡，发展中国家情况更加严重。中国作为世界上最大的发展中国家，据卫健委发布的信息显示，在我国人口死亡原因中，中毒原因致死居第五位,群体性食物中毒事件是造成居民急性死亡的重要原因之一。其实许多食物中毒的暴发是有局限性的,如2009年2月18日新疆伊犁5名儿童食用自制酸菜中毒,次日广州46人吃猪内脏引起中毒等,这些中毒均与食用某种食物有明显关系,且多数表现为胃肠炎的症状。因此,群体性食物中毒的现状应引起我们的高度重视,一旦发生应立即进行紧急现场医疗救援,经食品药监局部门等调查,抽取标本,明确中毒物质,控制好污染源,预防新增患者的再出现。

一、群体性食物中毒的概述

(一)基本概念

1.食物中毒

我国国家标准GB14938-1994《食物中毒诊断标准及技术处理总则》将食物中毒定义为摄入了含有生物性、化学性有毒物质的食品或者把有毒有害物质当作食品摄入后出现的非传染性(不属于传染性)的急性、亚急性疾病。

食物中毒属于食源性疾病的范畴,但不包括食源性肠道传染病、食物过敏引起的腹泻、暴饮暴食引起的急性胃肠炎以及寄生虫病等,也不包括因一次大量或长期少量多次摄入含有有毒有害物质的食物引起的以慢性毒害为主的疾病。

2.群体性食物中毒

群体性食物中毒指在一定时间内,在某个相对的区域内,因食入或吸入特定有毒物质后,同时或相继出现3例及以上相同临床症状、体征者。有群体性、复杂性、紧迫性、共同性、艰苦性的特点。

3.突发公共卫生事件

《突发公共卫生事件应急条例》将突发公共卫生事件定义为“突然发生、造成或可能造成社会公众健康严重损害的重大传染病疫情、群体性不明原因疾病、重大食物和职业中毒以及其他影响公众健康的事件”。

突发公共卫生事件对公众健康的影响表现为直接危害和间接危害两类。直接危害一般为事件直接导致的及时性损害。间接危害一般为事件的继发性损害或危害,例如,事件引起公众恐惧、焦虑情绪等,对社会、政治、经济产生影响。

4.现场急救

现场急救指在最短的时间内,把确切而有效地救治措施带到危重患者身边,现场实施干预,然后直接转送相关医院或重症监护病房。

(二)群体性食物中毒的原因

(1)食品生产、运输或保存等环节卫生管理不当,造成食品被微生物或其他有毒物质污染。

(2)食品消费者因缺乏相应知识或鉴别能力,误食有毒动、植物。

(3)违法使用工业原料或其他含有毒物质的原料,生产和销售假冒伪劣食品。

(4)在食品中进行人为投毒。

(三)食物中毒的机制

1.局部刺激腐蚀作用

强酸、强碱可吸收组织中的水分,并与蛋白质或脂肪结合,使细胞变性坏死。

2.缺氧毒物引起机体缺氧

毒物破坏了呼吸功能，抑制或麻痹了呼吸中枢，或引起喉头水肿、支气管痉挛、呼吸肌痉挛及肺水肿等；毒物引起血液成分的改变，如发生碳氧血红蛋白血症、溶血等；毒物使机体组织细胞的呼吸受抑制，如氰化物、硫化物中毒；毒物破坏心血管功能，如毒物对心脏及毛细血管破坏并可引起休克。

3.麻醉作用

有机溶剂和吸入性麻醉剂有强嗜脂性，可蓄积于脂类丰富的脑组织和细胞膜，干扰氧和葡萄糖进入细胞内，从而抑制脑功能。

4.抑制酶的活力

多数毒物由其本身或其代谢产物抑制酶的活力而产生毒性作用。

(1)破坏酶的蛋白质部分的金属离子或活性中心。如氰化物能迅速与氧化型细胞色素氧化酶(Fe^{3+})结合，并阻碍其被细胞色素还原为还原型细胞色素氧化酶(Fe^{2+})，结果破坏了其传递氧的作用，引起组织缺氧及坏死。

(2)毒物与基质竞争同一种酶而产生抑制作用。例如，丙二酸与琥珀酸结构相似，因而竞争抑制琥珀酸脱氢酶，从而影响三羧酸循环。

(3)毒物与酶的激活剂作用，如氟化物可与 Mg^{2+} 结合，形成复合物，结果使金属离子失去作用。

(4)抑制辅酶合成，例如铅中毒时，烟酸消耗增多，从而抑制辅酶Ⅰ和辅酶Ⅱ的合成。

(5)毒物与基质直接作用，例如氟乙酸可直接与柠檬酸结合成氟柠檬酸，从而阻断三羧酸循环的进行。

5.干扰细胞膜和细胞器的生理功能

例如四氯化碳在体内产生自由基，自由基使细胞膜中脂肪酸发生过氧化而导致线粒体、内质网变性，细胞死亡。酚类如二硝基酚、五氯酚、棉酚等，可使线粒体内氧化磷酸化作用解偶联，妨碍高能磷酸键的合成与贮存，结果释放出大量能量而发热。

6.毒物对传导介质的影响

例如有机磷化合物可抑制胆碱酯酶活性，使组织中乙酰胆碱过量蓄积，而引起一系列以乙酰胆碱为传导介质的神经处于过度兴奋状态，最后转为抑制和衰竭。

7.毒物通过竞争作用引起中毒

如一氧化碳可与氧竞争血红蛋白，形成碳氧血红蛋白，破坏了正常的输氧功能。

8.毒物通过影响代谢引起中毒

如芥子气影响核糖核酸的正常代谢，引起机体中毒。

(四)群体性食物中毒的流行病学特征

虽然食物中毒的原因不同，症状各异，但一般都具有如下流行病学特征：

(1)潜伏期短，发病突然，呈暴发性。一般由几分钟到几小时，很快形成高峰，呈暴发流行。

(2)临床表现相似，多以恶心、呕吐、腹痛、腹泻等胃肠道症状为首发或常见症状。

(3)发病与食物有明显关系，几乎所有患者在近期同一段时间内都食用过同一种“有毒食物”，发病范围与食物分布呈一致性，不食者不发病，停止食用该种食物后很快不再有新病例。

(4)一般人与人之间不直接传染，发病曲线呈骤升骤降的趋势，没有传染病流行时不发病。

(五)群体性食物中毒的诊断、治疗原则

1.诊断

应根据流行病学调查资料、患者的临床表现和实验室检查资料作出诊断。其中,实验室检查包括对可疑食物、患者的呕吐物和粪便及血液等进行细菌学与血清学检查,必要时可进行动物试验,检测细菌毒素或测定细菌毒力。

2.治疗原则

中毒发生后,应立即采取下列措施救治患者并保全中毒线索。

(1)停止食用可疑中毒食品。

(2)在用药前采集患者血液、尿液、吐泻物标本,以备送检。

(3)积极救治患者:①催吐、洗胃、清肠等,特别是对病死率高且尚无特效治疗药物的食物中毒。②对症治疗:纠正酸中毒和电解质紊乱,保护肝肾功能,治疗腹痛和腹泻等。③特殊治疗:对于症状较重的感染性食物中毒者及时进行抗感染治疗。

3.中毒复苏原则

(1)保证现场安全,迅速清除毒源,有效消除威胁生命的中毒效应。

(2)尽快明确毒物接触史,快速准确对中毒患者进行病情评估。

(3)尽早足量的使用特效解毒药。

(4)严密注意病情变化,及时有效地进行对症处理。

(5)尽早地行脏器功能支持,降低死亡率与致残率。

(6)认真做好救治的医疗文书。

(7)主动、负责地做好病情与救治的报告工作。

(六)群体性食物中毒的预防

1.防止食品污染

(1)加强对污染源的管理:搞好食品卫生监督和食堂卫生,禁止食用病死禽畜肉或其他变质肉类,如醉虾、腌蟹;加强对海产品的管理,以防污染其他食品;炊事员、保育员等患传染病和化脓性皮肤病,治愈前不得接触与食品有关的工作。

(2)防止食品在加工、贮存和销售等环节的污染:搞好场所卫生清洁工作,餐具、刀、蔬菜筐、抹布等用具要洁净,并做好消毒工作,加工食物的容器,生熟食物、卤制品等都要分开,避免交叉污染;及时做好灭蚊虫,避免蚊虫滋生,食品从业人员注意个人卫生。

2.控制细菌繁殖及形成外毒素

注意低温存放食物,以控制细菌繁殖和毒素的形成。

3.杀灭病原菌和破坏毒素

食物食用前充分加热,以彻底杀灭病原菌或破坏形成的毒素。如蛋类应煮沸 8～10 分钟,肉块内部温度达到 80 ℃应持续 12 分钟,制作发酵食品的原料要高温灭菌等。

(七)群体性食物中毒监管部门

县级以上地方人民政府卫生行政部门主管管辖范围内食物中毒事故的监督管理工作。跨辖区的食物中毒事故由食物中毒发生地的人民政府卫生行政部门协助调查处理,由食物中毒肇事者所在地的人民政府卫生行政部门协助调查处理。对管辖有争议的,由共同上级人民政府卫生行政部门管辖或者指定管辖。

县级以上地方人民政府卫生行政部门应当指定食物中毒接报单位。

二、群体性食物中毒的救护

近年来，地震、洪涝事件等频频发生，灾后由于居住条件、饮用水供应系统破坏等原因，食物短缺、极易导致群体性食物中毒的发生和流行；其次，不健康的饮食也经常造成群体性食物中毒，因此，医务人员应在了解各类食物中毒的特点、症状及救治原则的基础上，进行紧急的现场救护，以便在第一时间内保证中毒人员的生命安全。

(一)各类群体性食物中毒的特点

1.细菌性食物中毒

(1)特点。①季节：在气候炎热地区和夏秋季节高发，常常为集体突然暴发。②发病：表现为胃肠道症状或神经症状。发病率高，病死率低，一般病程短，预后良好。③中毒食品：主要为动物性食物，例如肉、奶、蛋等及其制品，植物性食品如剩饭、冰糕、豆制品、面类发酵食品也引起食物中毒。④常见病原菌：沙门菌属、葡萄球菌、芽孢杆菌、副溶血性弧菌、肉毒梭菌、大肠埃希菌等。

(2)临床表现。①潜伏期：潜伏期一般在1～48小时，最短0.5小时。②特点：感染型有发热和急性胃肠炎的症状，毒素型无发热而有急性胃肠炎的症状。③症状：细菌性食物中毒以胃肠道症状为主，如恶心、呕吐、腹痛、腹泻，腹泻水样便，偶有黏液、脓血。此外，还有神经精神系统症状，如头痛、怕冷发热、乏力、瞳孔散大、视物模糊、呼吸困难等，中毒严重者，可因腹泻造成脱水而危及生命。

(3)救治原则。①迅速排出毒物：对潜伏期短的中毒患者可催吐、洗胃以促使毒物排出；对肉毒中毒可用清水或0.05%的高锰酸钾溶液洗胃。②对症治疗：止吐、止泻、补液，纠正酸中毒和酸碱平衡紊乱。③特殊治疗：重症患者可用抗生素治疗，但葡萄球菌毒素中毒一般不需要用抗菌药，以保暖输液调节饮食为主。肉毒中毒患者应以尽早使用多价抗毒血清，注射前要做过敏试验；并用盐酸胍以促进神经末梢释放乙酰胆碱。

2.真菌毒素和霉变食物中毒

(1)特点：中毒的发生主要通过被霉菌污染的食物，被污染的食品和粮食用一般烹调方法加热处理不能将其破坏。机体对霉菌毒素不产生抗体有明显的季节性和地区性。霉菌生长繁殖和产生毒素需要一定的温度和湿度，常见的种类：赤霉病变、霉玉米中毒、霉变甘蔗中毒等。

(2)临床表现：潜伏期一般为10～30分钟，长者可延长至1～5小时。以胃肠道症状为主，主要症状恶心、呕吐、腹痛腹泻、头晕、嗜睡、流涎、乏力。少数患者有发热、畏寒等，症状一般在一天左右，慢者一周左右自行消失，预后良好。

(3)救治原则：一般采取对症治疗，无须治疗可自愈。严重呕吐者可补液。

3.化学性食物中毒

(1)特点：①发病快，潜伏期较短，多在数分钟至数小时，少数也有超过一天的。②中毒程度严重，病程比细菌性毒素中毒长，发病率和死亡率较高。③季节性和地区性均不明显，中毒食品无特异性，多以误食或食入被化学物质污染的食品而引起，偶然性较大。

(2)临床表现：急性中毒发病急骤，病情较复杂，变化迅速。

(3)救治原则。①清除毒物：如催吐、洗胃、灌肠、导泻、利尿等。②其他措施：根据毒物的理化性质，可分别选用中和剂、沉淀剂，如牛奶、蛋清等，或液体石蜡。③血液净化疗法：不同毒物选用不同的净化技术，有指征者及早实施。④特殊解毒剂：排毒剂，如二巯基丙环酸钠等；拮抗剂，如急性有机磷中毒用抗胆碱能剂，急性酒精中毒、吗啡中毒用盐酸纳洛酮等；复能剂，如急性有机磷中毒用氯解磷定，高铁血红蛋白用亚甲蓝等；非特异性拮抗剂，如糖皮质激素等。⑤其他对症、支持治疗：改善患者内环境、增加抵抗力、减少痛苦、防止并发症以及重症护理工作、良好的营养、心理治疗等都十分重要。⑥中医药治疗：可根据辨证论治原则来进行。

4.有毒动植物食物中毒

(1)中毒原因：①动植物本身含有某种天然有毒成分(如河豚、毒蕈)。②由于贮存条件不当产生某种有毒物质(如发芽马铃薯)。③加工过程中未能破坏或祛除有毒成分的可食的植物食品(如木薯、苦杏仁)。

(2)临床表现：①河豚毒素可引起中枢神经麻痹，阻断神经肌肉间传导，使随意肌出现进行性麻痹；直接阻断骨骼纤维；导致外周血管扩张及动脉压急剧降低。潜伏期10分钟到3小时。早期有手指、舌、唇刺痛感，然后出现恶心、呕吐、腹痛、腹泻等胃肠症状。四肢无力、发冷、口唇和肢端知觉麻痹。重症患者瞳孔与角膜反射消失，四肢肌肉麻痹，以致发展到全身麻痹、瘫痪。呼吸表浅而不规则，严重者呼吸困难、血压下降、昏迷，最后死于呼吸衰竭。目前对此尚无特效解毒剂，对患者应尽快排出毒物和给予对症处理。②毒蕈中毒：一种毒蕈可含多种毒素，多种毒蕈也可含有一种毒素。毒素的形成和含量常受环境影响。胃肠炎型可能由类树脂物质、胍啶或毒蕈酸等毒素引起，潜伏期10分钟至6小时，表现为恶心、剧烈呕吐、腹痛、腹泻等，病程短，预后良好。神经精神型引起中毒的毒素有毒蝇碱、蟾蜍素和幻觉原等，潜伏期6～12小时，中毒症状除有胃肠炎外，主要有神经兴奋、精神错乱和抑制，也可有多汗、流涎、脉缓、瞳孔缩小等，病程短，无后遗症。溶血型同鹿蕈素、马鞍蕈毒等毒素引起，潜伏期6～12小时，除急性胃肠炎症状外，可有贫血、黄疸、血尿、肝脾肿大等溶血症状，严重者可致死亡。肝肾损害型主要由毒伞七肽、毒伞十肽等引起，毒素耐热、耐干燥，一般烹调加工不能破坏，毒素损害肝细胞核和肝细胞内质网，对肾也有损害，潜伏期6小时至数天，病程较长，临床经过可分为六期：潜伏期、胃肠炎期、假愈期、内脏损害期、精神症状期、恢复期。该型中毒病情凶险，如不及时积极治疗，病死率甚高。③木薯中毒：木薯的根、茎、叶中都含有亚麻苦甙，经水解后可析出游离态的氢氰酸，致组织细胞窒息中毒。潜伏期6～9小时，也有1小时发病者。主要是氢氰酸中毒症状。可因抽搐、缺氧、休克、呼吸麻痹而死亡。

(3)救治原则：早期用催吐、导泻等措施排出毒物，并给予其他对症治疗。

(二)群体性食物中毒调查与处理的目的

(1)查明食物中毒事件的发生经过：①确定食物中毒病例。②查明中毒食品。③确定食物中毒致病因素。④查明造成食物中毒的原因。

(2)提出并采取控制食物中毒的措施。

(3)对中毒患者进行抢救和治疗。

(4)收集对违法者实施处罚的依据。

(5)提出预防类似事件再次发生的措施和建议。

(6)积累食物中毒资料，为改善食品卫生管理提供依据。

(三)群体性食物中毒现场自救基本常识

中毒后一旦出现上吐、下泻、腹痛等食物中毒症状，首先应立即停止食用可疑食物，同时，立即拨打急救中心120呼救。在急救车来到之前，可以采取以下自救措施。

1.催吐

对中毒不久而无明显呕吐者,可先用手指、筷子等刺激其舌根部的方法催吐,或让中毒者大量饮用温开水并反复自行催吐,以减少毒素的吸收。如经大量温水催吐后,呕吐物已为较澄清液体时,可适量饮用牛奶以保护胃黏膜。如在呕吐物中发现血性液体,则提示可能出现了消化道或咽部出血,应暂时停止催吐。

2.导泻

如果患者吃下去的中毒食物时间较长(如超过两小时),而且精神较好,可采用服用泻药的方式,促使有毒食物排出体外。用大黄、番泻叶煎服或用开水冲服,都能达到导泻的目的。

3.保留食物样本

由于确定中毒物质对治疗来说至关重要,因此,在发生食物中毒后,要保存导致中毒的食物样本,以提供给医院进行检测。如果身边没有食物样本,也可保留呕吐物和排泄物,以方便医师确诊和救治。

(四)现场处置基本原则

1.群体性食物中毒现场救护基本原则

(1)及时报告当地卫生行政部门:根据食物中毒事故处理办法规定,发生食物中毒或者疑似食物中毒事故的单位、接收食物中毒或者疑似食物中毒患者进行治疗的单位,应当及时向当地政府卫生行政部门报告发生食物中毒事故的单位、地址、时间、中毒人数、可疑食物等有关内容。

(2)对患者采取紧急处理:停止食用可疑中毒食品;采集患者呕吐物、血液、尿液等标本,以备送检;急救处理,包括催吐、洗胃和清肠;对症治疗与特殊治疗,如纠正水和电解质失衡,使用特效解毒药。①惊厥与抽搐:首选安定。②休克:补充血容量,尤其注意观察是发生中毒性心肌炎。③心律失常:密切观察、处理好中毒性心肌炎,调整好内环境。④呼吸困难:保持呼吸道通畅,合理、有效给氧。⑤颅内压增高:及时发现并应用脱水剂。⑥尿少:注意肾功能、补充血容量,最好应用活血、扩血管药和利尿药,不用对肾脏损害的药物。⑦高热:查明原因,对症处理。⑧心搏呼吸骤停:心搏呼吸骤停是急性中毒最为严重的危象,及时有效地心肺复苏可达到有效地临床疗效。

(3)对中毒食品控制处理:保护现场,封存中毒食品或可疑中毒食品;采集剩余中毒食品或可疑中毒食品,以备送检;追回已售出的中毒食品或可疑中毒食品;对中毒食品进行无害化处理或销毁。

(4)根据不同的中毒食品,对中毒场所采取相应的消毒处理。

2.食物中毒事件的分级

食物中毒事件的发病人数达到30例及以上时,应按照突发公共卫生事件进行处理,事件分级如下。

(1)属重大突发公共卫生事件的食物中毒事件:一次食物中毒人数超过100人并出现死亡病例;或出现10例以上死亡病例。

(2)属较大突发公共卫生事件的食物中毒事件:一次食物中毒人数超过100人;或出现死亡病例。

(3)属一般突发公共卫生事件的食物中毒事件:发病人数在30～99人,未出现死亡病例。

对影响特别重大的食物中毒事件由国务院卫生行政部门报国务院批准后可确定为特别重大食物中毒事件。各省、自治区、直辖市人民政府卫生行政部门可结合本行政区域实际情况,对特殊环境和场所的分级标准进行补充和调整。

(五)群体性食物中毒现场处置流程

1.接报

建立首接负责制，由接报人做好详细记录，包括报告人姓名、联系电话，事件发生的时间、地点和现场情况，了解事件属性，填写食物中毒来电来访接报记录表。接报后核实报告内容，按规定程序立即上报，并通知救援队成员。

2.赴现场前的准备

(1)人员准备：指派与中毒人员数量相适应的医护人员，食品卫生监督专业人员、流行病学、中毒控制、检验、药理学或其他部门有关人员协助前往现场救援。

(2)采样用物准备(根据中毒人员数量准备充足)：采样用的刀、剪、勺、镊子、夹子、吸管等；供采粪便用的采便管、培养基；供采呕吐物用的无菌平皿、采样棉球；供采血用的一次性注射器、灭菌试管；保藏样品的冷藏设施；盛装食物的灭菌广口瓶、塑料袋、75%乙醇、乙醇灯、记号笔等；防污染的工作衣或隔离衣、帽、消毒口罩、手套、靴子等；供涂抹用的生理盐水试管，棉拭子若干包，有条件的应配备选择性培养基。

(3)取证工具准备：照相机、录音机、摄像机等。

(4)现场快速检测设备：食物中毒快速检测箱、毒物快速分析设备、温度计等。

(5)调查用表和记录单准备：食物中毒个案调查登记表、调查结果汇总表、现场卫生检查笔录、询问笔录、采样单、卫生监督意见书、卫生行政控制决定书等卫生监督文书。

(6)参考资料准备。

(7)其他准备：如化学性、动物性食物中毒的特效解毒药。

3.人员分组及职责

到达现场后，一般情况下分两个小组，一组人员对病例开展个案调查，另一组人员抓紧时间开展相关现场调查，同时采集相关样品。特殊情况可以结合现场情况临时决定。对大规模食物中毒，调查处理组负责人应统一组织、协调、指挥调查人员分组分别赶赴不同的食物中毒现场进行调查处理。

(1)个案调查组：应对患者逐一进行认真全面的调查，并填写中心统一印制的食源性疾病个案调查记录表，对个案调查表上的所有项目均做详细询问和记录，调查完毕后应请被调查者在个案调查表上签字认可。调查过程中的注意事项：①对最早发病和症状较重的患者进行重点调查。②对每项症状和体征进行仔细询问和记录，要注意对诉说的主观症状真实性的分析判断，应避免诱导性的询问，多收集客观的表现。③应特别注意是否出现特殊临床表现，如指甲口唇青紫、阵发性抽搐等。④若中毒餐次不清，则需结合临床症状，对 72 小时内进餐食品进行调查。⑤如果患者以恶心、呕吐为主要症状，可以重点询问发病前数小时内所吃的食物；若患者以腹痛、腹泻为主要症状，应重点调查发病前 20 小时内的进餐食品；如疑为化学性食物中毒，则重点调查发病前一餐的食品，调查时应注意了解是否存在食物之外的其他可能与发病有关的暴露因素。

(2)现场调查组：应对可疑中毒食品的加工环境及其制作和销售过程进行详细调查询问，同时完成相关样品的采集。根据就餐食谱、患者临床表现特点和就餐情况、食品的加工方法等确定重点食品优先调查。①采样品种包括三类，分别是可疑食物和水样、环节类样品(食品容器和加工用具等物品表面涂抹液)、患者生物材料(粪便、呕吐物、血液、尿液等)，可能条件下还应采集厨师和直接接触食品人员的手、肛拭子等。对腹泻患者要注意采集粪便和肛拭子，对发热患者注意采集血液样品，对怀疑化学性中毒者应采集血液和尿液。②采样要求：送微生物检验时，用具必须是无菌的，并以无菌操作进行采样；样品需在合适的容器中密封，需冷藏应在最短时间内送检；对规模较大的食物中毒事件应采集10～20名具有典型临床症状的患者的检验样品，同时应采集部分具有相同进食史但未发病者的同类样品作为对照。③特殊情况时的采样：如果样品是必须的，不管患者是否已经使用过抗生素，也不管设备工具等是否已进行过消毒，均需按常规采样。④样品的现场检测：有条件时，应尽可能用快速检验方法在现场进行定性检验，不要求灵敏度，但应简便、快速，以协助诊断为抢救患者提供依据。⑤样品的保管与送检：不能进行现场检测的样品必须贴上标签，填写名称、时间、地点、数量、现场条件、采样人等，做到严密封闭包装，置冰箱内保存，温度通常控制在4 ℃左右，并应在4小时内送至实验室，无条件时，在样品采集和运送途中应用冰壶冷藏；如发现容器可能影响检验结果时，应在检验报告上注明；送检材料必须注明材料件数、数量、采样的条件、样品名称、采样时间、送检时间；为使化验室明确样品的送检目的，应注明送检理由，食物中毒情况以及食物中毒可疑原因；化验室接到样品必须签字，注明接到时间，并立即进行化验。

4.急救与护理

一般来讲，群体性食物中毒现场处理中的任务主要有4项：①迅速对现场患者进行检查及伤害程度分类，对危重患者进行紧急处置。②了解中毒人员自救措施实施程度。③保持危重患者的气道通畅、供氧，维持其血液循环，满足生命需要。④迅速安全地将所有患者疏散、转送到有救治能力的医院。

群体性食物中毒发生后，应立即停止食用可疑中毒食品，并且在用药前采集患者血液、尿液、吐泻物标本，以备送检。具体方法如下。

(1)清除胃内毒物，阻止继续吸收，加速排泄：立即给予中毒症状较轻、神志清醒且能合作的患者口服温盐水催吐洗胃；对中毒时间长且神志不清者，用洗胃机洗胃，直至呕吐物及洗出物无味为止。洗胃时要密切观察患者的神志、呼吸、脉搏、回流液等情况。如发现异常应暂停洗胃并采取相应的措施处理。洗胃完毕从胃管内注入33%硫酸镁溶液20 mL，以加速毒物的排泄。

(2)快速建立静脉通道：重患者在洗胃同时，迅速建立静脉通道，按医嘱给予相应的治疗，如给予10%葡萄糖或生理盐水加相应的解毒剂、护肝剂等药物；较轻患者也立即给予静脉输液及相应的药物治疗。

(3)密切观察病情：由于患者数量较多，在抢救的同时也应注意患者的神志、呼吸、脉搏、瞳孔、皮肤颜色、血压、大便次数(特别观察是否带脓血)，记录好尿量，监测血钾、钠等情况变化，并及时给予相应的处理。

(4)做好基础护理，预防并发症的发生：认真记录护理病历，为治疗患者提供可靠资料。对于患者身上污染的衣物及时脱下，进行消毒处理。

(5)心理护理：此类患者由于突发性事件，多无心理准备且多无家属，往往表现为恐惧、紧张、激动，对预后甚为担忧，且患者由于心理作用，因相互影响而使自觉症状加重。而发生事件的单位则表现为紧张、不知所措、怕负责任。这时作为医护人员给予充分的理解，做好解释工作，并由后勤部门协助他们办理有关手续，护送患者检查、入院；安排无症状人员的生活等工作，耐心解除他们紧张、恐惧及无助的心理，让他们主动配合抢救及治疗的工作。在抢救工作顺利进行后，碰到患者家属的疑问时，我们要及时解答，并做好疾病相关知识的健康教育。

(6)认真执行消毒隔离，防止交叉感染。

5.事件现场的临时控制措施

(1)保护现场,封存中毒食品或可疑中毒食品。

(2)封存被污染的食品用工具、用具和设备,并责令进行清洗消毒。

(3)暂时封锁被污染的与食物中毒事件相关的生产经营场所。

(4)责令食品生产经营单位追回已售出的中毒食品或可疑中毒食品。

(5)对已明确的中毒食品进行无害化处理或销毁。

(6)做好垃圾的分类处理,防止水源污染。

6.善后处理

(1)封存物品、场所处理:①对被封存的食品、食品用工具和用具及有关生产经营场所,应当在封存之日起15天内完成检验或卫生学评价工作,并做出以下处理决定:属于被污染或含有有毒有害物质的食品,依法予以销毁或监督自行销毁;属于未被污染且不含有有毒有害物质的食品,以及已消除污染的食品相关用具及有关生产经营场所,予以解封。②因特殊原因,需延长封存期限的,应做出延长控制期限的决定。

(2)行政处罚:调查结束后,依据中华人民共和国食品卫生法及食品卫生行政处罚办法等法律规定,对肇事者实施行政处罚。对受害者的赔偿等,由政府相关部门按相应法律、依法处理。

(3)食物中毒事件评估:在食物中毒事件处理完毕后,应对事件进行科学、客观地评估。评估内容包括食物中毒事件种类和性质、事件对社会、经济及公众心理的影响、应急处理的响应过程、调查步骤和方法、对患者所采取的救治措施、调查结论等,评估应包括有关经验和教训的总结。

7.防止事件危害进一步扩大的措施

(1)停止出售和摄入中毒食品和疑似中毒食品。

(2)当发现中毒范围仍在扩展时,应立即向当地政府报告。发现中毒范围超过本辖区时,应通知有关辖区的卫生行政部门并向共同的上级卫生行政部门报告。

(3)如有外来污染物,应同时查清污染物及其来源、数量、去向等,并采取临时控制措施。

(4)如中毒食品或疑似中毒食品已同时供应其他单位,应追查是否导致食物中毒。

(5)根据时间控制情况的需要,建议政府组织卫生、医疗、医药、公安、工商、交通、民政、广播电视和新闻单位等部门采取相应的措施和预防措施。

(6)其他有关措施。

(六)常见食物中毒的救护

1.肉毒芽孢菌(简称肉毒梭菌)食物中毒

(1)尽快排除毒物:立即催吐后用0.05%高锰酸钾溶液、2%碳酸氢钠溶液或活性炭混悬液洗胃、导泻、高位灌肠等。

(2)抗毒素治疗:此为本病的特效疗法,一般在进食污染食物24小时内或肌肉麻痹前给予最为有效。多价抗毒素(A、B、E型)1万~2万U静脉注射或肌内注射,或静脉及肌肉各半量注射,必要时于6小时后同量重复1次。使用前必须做过敏试验,如出现变态反应,则需用脱敏方法给药。①过敏试验法:吸取0.1 mL血清制品,用生理盐水稀释到1 mL,在前臂掌侧皮内注入0.1 mL,注射后观察10~30分钟,注射后如有红肿、皮丘者为阳性反应,无红肿、皮丘者为阴性。②脱敏法:将血清制品稀释10倍,分数次皮下注射,每次间隔10~30分钟,第一次注射0.2 mL,观察有无气喘、发绀、脉搏加速等反应,没有上述反应可酌情增量注射,共注射观察3次,如仍无异常,即可将全量做皮下或肌内注射。

(3)对症和支持治疗：①患者应安静、卧床休息，休息期限依病情轻重而定，注意保暖。②吞咽困难时，用鼻饲或胃肠外营养；防止水、电解质及酸碱平衡失调。而呼吸困难时应给氧，必要时行人工呼吸或气管插管，呼吸衰竭时应迅速抢救。按医嘱给予肌松剂，忌用麻醉剂、镇静剂。③给予青霉素，防止并发感染，禁用氨基糖苷类抗生素如庆大霉素等，以防加重症状。④便秘者应灌肠，一方面可缓解腹胀，另一方面又可加速毒物排出。⑤婴儿肉毒中毒：一般不用抗毒素，而用青霉素类抗生素口服或肌内注射，以减少肠道内肉毒杆菌的数量，防止毒素的产生和吸收，同时进行对症及支持治疗。

2.沙门菌食物中毒

(1)洗胃、催吐、导泻：中毒后立即用0.05%高锰酸钾溶液反复洗胃，洗胃越早效果越好。在无呕吐的情况下，可催吐。机械性刺激或用催吐剂，如吐根糖浆。但是在中毒时间较长，可给硫酸钠15～30 g，一次口服。吐泻严重的患者，可不用洗胃、催吐和导泻。

(2)抗生素治疗：一般病例无须使用抗生素。严重患者可用氯霉素，静脉滴注或口服。亦可使用头孢唑林等。

(3)补充水分和纠正电解质紊乱：胃肠炎型及霍乱型患者，吐、泻较重，损失大量水分，应根据失水情况，补充适当水分。补充水分，一是口服，二是静脉滴注。凡能饮用者，应尽力鼓励患者多喝糖盐水、淡盐水等，这在人数很多的食物中毒现场时十分必要的。如有酸中毒，应补充碱性药物，如有低钾血症，应补充钾盐。补充水分和纠正电解质紊乱，应贯穿于急救治疗的全过程。这样，往往会收到事半功倍的效果。

(4)对症治疗：腹痛、呕吐严重者，可用阿托品0.5 mg肌内注射。烦躁不安者给镇静剂，如有休克，进行休克治疗。

3.副溶血弧菌食物中毒

抗生素治疗，副溶血性弧菌对氯霉素敏感，脱水应及时补充水分、纠正电解质紊乱。

4.志贺菌属食物中毒

可用抗生素治疗，一般用于治疗的抗生素有氨苄西林、甲氧苄嘧啶/新诺明(也被称作复方新诺明或Septra磺胺类抗生素)、环丙沙星。适当的治疗可以杀死患者粪便中的致病菌，并缩短病程。但一些志贺菌属越来越具有耐药性，一些症状较轻的患者不用抗生素治疗，通常也会很快恢复。因此当在一个社区有许多人感染志贺菌属时，抗生素有时只用于治疗那些较重的病例。止泻灵类药物，如洛哌丁胺或地芬诺酯都含有阿托品，会导致病情加重，应当避免使用。

5.李斯特菌食物中毒

本菌对氨苄西林、四环素、氯霉素、红霉素、新霉素敏感，对多粘菌素B有抗药性，不过首选药物为氨苄西林。如果孕妇发生感染，要迅速应用抗生素，可以防止胎儿和新生儿的感染。婴儿感染李斯特杆菌病，应用和成人相同的抗生素，一般联合使用抗生素直到医师明确诊断。

6.创伤弧菌食物中毒

抗生素治疗，如多西环素、第三代头孢菌素(头孢曲松、头孢他啶等)。

7.空肠弯曲菌食物中毒

空肠弯曲菌都是自限性疾病，不经过特殊的治疗都可以康复，如果患者腹泻时间较长，需要补充液体。对一些严重的病例，可以应用红霉素或庆大霉素等抗生素治疗，来缩短病程。如果早期用药，一定要经过医师，确定抗生素是否必须使用。

8.小肠结肠炎耶尔森菌食物中毒

腹泻较轻的病例，通常不需要抗生素治疗就可以痊愈。然而，较重的合并感染者，可用氨基糖苷类、多西环素、氟化喹啉酮类等，对第一代头孢不敏感，亦可试用第二代、第三代头孢。

9.椰毒假单胞菌酵米面亚种食物中毒

在本菌中毒发生后，应立即组成急救组织，将患者分成轻、中、重型，于不同病室分别进行急救与治疗，以免互相干扰。根据现场经验，急救与治疗主要分为以下四项。

(1)危重患者重点急救，轻症患者当重症治，未发病者当患者治。在本菌食物中，医务人员忽视了对其进行及时、彻底地洗胃和清肠，未发病者可突然发病或轻症者病情恶化，而造成死亡。这种沉痛的教训必须很好地吸取。因此，我们务必采取危重患者重点急救，轻症患者当重症治，未发病者当患者治的急救与治疗原则。

(2)排除毒物要及早、坚决、彻底。洗胃、清肠以排除本菌食物中毒患者的体内毒素，应当作为急救与治疗的首要措施。这项措施执行的早晚和彻底与否，与预后关系甚大。洗胃、清肠越彻底，病死率可以大大降低。因此，一旦发生本菌食物中毒，凡进食者，不论其是否发病、轻重程度、发病早晚、发病迁延多久，甚至 2～3 天，只要是未有彻底排除毒物的，一律都要洗胃、清肠。但是，洗胃、清肠往往被忽视，一般又多认为中毒时间较久，毒素已吸收入体内，就无须洗胃、清肠了。实际不然，曾有进食臭米面食品后 48 小时和 72 小时死亡的患者，尸检时胃内仍有大量的臭米面食物。这可能与胃肠麻痹，胃肠排空能力降低有关。因此，我们在排毒措施上，一定要早、要彻底，可以收到事半功倍的效果，提高治愈率。如果发现本菌食物中毒者后，应立即令其用各种方法刺激咽部催吐。催吐不成则应反复、彻底地洗胃。洗胃以用洗胃机(器)为宜，一定要把臭米面残渣和黏液彻底洗出来。洗胃之后口服或注入硫酸钠 25～30 g，以便清肠。投予药物而来排便者，则应考虑重复给药。也可在洗胃同时用温肥皂水高位灌肠，油类泻剂以不用为宜。

(3)保肝、护肾、防止脑水肿是对症治疗的重点。本菌食物中毒患者，常常出现不同程度的多种脏器损害。一旦出现肝、肾损害时，治疗上多有矛盾。因此，在保肝、护肾方面要早期采取措施，而不要等待症状出现后再给予处置。其中护肾尤为重要，如果一旦出现肾功衰竭，各种药物的应用十分困难。

(4)控制感染。本菌食物中毒患者机体抵抗力大为降低，很容易感染，如一旦发现则很难控制，常迅速发展，引起死亡。对于插管、导尿必须严格注意消毒与无菌操作，对于呼吸道感染必须予以注意。

10.河豚鱼食物中毒

(1)争取尽快排出毒物，用 5‰碳酸氢钠溶液洗胃。洗胃完毕时，从胃管注入硫酸钠溶液导泻。

(2)及时补液，并维持水与电解质平衡，促进毒物排泄。

(3)肌肉麻痹用士的宁 2 mg 肌内或皮下注射。

(4)呼吸困难者可用洛贝林等肌内注射。一般认为尽早应用肾上腺皮质激素，可收到良好的疗效。

11.亚硝酸盐食物中毒

使患者处于空气新鲜，通风良好的环境中注意保暖。进食时间短者可催吐。用筷子或其他相似物品轻轻刺激咽喉部，诱发呕吐。或大量饮温水也能产生反射性的呕吐。如病情严重，且中毒时间较长者，应速送到医院进行抢救。

(吴晓彤)

参考文献

[1] 窦超.临床护理规范与护理管理[M].北京:科学技术文献出版社,2020.

[2] 孟凌春,刘琴.基础护理技术[M].广州:世界图书出版广东有限公司,2020.

[3] 宋鑫,孙利锋,王倩,等.常见疾病护理技术与护理规范[M].哈尔滨:黑龙江科学技术出版社,2021.

[4] 万霞.现代专科护理及护理实践[M].开封:河南大学出版社,2020.

[5] 李娜.内科护理技术规范[M].长春:吉林科学技术出版社,2020.

[6] 王美芝,孙永叶,隋青梅.内科护理[M].济南:山东人民出版社,2021.

[7] 张占堆.外科护理[M].南昌:江西科学技术出版社,2020.

[8] 李秋华.实用专科护理常规[M].哈尔滨:黑龙江科学技术出版社,2020.

[9] 吴春格.临床护理研究指导[M].北京:科学技术文献出版社,2020.

[10] 王林霞.临床常见病的防治与护理[M].北京:中国纺织出版社,2020.

[11] 程东阳,郝庆娟.外科护理[M].上海:同济大学出版社,2021.

[12] 刘玉春,牛晓琳,何兴莉.临床护理技术及管理[M].北京:华龄出版社,2020.

[13] 王庆秀.内科临床诊疗及护理技术[M].天津:天津科学技术出版社,2020.

[14] 石焕玲,时贞兰,鲍丽秀.现代消化内镜护理技术[M].昆明:云南科技出版社,2020.

[15] 王艳.常见病护理实践与操作常规[M].长春:吉林科学技术出版社,2020.

[16] 刘爱杰,张芙蓉,景莉,等.实用常见疾病护理[M].青岛:中国海洋大学出版社,2021.

[17] 张玉荣.新编实用常见病护理常规[M].汕头:汕头大学出版社,2020.

[18] 刘涛.临床常见病护理基础实践[M].哈尔滨:黑龙江科学技术出版社,2020.

[19] 王婷,王美灵,董红岩,等.实用临床护理技术与护理管理[M].北京:科学技术文献出版社,2020.

[20] 张翠华,张婷,王静,等.现代常见疾病护理精要[M].青岛:中国海洋大学出版社,2021.

[21] 王大伟.妇产科及儿科诊疗与护理实践[M].北京:科学技术文献出版社,2020.

[22] 陈兵.临床外科诊疗与护理[M].北京:科学技术文献出版社,2019.

[23] 任潇勤.临床实用护理技术与常见病护理[M].昆明:云南科技出版社,2020.

[24] 吴雯婷.实用临床护理技术与护理管理[M].北京:中国纺织出版社,2021.

[25] 崔珍.实用护理学研究与护理新进展[M].哈尔滨:黑龙江科学技术出版社,2021.

[26] 雷颖.基础护理技术与专科护理实践[M].开封:河南大学出版社,2020.
[27] 姜鑫.现代临床常见疾病诊疗与护理[M].北京:中国纺织出版社,2021.
[28] 魏晓莉.医学护理技术与护理常规[M].长春:吉林科学技术出版社,2019.
[29] 尉伟,郭晓萍,杨继林.常见疾病诊疗与临床护理[M].广州:世界图书出版广东有限公司,2020.
[30] 张俊英,王建华,宫素红,等.精编临床常见疾病护理[M].青岛:中国海洋大学出版社,2021.
[31] 吴小玲.临床护理基础及专科护理[M].长春:吉林科学技术出版社,2019.
[32] 李双.临床常见疾病诊治与护理[M].长春:吉林科学技术出版社,2019.
[33] 赵安芝.新编临床护理理论与实践[M].北京:中国纺织出版社,2020.
[34] 屈庆兰.临床常见疾病护理与现代护理管理[M].北京:中国纺织出版社,2020.
[35] 叶丹.临床护理常用技术与规范[M].上海:上海交通大学出版社,2020.
[36] 蒋玲,李科,王慧,等.高血压脑出血患者术后感染影响因素及护理预防干预措施[J].中华医院感染学杂志,2019,29(6):905-908.
[37] 肖银娟.心理护理干预对心绞痛患者焦虑自评量表、抑郁自评量表评分的干预效果观察[J].临床合理用药杂志,2019,12(26):139-140.
[38] 徐萍,何家秀,马小娟.综合护理干预对老年反流性食管炎患者生活质量的影响分析[J].贵州医药,2020,44(5):822-823.
[39] 陶娜,陈伟佳.探究系统护理干预对慢性胃炎及胃溃疡患者疗效、不良心理及生活质量的影响[J].中外医学研究,2019,17(18):98-100.
[40] 公莉莉.综合护理对缓解自然流产患者情绪的临床干预效果分析[J].中国医药指南,2020,18(4):192-193.

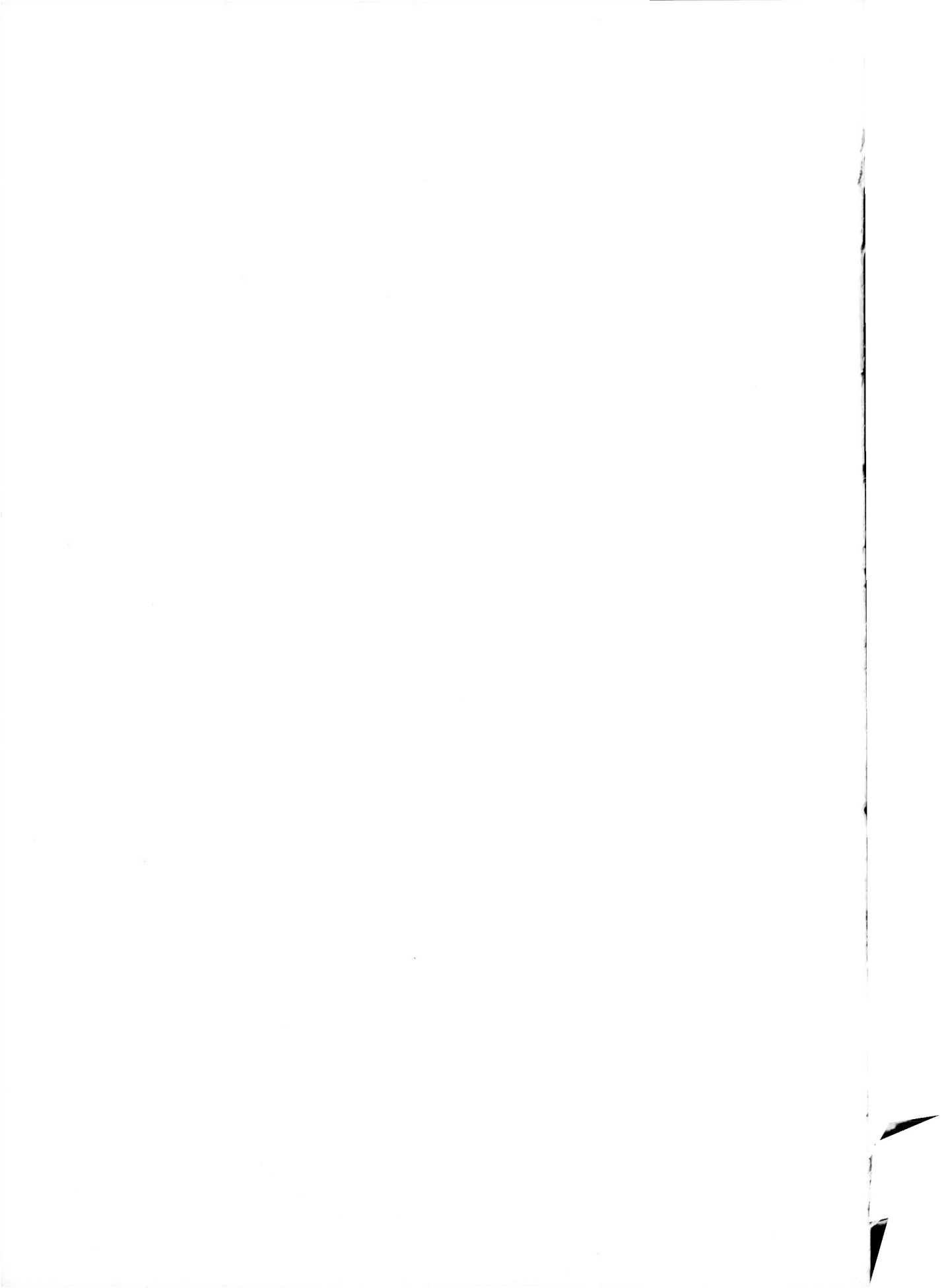